乳腺癌病例集锦
2019

主　编　陆劲松　胡夕春

中华医学电子音像出版社
CHINESE MEDICAL MULTIMEDIA PRESS
北　京

图书在版编目（CIP）数据

乳腺癌病例集锦. 2019/陆劲松，胡夕春主编. —北京：中华医学电子音像
出版社，2019.7

ISBN 978-7-83005-206-5

Ⅰ.①乳… Ⅱ.①陆…②胡… Ⅲ.①乳腺癌-病案 Ⅳ.①R737.9

中国版本图书馆 CIP 数据核字（2019）第 106566 号

网址：www.cma-cmc.com.cn（出版物查询、网上书店）

乳腺癌病例集锦 2019

RUXIAN'AI BINGLI JIJIN 2019

主　　编：陆劲松　胡夕春
策划编辑：史仲静　宫宇婷
责任编辑：赵文羽　宫宇婷
校　　对：马思志
责任印刷：李振坤
出版发行：中华医学电子音像出版社
通信地址：北京市西城区东河沿街 69 号中华医学会 610 室
邮　　编：100052
E - mail：cma-cmc@cma.org.cn
购书热线：010-51322675
经　　销：新华书店
印　　刷：廊坊市佳艺印务有限公司
开　　本：889mm×1194mm　1/16
印　　张：14
字　　数：360 千字
版　　次：2019 年 7 月第 1 版　　2019 年 7 月第 1 次印刷
定　　价：90.00 元

《乳腺癌病例集锦2019》
编委会

张雪晴　　　上海交通大学医学院附属仁济医院
陆劲松　　　上海交通大学医学院附属仁济医院
陈　波　　　中国医科大学附属第一医院
陈占红　　　浙江省肿瘤医院
林燕苹　　　上海交通大学医学院附属仁济医院
欧阳取长　　湖南省肿瘤医院
金　锋　　　中国医科大学附属第一医院
郝春芳　　　天津医科大学肿瘤医院
莫雪莉　　　北京大学首钢医院
晓　睿　　　辽宁省肿瘤医院
徐迎春　　　上海交通大学医学院附属仁济医院
郭翔宇　　　辽宁省肿瘤医院
曹　慧　　　辽宁省肿瘤医院
龚益平　　　湖北省肿瘤医院
韩忠华　　　福建医科大学附属协和医院
谢　宁　　　湖南省肿瘤医院
谢华英　　　上海交通大学医学院附属仁济医院
潘跃银　　　安徽医科大学第一附属医院

内 容 提 要

　　本书编者在全国范围内收集了大量乳腺癌典型病例，诚邀乳腺外科、肿瘤内科、放疗科、影像科、病理科等科室的知名专家对病例进行多层次、多维度剖析，重点对病例的诊疗经过、治疗方案的选择、治疗效果及预后情况进行了详细的阐述，力求将完整信息展现给读者。本书旨在通过对典型病例的分析及点评，让读者有最大限度的获益。适合乳腺外科、肿瘤科及临床其他相关科室医务人员阅读。

前　言

　　在全球范围内，乳腺癌仍居女性恶性肿瘤发病率之首。国际癌症研究中心研究数据显示，2018年约有210万例新发乳腺癌，几乎每4例恶性肿瘤中就有1例被诊断为乳腺癌。这些触目惊心的数据使乳腺肿瘤领域的医务工作者深感压力与责任，但也促进了乳腺癌基础研究、临床研究及转化性研究的不断深入，催生了很多新理念和新药物，逐步改善了乳腺癌的临床治疗。与此同时，多学科协同合作为乳腺癌规范化、科学化和精准化治疗提供了最佳的临床实践平台，初步形成了个体化治疗与全程综合管理的理念。上海交通大学医学院附属仁济医院乳腺疾病诊治中心的多学科综合治疗团队由乳腺外科牵头，并由病理科、肿瘤科、放疗科、影像科、核医学科、药剂科、胸外科及心内科等组成。该团队自2013年成立以来，已举行多学科病例会诊200余场，诊治患者1000余人次，大力推动了疑难病例、复杂病例的全程管理，也建立了良好的医、教、研综合平台。

　　问题式学习（problem-based learning，PBL）教学模式是以问题为导向的学习方法，能够最高效、最大化地使医务人员掌握诊治经验，运用在临床医学中，以病例为先导、以问题为基础、以学生为主体、以教师为导向的启发式教育。PBL教学模式的精髓在于发挥问题对学习过程的指导作用，故将诊疗经验以PBL教学模式进行推广，改变了"我讲你听，我做你看"的传统教学方法，让呆板、孤立的知识碎片化作整体的知识链，通过多个病例的触类旁通，与乳腺癌诊疗的多学科协作紧密契合，具有对学习者的点拨和锻炼作用。本书就是在这一先进教学模式思路的指导下编写而成的，在编写过程中力求将可读性、知识性、先进性、智慧性和实用性于一体。

　　本书收录的每个病例均是在全国范围内广泛征集的、经过精心筛选的真实病例，旨在帮助临床医师梳理乳腺癌的诊治规律，启发临床思维，拓展诊治思路，重点把握疾病个体化治疗与规范化治疗、局部治疗与全身治疗、阶段治疗与全程管理的平衡，从而推动诊治水平的提高，切实改善预后。由于医学实践不断进步，尤其是乳腺癌基础研究与临床研究进展迅猛，治疗指南更新周期短，而每个病例的诊治都具有一定时间和空间的局限性，故以目前最新的知识与标准来衡量，必然存在客观条件的限制。但是，就每例患者在整个诊疗过程中表现出来的个性和共性，可使读者体会到不同类型乳腺癌的潜在演进规律，有助于提高对乳腺癌诊治的认识和理解。

在编写过程中，我们邀请了全国具有丰富经验的知名乳腺癌专家对病例进行详尽点评，相信会使广大读者受益匪浅。本书将为读者搭建一个乳腺癌临床治疗实战演练的平台，促进其在特定的病例中融入自己的思考，举一反三，灵活运用，不断提高自己的临床思维能力和逻辑推理能力。

此外，临床实践与医学科学研究互为表里，相互依托，关于国内外最新的重大临床研究及相关转化性研究进展将在《乳腺癌临床与转化性研究进展2019》里展示，我们诚邀活跃在国内乳腺癌领域的一线知名专家共同撰写。该书着重关注乳腺癌前沿理论进展、重大临床试验结果及权威专家解读，是提高乳腺癌相关理论知识的重要工具书。与本书配合阅读，能够帮助读者将临床实践和最新的医学理论有机结合，有力推动乳腺癌诊治过程从实践到理论、再从理论到实践的螺旋式上升过程。

在这里，我们期待与您碰撞出专业思维的火花，期待您对本书提出宝贵的意见和建议，或提供典型病例与我们分享。愿我们共同学习、携手共进、不断探索，努力提高乳腺癌临床诊治水平，并将医疗实践经验不断总结、提高，从而更好地服务于乳腺癌患者。

陆劲松　胡夕春

2019 年 7 月于上海

目 录

病例1 HER-2阳性局部晚期乳腺癌术后多发转移1例

徐玲玉*

常州市肿瘤医院

【病史及治疗】

➢ 患者，女性，52岁，已绝经。

➢ 2015-07患者发现右侧乳房有1个肿块，直径约4.0 cm，伴乳头内陷，于复旦大学附属肿瘤医院就诊，行乳腺彩超、钼靶、磁共振成像（magnetic resonance imaging，MRI）检查，均提示乳腺癌可能性大。遂行右侧乳腺肿块空心针穿刺活检，结果示右侧乳腺浸润性癌。免疫组织化学示雌激素受体（estrogen receptor，ER）（-）、孕激素受体（progesterone receptor，PR）（-）、人表皮生长因子受体2（human epidermal growth factor receptor 2，HER-2）（+++）、Ki-67（60%+）。荧光原位杂交（fluorescence in situ hybridization，FISH）（+）。行右侧腋下淋巴结细针穿刺，结果未见癌细胞。治疗给予新辅助化疗+靶向治疗，方案为PCH（P，紫杉醇；C，卡铂；H，曲妥珠单抗）4个疗程，AC（A，多柔比星；C，环磷酰胺）4个疗程。2015-09-06患者开始行第1个疗程PCH化疗（具体为紫杉醇125 mg，第1、8、15天；卡铂190 mg，第1、8天；曲妥珠单抗220 mg，第1天）。AC方案具体剂量不详。完成8个疗程新辅助治疗后，患者诉肿块基本消失。

➢ 2016-03-31患者于上海某医院行"右侧乳腺癌改良根治术"。术后病理示右侧乳腺浸润性癌（不能分级）。肿瘤位于中央区，肿块或瘤床不明显，少量浸润性癌。右侧腋下前哨淋巴结阴性，经反复补充取材，见少量乳腺组织。免疫组织化学示ER（-）、PR（-）、HER-2（+++）、Ki-67（60%+）。新辅助治疗后反应分级（Miller-Payne分级系统）为4级（≥90%）。

➢ 患者术后于常州某医院行放疗，放疗区域为术野及右侧锁骨上，具体剂量不详。其后给予曲妥珠单抗治疗，末次使用时间为2016-12。未定期复查。

【辅助检查】

➢ 2015-07乳腺彩超示双乳乳腺增生伴右侧乳腺实质性占位［乳腺影像报告和数据系统（breast imaging reporting and data system，BI-RADS）5］，恶性肿瘤可能；右侧腋下实性结节，肿大淋巴结可能。

➢ 2015-07乳腺钼靶示右侧乳腺致密腺体伴钙化，中央区深部局灶性致密，恶性肿瘤可能，建议活检，BI-RADS 4C。

➢ 2015-07乳腺MRI示右侧乳腺腺体致密伴弥散性强化，考虑恶性肿瘤，BI-RADS 5；右侧腋下强化淋巴结及片状强化影。

---

* 通信作者，邮箱：xly9911269@126.com

【本阶段小结】

本例患者为绝经后女性，肿块较大，无远处转移，有新辅助治疗的适应证，肿块空心针穿刺病理及免疫组织化学提示为 HER-2 阳性乳腺癌，遂给予化疗联合靶向治疗。新辅助化疗后前哨淋巴结活检的安全性和价值目前仍存在争议，可能会降低部分患者的腋窝淋巴结清扫率。

【病史及治疗续一】

> 2017-11 患者发现右侧胸壁有小结节，于常州某医院就诊。行"右侧胸壁肿块细针穿刺"，结果示少量炎性细胞。

> 2017-12 患者自觉右侧胸壁结节增大、增多，于常州市肿瘤医院就诊，查体发现右侧胸壁散在紫红色小结节 20 余个，左侧乳房下方皮肤出现橘皮样改变，左侧颈部可扪及数个肿大淋巴结，直径约 1.0 cm。

> 2017-12 胸部 CT 示右侧大量胸腔积液伴右侧肺不张。行胸腔穿刺，胸腔积液脱落细胞检查见癌细胞。

> 2017-12-26 行左侧乳腺致密腺体空心针穿刺，结果示浸润性癌。

> 2017-12-26 行左侧颈部淋巴结细针穿刺，结果见癌细胞。

> 2017-12-27 行右侧胸壁结节活检术，术后病理示右侧胸壁浸润性癌。免疫组织化学示 ER（-）、PR（-）、HER-2（+++）、Ki-67（60%+）。

> 2018-01-03、2018-01-31、2018-02-28 给予患者 GP（G，吉西他滨；P，顺铂）方案化疗 3 个疗程（具体为吉西他滨 1400 mg，第 1、8 天；顺铂 40 mg，第 1~3 天）。考虑患者对曲妥珠单抗耐药，故未使用曲妥珠单抗。

> 2018-03-25 患者出现胸闷、呕吐。行胸部计算机体层成像（computed tomography，CT）检查，结果示大量心包积液，双侧等量胸腔积液，伴部分肺不张，以及新发骨转移（图 1-1）。遂行"心包穿刺引流术+胸腔穿刺引流术"，引流后症状明显好转，心包积液脱落细胞检查见癌细胞。

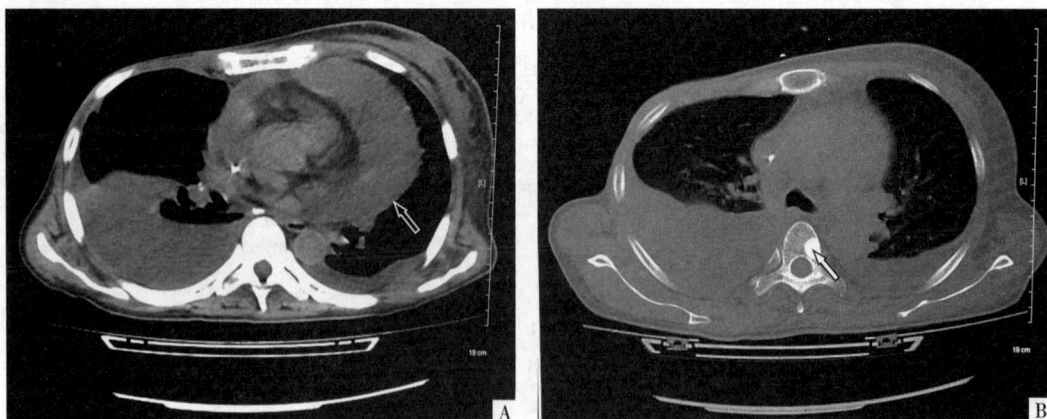

图 1-1　2018-03-25 胸部 CT

注：A. 大量心包积液；B. 新发骨转移

> 2018-04-03 患者无法耐受化疗，开始尝试曲妥珠单抗挽救性靶向治疗，首次剂量为

360 mg，其后患者自觉胸闷明显缓解。2018-04-24、2018-05-25 患者继续使用曲妥珠单抗 270 mg 靶向治疗，自觉一般情况正常。

➢ 2018-06 常规复查彩超，结果示肝右叶实质性占位。腹部 MRI（图 1-2）示肝内多个类圆形结节影，考虑多发性肝转移。因患者对曲妥珠单抗耐药，遂给予卡培他滨+拉帕替尼治疗。

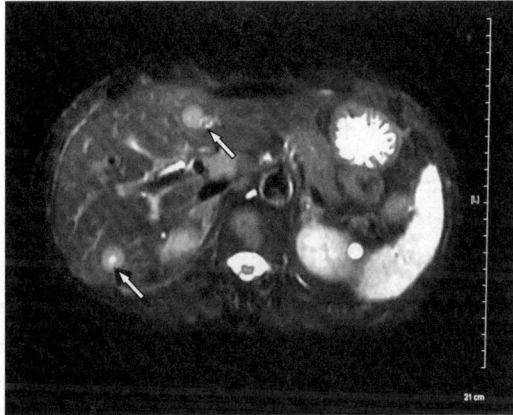

图 1-2　2018-06 腹部 MRI

【本阶段小结】

本例患者为 HER-2 阳性乳腺癌术后胸膜、胸壁、对侧乳腺、颈部淋巴结复发，首选治疗为以抗 HER-2 为基础的治疗，但其在曲妥珠单抗治疗后未满 1 年出现复发，考虑为曲妥珠单抗耐药；遂给予 GP 方案化疗，化疗 3 个疗程后出现大量心包积液和新发骨转移，病情进展，化疗不能耐受；暂停化疗后给予曲妥珠单抗治疗，但曲妥珠单抗治疗期间出现多发性肝转移，结合其术后曲妥珠单抗治疗结束后 1 年出现疾病复发，考虑为曲妥珠单抗耐药。曲妥珠单抗耐药的机制涉及的主要研究结果有胞内磷脂酰肌醇激酶/丝氨酸/苏氨酸特异性蛋白激酶（phosphatidylinostide 3-kinases/protein kinase B，PI3K/AKT）信号通路过度活化、细胞周期中增生启动、免疫机制改变、乳腺癌干细胞导致耐药。拉帕替尼与 ER-2 和表皮生长因子受体（epidermal growth factor receptor，EGFR）的胞内部分相结合，而曲妥珠单抗只结合 HER-2 的胞外部分；对于 HER-2 和（或）EGFR 过表达的乳腺癌患者，拉帕替尼可能比曲妥珠单抗更有效。

【专家点评】

本例患者为 HER-2 过表达型乳腺癌患者，ⅡB 期，$T_2N_1M_0$。给予 PCH（4 个疗程）-AC（4 个疗程）方案新辅助化疗后行改良根治术，术后病理示新辅助化疗未达病理完全缓解（pathological complete response，pCR）。术后行放疗及靶向治疗。靶向曲妥珠单抗治疗完成后未满 1 年出现胸壁复发、胸膜淋巴结转移，给予 GP 方案化疗 3 个疗程后疾病进展，后换用曲妥珠单抗靶向治疗 3 个疗程，治疗后疾病进展，改用拉帕替尼联合卡培他滨治疗。

复发转移性乳腺癌患者应尽量对转移灶进行穿刺活检，再次检测 HER-2 以明确其状态。本例患者病程中发现左侧乳腺肿块并穿刺，但病史中并未记载穿刺结果的免疫组织化学状态。左侧乳腺肿块是第二原发还是转移性癌有待鉴别诊断。另外，详细的病史应提供合格的疗效评估（影像学资料对比，如基线、2 个疗程及疾病进展的影像学资料等）。

对于 HER-2 阳性晚期乳腺癌患者，除非存在禁忌证，都应尽早开始抗 HER-2 治疗。本例患者在曲妥珠单抗辅助治疗 1 年内发生疾病进展，属于曲妥珠单抗原发性耐药，首选二线治疗，包括阿多曲妥珠单抗依酯（ado-trastuzumab emtansine，T-DM1），考虑药物的可及性问题，其他方案可选择拉帕替尼联合卡培他滨，继续曲妥珠单抗联合另一种化疗药物或曲妥珠单抗联合拉帕替尼等。在一项 II 期临床试验中，吡咯替尼联合卡培他滨的疗效优于拉帕替尼联合卡培他滨，且吡咯替尼在国内已经上市，吡咯替尼联合卡培他滨也是可选方案之一。事实上，若考虑疾病复发时间距离末次使用曲妥珠单抗 6~12 个月，是否为原发性耐药有一定争议，曲妥珠单抗联合化疗的一线方案也是可选的方案之一。本例患者复发转移后因疑虑曲妥珠单抗的疗效而采用了联合化疗，疗效不明显，之后又采用曲妥珠单抗单药治疗，但疗效仍然不佳。建议靶向和化疗药物应联合应用，才能达到最佳疗效，化疗可适当降级。

（复旦大学附属肿瘤医院　王碧芸）

1. 新辅助治疗　本例患者为局部晚期乳腺癌患者，$cT_4N_0M_0$（HER-2 阳性型），有新辅助治疗指征。CTNeoBC 研究、NSABP B18 研究及 NSABP B27 研究均证实，与辅助治疗相比，新辅助治疗达到 pCR 的患者能获得无病生存期（disease-free survival，DFS）和总生存期（overall survival，OS）的优势。CTNeoBC 研究的汇总结果还发现，HER-2 阳性和三阴性乳腺癌 pCR 率高于 Luminal 型乳腺癌，且新辅助治疗获得 pCR 的 HER-2 阳性或三阴性乳腺癌 OS 获益最大。

对于 HER-2 阳性乳腺癌，曲妥珠单抗联合化疗与单用化疗相比，能够显著提高 pCR 率。NOAH 研究显示，曲妥珠单抗联合化疗能显著提高 HER-2 阳性局部晚期乳腺癌的 pCR 率（43% $vs.$ 23%，$P = 0.002$），并提高 5 年 DFS（58% $vs.$ 43%，$HR = 0.64$，95%CI：0.44~0.93）。

关于曲妥珠单抗联用化疗方案的选择，根据 BCIRG 006 研究的结果，可以选择含蒽环类的 AC-TH（T，多西他赛；H，曲妥珠单抗）方案，也可以选择不含蒽环类的 TCH（T，多西他赛；C，环磷酰胺；H，曲妥珠单抗）方案。Z1041 研究则发现，曲妥珠单抗序贯蒽环组［FEC-PH（F，氟尿嘧啶；E，表柔比星；C，环磷酰胺；P，紫杉醇；H，曲妥珠单抗）］与同步组［PH-FECH（P，紫杉醇；H，曲妥珠单抗；F，氟尿嘧啶；E，表柔比星；C，环磷酰胺；H，曲妥珠单抗）］在 DFS 和 OS 上没有差异，但应注意曲妥珠单抗与蒽环类同步使用的心脏毒性，原则上曲妥珠单抗和蒽环类同步使用不超过 4 个疗程。因此，临床上通常还是选择曲妥珠单抗与蒽环类序贯使用。

其他抗 HER-2 药物是否优于曲妥珠单抗？GEICAM/2006-14 研究对比了曲妥珠单抗、拉帕替尼用于新辅助治疗的疗效。结果表明，蒽环类、紫杉类药物联合曲妥珠单抗新辅助治疗较联合拉帕替尼获得更高的 pCR 率（52.1% $vs.$ 25.5%，$P<0.05$），且 pCR 患者具有更好的远期生存效果。

双靶是否优于单靶？NeoALTTO 研究和 NeoSphere 研究显示，拉帕替尼或帕妥珠单抗与曲妥珠单抗双靶联合化疗能够进一步提高 pCR 率，提示 HER-2 双重阻断 pCR 率较高。T-DM1 是晚期二线标准治疗方案，但 KRISTINE 研究发现，T-DM1+帕妥珠单抗组的 pCR 率低于多西他赛+卡铂+曲妥珠单抗+帕妥珠单抗组（44.4% $vs.$ 55.7%，$P = 0.016$）。因此，T-DM1 在新辅助治疗中还不能取代曲妥珠单抗。

目前，国内在帕妥珠单抗不可及的情况下，推荐 AC-TH 方案或 TCH 方案作为局部晚期 HER-2 阳性乳腺癌的新辅助治疗方案。

2. HER-2 阳性乳腺癌使用曲妥珠单抗进展后应继续使用抗 HER-2 药物　本例患者为曲妥珠单抗辅助治疗结束后 1 年内复发，属于继发性耐药。根据美国临床肿瘤学会（American society of clinical oncology，ASCO）指南，优选 T-DM1。关于 HER-2 阳性晚期乳腺癌一线治疗的选择，CLE-

OPATRA 研究提出，曲妥珠单抗+帕妥珠单抗+多西他赛较曲妥珠单抗+多西他赛明显延长无进展生存期（progression free survival，PFS）及 OS，被推荐为 HER-2 阳性晚期乳腺癌的一线治疗标准，但 CLEOPATRA 研究只入组既往曲妥珠单抗结束 1 年以上进展的患者，即非曲妥珠单抗耐药患者。而继发性耐药患者是否有合适的药物选择呢？T-DM1 是曲妥珠单抗和微管抑制药 DM1 通过稳定硫醚连接物共价连接形成的靶向 HER-2 抗体药物结合物。EMILIA 研究确认了 T-DM1 作为 HER-2 阳性晚期乳腺癌的标准二线治疗，其无论在 DSF 或 OS 上均优于卡培他滨联合拉帕替尼。那么 T-DM1 是否可以进一步应用于晚期一线治疗 HER-2 继发性耐药患者？MARIANNE 研究（一项临床随机Ⅲ期研究）将 T-DM1、T-DM1+帕妥珠单抗（P）与曲妥珠单抗联合紫杉类（HT）一线治疗 HER-2 阳性晚期乳腺癌进行比对，入组了曲妥珠单抗辅助治疗 6 个月以上进展的人群（包括一部分耐药患者）。结果发现，T-DM1、T-DM1+P 与 HT 相比，在 PFS 及 OS 没有差异，但 T-DM1 较 HT 耐受良好，≥3 级不良事件更少，因不良事件中止治疗的发生率更低，可以将 T-DM1 作为曲妥珠单抗耐药后的解救治疗。另外，2018 年圣安东尼奥乳腺癌大会（San Antonio breast cancer symposium，SABCS）上引起热议的 KATHERINE 研究也从另一方面佐证了 T-DM1 在曲妥珠单抗耐药患者中的优势。KATHERINE 研究发现，对于曲妥珠单抗新辅助治疗后有残余肿瘤病灶［乳腺和（或）腋窝淋巴结内浸润性癌］的 HER-2 阳性早期乳腺癌，辅助治疗阶段使用 T-DM1 与使用曲妥珠单抗相比，能够降低 50% 侵袭性复发风险，3 年无侵袭性疾病生存期（iDFS）绝对改善 11.3%。因为 T-DM1 目前在中国尚不可及，根据 EGF100151 研究的结果，拉帕替尼+卡培他滨可作为替代治疗方案。

此外，国产 1 类新药吡咯替尼已经上市。在一项Ⅱ期临床研究中，研究者使用吡咯替尼联合卡培他滨对比拉帕替尼联合卡培他滨治疗既往用过/未用过曲妥珠单抗且既往≤二线化疗的 HER-2 阳性晚期乳腺癌患者。结果显示，吡咯替尼组对比拉帕替尼组显著提高了客观缓解率（objective response rate，ORR）（78.5% *vs.* 57.1%）及中位 PFS（18.1 个月 *vs.* 7.0 个月）。因此认为，吡咯替尼联合卡培他滨也是合理的选择。

（福建省肿瘤医院　刘　健）

【指南背景】

1. 2018 年美国国立综合癌症网络（national comprehensive cancer network，NCCN）指南
HER-2 阳性乳腺癌的一线推荐药物为曲妥珠单抗+帕妥珠单抗+多西他赛或紫杉醇。对于曲妥珠单抗治疗失败的患者，首选 T-DM1，其他可选方案为拉帕替尼联合卡培他滨、曲妥珠单抗联合另一种化疗药、曲妥珠单抗联合拉帕替尼等。

2. 第 4 版 ESO-ESMO 晚期乳腺癌国际共识指南（ABC4 指南） 抗 HER-2 治疗应尽早（作为一线）提供给所有 HER-2 阳性转移性乳腺癌患者，除非患者存在抗 HER-2 治疗禁忌证。T-DM1 是曲妥珠单抗治疗失败后首选的二线治疗方案。

3.《中国晚期乳腺癌临床诊疗专家共识（2018 版）》 对于抗 HER-2 治疗失败的患者，持续抑制抗 HER-2 通路可带来生存获益，应继续抗 HER-2 治疗。T-DM1 是曲妥珠单抗治疗失败后首选的治疗方案。在无法获得 T-DM1 时，可选择其他二线治疗方案，如继续曲妥珠单抗联合另一种化疗药物。另外，拉帕替尼联合卡培他滨和曲妥珠单抗联合拉帕替尼双靶治疗都是可选方案。一项Ⅱ期随机分组临床试验的结果显示，吡咯替尼联合卡培他滨的疗效优于拉帕替尼联合卡培他滨，吡咯替尼联合卡培他滨有望成为可选方案。

4.《中国临床肿瘤学会（Chinese Society of Clinical Oncology，CSCO）乳腺癌诊疗指南（2018. V1）》 曲妥珠单抗治疗进展后，持续抑制 HER-2 通路能够给患者带来生存获益。因此，一线曲妥珠单抗疾病进展后，推荐二线继续使用抗 HER-2 靶向治疗。对于复发转移性乳腺癌一线治疗未使用过曲妥珠单抗的患者，二线治疗仍首选以曲妥珠单抗为基础的治疗方案，具体可参考一线治疗的方案。对于复发转移性乳腺癌曲妥珠单抗治疗后进展的患者，需要根据其既往治疗判断后续治疗方案，如果既往治疗有效，因为毒性或经济原因停药，则优先考虑继续使用曲妥珠单抗，换用其他化疗药；如果在治疗中进展，则优先考虑更换抗 HER-2 药物。

（复旦大学附属肿瘤医院　王碧芸）

1. 2018 年美国 NCCN 指南（第 3 版）　对于 HER-2 阳性乳腺癌患者，新辅助化疗方案优选 AC-TH、AC-THP、TCH、TCH+P、TH（低危 $T_1N_0M_0$，特别是因并发症无法耐受标准治疗者）。对于 HER-2 阳性转移性乳腺癌患者，优选曲妥珠单抗+帕妥珠单抗+多西他赛，若之前接受过曲妥珠单抗治疗，进展后应继续使用抗 HER-2 药物，推荐使用 T-DM1。其他备选方案有曲妥珠单抗联合化疗（如紫杉类、长春瑞滨或卡培他滨等）和其他 HER-2 靶向药物。

2. ABC4 指南　对于既往接受过曲妥珠单抗的 HER-2 阳性转移性乳腺癌患者，优选 T-DM1（Ⅰ/A），且应继续抗 HER-2 治疗。

3.《中国晚期乳腺癌诊治专家共识（2018 版）》　对于抗 HER-2 治疗进展后的患者，持续抑制 HER-2 通路可带来生存获益。因此，抗 HER-2 治疗失败的患者应继续抗 HER-2 治疗。T-DM1 是曲妥珠单抗治疗失败后首选的治疗方案。在无法获得 T-DM1 时，可选择其他二线治疗方案，如继续曲妥珠单抗联合另一种化疗药物。此外，拉帕替尼联合卡培他滨和曲妥珠单抗联合拉帕替尼双靶治疗都是可选方案。

（福建省肿瘤医院　刘　健）

【循证背景】

1. EMILIA 研究（$n=991$）　该研究纳入了既往接受过曲妥珠单抗和紫杉类联合治疗的局部晚期或转移性乳腺癌患者，这些患者在辅助治疗 6 个月内进展或在转移后治疗期间复发。随机给予患者 T-DM1 和拉帕替尼联合卡培他滨治疗。结果显示，T-DM1 组和拉帕替尼联合卡培他滨组相比，T-DM1 组的中位 PFS 显著提高（9.6 个月 *vs.* 6.4 个月，$HR=0.65$，$95\%CI$：$0.55\sim0.77$，$P<0.001$）。第二次期中分子结果显示，T-DM1 组中位 OS 也有显著提高（30.9 个月 *vs.* 25.1 个月，$HR=0.68$，$95\%CI$：$0.55\sim0.85$，$P<0.001$）；T-DM1 组显示了其良好的安全性，Ⅲ～Ⅳ度不良反应发生率低于拉帕替尼联合卡培他滨组（41% *vs.* 57%）。

2. 吡咯替尼Ⅱ期研究（$n=128$）　该研究纳入既往接受紫杉类、蒽环类和（或）抗 HER-2 治疗后进展的 HER-2 阳性晚期乳腺癌患者，转移后的化疗方案不得超过二线且未接受过 HER-2 靶向的酪氨酸激酶（tyrosine kinase inhibitor, TKI）药物治疗。所有患者随机分为拉帕替尼联合卡培他滨组和吡咯替尼联合卡培他滨组。结果显示，吡咯替尼联合卡培他滨与拉帕替尼联合卡培他滨对比，ORR 显著提高（78.5% *vs.* 57.1%，$P=0.01$），PFS 也显著延长（18.1 个月 *vs.* 7.0 个月，$P<0.0001$）。亚组分析结果显示，无论患者既往是否使用过曲妥珠单抗，都能从吡咯替尼的治疗中显著获益。

（复旦大学附属肿瘤医院　王碧芸）

【核心体会】

对于 HER-2 阳性晚期乳腺癌患者，需要持续的抗 HER-2 治疗。

（复旦大学附属肿瘤医院　王碧芸）

对于 HER-2 阳性乳腺癌患者，曲妥珠单抗是基础药物，曲妥珠单抗进展后必须坚持持续的抗HER-2 治疗。

（福建省肿瘤医院　刘　健）

参 考 文 献

［1］邵志敏，沈镇宙，徐兵河. 局部晚期乳腺癌及乳腺癌的新辅助化疗//乳腺肿瘤学. 上海：复旦大学出版社，2013：542-545.

［2］江泽飞，胡夕春，徐兵河，等. HER-2 阳性乳腺癌临床诊疗专家共识. 中国癌症杂志，2017，27（9）：739-741.

［3］边莉，江泽飞. 曲妥珠单抗原发性耐药与继发耐药的研究进展. 临床肿瘤学杂志，2012，17（6）：564-566.

［4］Razis E, Bobos M, Kotoula V, et al. Evaluation of the association of PIK3CA mutations and PTEN loss with efficacy of trastuzumab therapy in metastatic breast cancer. Breast Cancer Res Treat, 2011, 128（2）：447-456.

［5］Moy B, Kirkpatrick P, Kar S, et al. Laptinib. Nat Rev Drug Discov, 2007, 6：431-432.

［6］Giordano SH, Elias AD, Gradishar WJ, et al. NCCN Guidelines Updates：Breast Cancer. J Natl Compr Canc Netw, 2018, 16（5S）：605-610.

［7］Cardoso F, Senkus E, Costa A, et al. 4th ESO-ESMO international consensus guidelines for Advanced Breast Cancer（ABC 4）. Ann Oncol, 2018, 29（8）：1634-1657.

［8］中国抗癌协会乳腺癌专业委员会. 中国晚期乳腺癌临床诊疗专家共识（2018 版）. 中华肿瘤杂志，2018，40（9）：703-713.

［9］Verma S, Miles D, Gianni L, et al. Trastuzumab emtansine for HER2-positive advanced breast cancer. N Engl J Med, 2012, 367（19）：1783-1791.

［10］Xu B, Ma F, Ouyang Q, et al. A randomized phase II trial of pyrotinib plus capecitabine versus lapatinib plus capecitabine in patients with HER2-positive metastatic breast cancer previously treated with taxanes, anthracyclines and/or trastuzumab. Cancer Res, 2018, 78（4）：3-8.

［11］Cortazar P, Zhang L, Untch M, et al. Pathological complete response and long-term clinical benefit in breast cancer：the CTNeoBC pooled analysis. Lancet, 2014, 384（9938）：164-172.

［12］Mamounas EP, Anderson SJ, Dignam JJ, et al. Predictors of locoregional recurrence after neoadjuvant chemotherapy：results from combined analysis of National Surgical Adjuvant Breast and Bowel Project B-18 and B-27. Journal of Clinical Oncology, 2012, 30（32）：3960-3966.

［13］Gianni L, Eiermann W, Semiglazov V, et al. Neoadjuvant chemotherapy with trastuzumab followed by adjuvant trastuzumab versus neoadjuvant chemotherapy alone, in patients with HER2-positive locally advanced breast cancer（the NOAH trial）：a randomised controlled superiority trial with a parallel HER2-negative cohort. Lancet, 2010, 375（9712）：377-384.

［14］Slamon D, Eiermann W, Robert N, et al. Adjuvant trastuzumab in HER2-positive breast cancer. N Engl J Med, 2011, 365（14）：1273-1283.

［15］Buzdar AU, Suman VJ, Meric-Bernstam F, et al. Fluorouracil, epirubicin, and cyclophosphamide（FEC-75）followed by paclitaxel plus trastuzumab versus paclitaxel plus trastuzumab followed by FEC-75 plus trastuzumab as neoadjuvant treatment for patients with HER2-positive breast cancer（Z1041）：a randomised, controlled, phase 3 trial. The Lancet Oncology, 2013, 14（13）：1317-1325.

［16］Alba E, Albanell J, De la Haba J, et al. Trastuzumab or lapatinib with standard chemotherapy for HER2-positive breast cancer：results from the GEICAM/2006-14 trial. British journal of cancer, 2014, 110（5）：1139-1147.

［17］De Azambuja E, Holmes AP, Piccart-Gebhart M, et al. Lapatinib with trastuzumab for HER2-positive early breast cancer（NeoALTTO）：survival outcomes of a randomised, open-label, multicentre, phase 3 trial and their association with pathological complete response. The Lancet Oncology, 2014, 15（10）：1137-1146.

［18］Gianni L，Pienkowski T，Im YH，et al. 5-year analysis of neoadjuvant pertuzumab and trastuzumab in patients with locally advanced，inflammatory，or early-stage HER2-positive breast cancer（NeoSphere）：a multicentre，open-label，phase 2 randomised trial. The Lancet Oncology，2016，17（6）：791-800.

［19］Hurvitz SA，Martin M，Symmans WF，et al. Neoadjuvant trastuzumab，pertuzumab，and chemotherapy versus trastuzumab emtansine plus pertuzumab in patients with HER2-positive breast cancer（KRISTINE）：a randomised，open-label，multicentre，phase 3 trial. The Lancet Oncology，2018，19（1）：115-126.

［20］Swain SM，Kim SB，Cortes J，et al. Pertuzumab，trastuzumab，and docetaxel for HER2-positive metastatic breast cancer（CLEOPATRA study）：overall survival results from a randomised，double-blind，placebo-controlled，phase 3 study. The Lancet Oncology，2013，14（6）：461-471.

［21］Dieras V，Miles D，Verma S，et al. Trastuzumab emtansine versus capecitabine plus lapatinib in patients with previously treated HER2-positive advanced breast cancer（EMILIA）：a descriptive analysis of final overall survival results from a randomised，open-label，phase 3 trial. The Lancet Oncology，2017，18（6）：732-742.

［22］Perez EA，Barrios C，Eiermann W，et al. Trastuzumab Emtansine With or Without Pertuzumab Versus Trastuzumab Plus Taxane for Human Epidermal Growth Factor Receptor 2-Positive，Advanced Breast Cancer：Primary Results From the Phase III MARIANNE Study. Journal of Clinical Oncology，2017，35（2）：141-148.

［23］Von Minckwitz G，Huang CS，Mano MS，et al. Trastuzumab Emtansine for Residual Invasive HER2-Positive Breast Cancer. N Engl J Med，2019，380：617-628.

病例 2　IV期 HR 阳性老年乳腺癌患者的长期治疗

林燕苹*　陆劲松

上海交通大学医学院附属仁济医院

【病史及治疗】

> 患者，女性，80 岁，已绝经。

> 2006-08 患者（68 岁）发现右侧乳房肿块，就诊于上海某医院，当时右侧乳房外侧可扪及明显肿块，上侧可扪及大小约 1.0 cm×1.0 cm 圆形质韧肿块，中心距乳头 1.5 cm，双侧腋下及锁骨上未扪及肿大淋巴结。

> 2006-12 患者行右侧乳房穿刺，病理示右侧乳腺导管内癌。免疫组织化学示 ER（+）、PR（+）、HER-2（-）。进行全身评估，检查胸部 CT 时发现左肺内多发结节，考虑转移。

> 2006-12-05 患者开始行一线 FEC 方案，给予环磷酰胺（cyclophosphamide，CTX）800 mg+表柔比星（epirubicin，EPI）120 mg+氟尿嘧啶（5-fluorouracil，5-FU）750 mg 化疗 4 个疗程，疗效评估部分缓解（partial response，PR）。

> 化疗结束后口服来曲唑治疗，口服约 10 年。

【本阶段小结】

本例患者初诊为IV期绝经后激素受体（hormone receptor，HR）阳性乳腺癌，肺部病灶为多发性，根据初诊时国内外指南，不考虑手术治疗，给予化疗后继续内分泌维持治疗，效果良好。

【病史及治疗续一】

> 2016-06 患者发现右侧乳房肿块增大，改用依西美坦，口服约半年。

> 2016-12 患者于上海某医院就诊，胸部 CT 见肝新发结节。

> 2016-12-14 患者开始口服卡培他滨（每天 2 次，第 1~14 天，每 21 天为 1 个疗程），共服用 3 个疗程。

> 2017-04 患者因手足综合征 III 度，自行停药，并拒绝静脉化疗。

【辅助检查】

> 2016-12 肝 MRI 示肝左叶IV段结节，转移不除外；双肾多发小囊肿；胆囊结石可能。

> 2017-04-17 肝 MRI 示肝左叶转移灶较前增大，肝内结节较前增多。

> 2017-07-19 上海某中心医院乳腺 B 型超声（以下简称"B 超"）示右侧乳腺实质性占位

* 通信作者，邮箱：linyanping@ renji. com

病变（拟 BI-RADS 6）；两侧腋窝未见明显肿大淋巴结。

➤ 2017-07-22 上海某中心医院腹部 MRI 示肝左叶占位病变，结合病史考虑转移瘤，肝左叶可见大小约 2.3 cm×2.0 cm 异常信号影。

➤ 2017-11-15 上海某中心医院上腹部 MRI 示肝左、右叶占位，结合病史考虑转移瘤，肝左、右叶见类圆形异常信号影，大小约 2.3 cm×2.0 cm、1.0 cm×1.0 cm。

➤ 2017-12-26 上海某中心医院骨显像示未见明显异常放射性分布浓聚。

➤ 2017-12-26 上海某中心医院胸部 CT 示右侧乳腺结节灶；左肺多发小结节灶，大部伴钙化；肝左叶稍低密度影。

【病史及治疗续二】

➤ 2018-01 上海交通大学医学院附属仁济医院乳腺疾病诊治中心多学科协作（multi-discipline team，MDT）讨论后建议给予氟维司群治疗，但患者因经济原因选择他莫昔芬治疗（10 mg，每天 2 次，口服）。

【辅助检查】

➤ 2018-03-29 上腹部 MRI（图 2-1）示肝多发结节，考虑转移瘤，肝小囊肿；胆囊多发小结石，胆囊炎；双肾多发囊肿；胰腺尾部小斑片含脂异常信号灶，必要时随访。

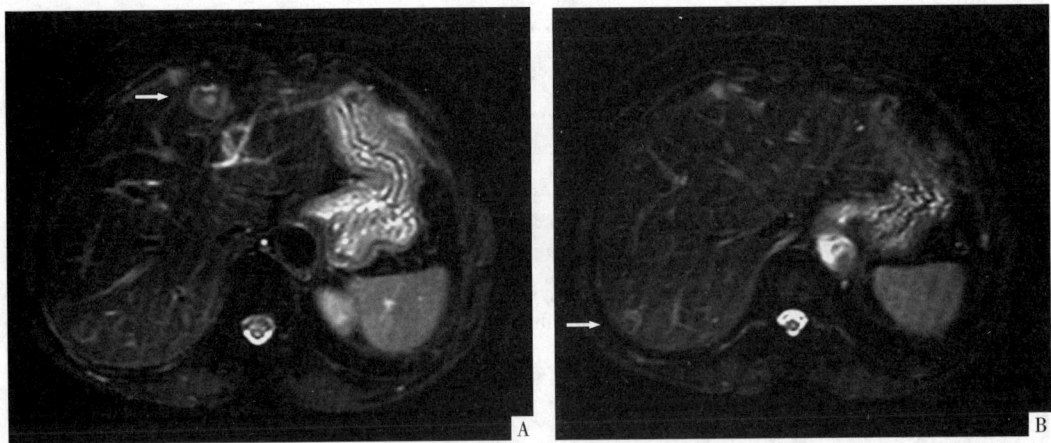

图 2-1　2018-03-29 上腹部 MRI

注：A. 肝左叶转移灶；B. 肝右叶转移灶

➤ 2018-03-29 胸部 CT（图 2-2）示左肺下叶多发结节灶伴钙化，右肺下叶斑点、钙化灶，建议结合病史并密切随访；左肺少许渗出可能，建议随访；主动脉硬化；双侧乳腺腺体结构紊乱，建议结合乳腺相关检查；食管裂孔疝；扫及腹部异常，建议结合腹部相关检查。

➤ 2018-03-29 乳腺超声示右侧乳腺低回声团块伴钙化，大小约 3.0 cm×2.0 cm（BI-RADS 6）；双侧腋下目前未见明显肿大淋巴结。

➤ 2018-07-02 上腹部 MRI（图 2-3）示肝多发结节，考虑转移瘤，强化程度较前片（2018-03-29）减弱，左叶包膜下部分病灶略缩小，建议结合临床并随访，肝小囊肿；胆囊多发小结石，胆囊炎；双肾多发囊肿；胰腺尾部小斑片含脂异常信号灶，较前相仿。

➤ 2018-07-02 胸部 CT 示左肺多发结节灶伴钙化，右肺下叶斑点、钙化灶，与前片

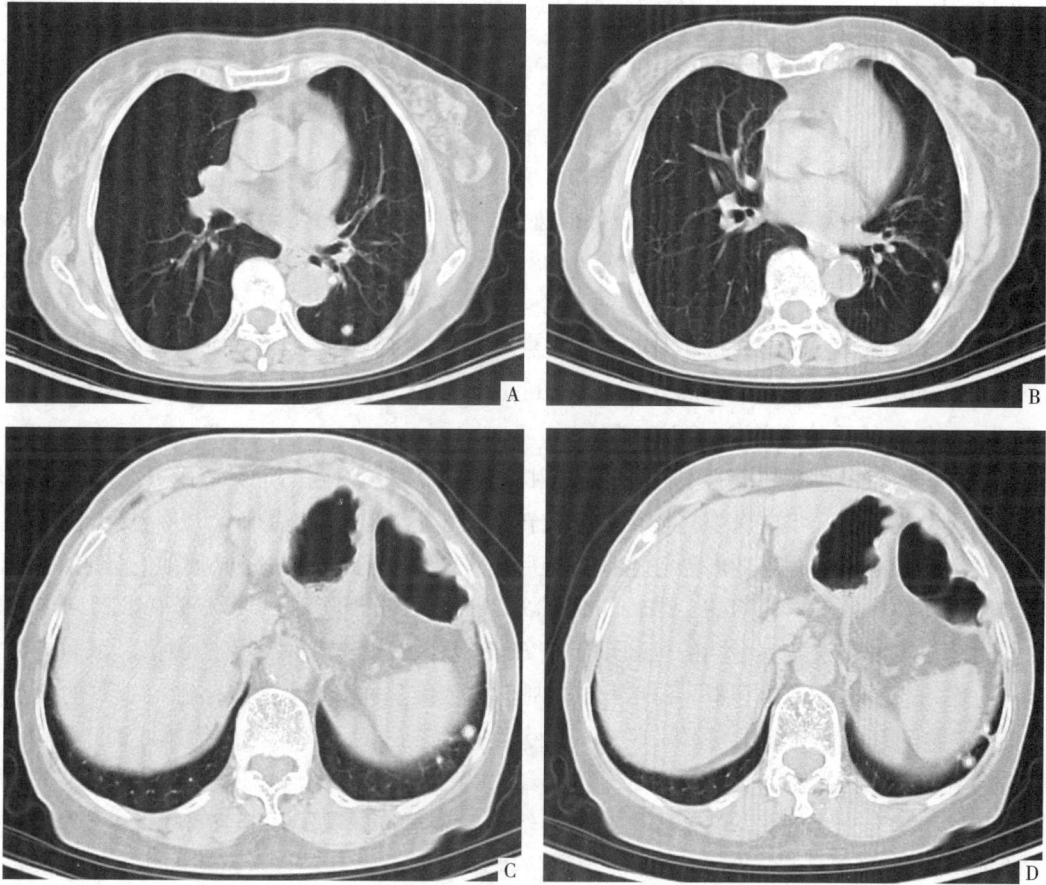

图2-2　2018-03-29胸部CT示左肺下叶多发结节灶

注：A、B、C、D. 表示不同层面的病灶

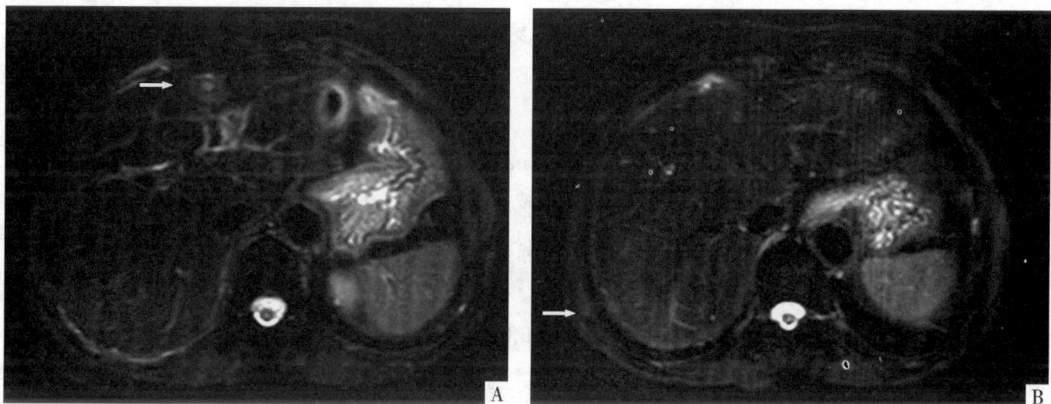

图2-3　2018-07-02上腹部MRI示肝内转移灶缩小较前缩小

注：A. 肝左叶转移灶；B. 肝右叶转移灶

（2018-03-29）相仿，建议结合病史并密切随访；左肺叶间胸膜增厚，建议随访；主动脉硬化；少许心包积液；双侧乳腺腺体结构紊乱，建议结合乳腺相关检查；食管裂孔疝可能；扫及腹部异

常，胆囊多发结石，建议结合腹部相关检查。

➢ 2018-07-02乳腺超声示右侧乳腺低回声团块伴钙化，大小约2.5 cm×2.0 cm（BI-RADS 6）；双侧腋下目前未见明显肿大淋巴结。

【本阶段小结】

本例患者内分泌治疗维持10年后出现疾病进展，换用二线内分泌治疗PFS维持约6个月。根据ABC3指南，属于内分泌继发性耐药。对于内分泌继发性耐药患者，建议换用氟维司群或加用CDK4/6抑制药治疗，也可以选择他莫昔芬或依维莫司+芳香化酶抑制药（aromatase inhibitor，AI）治疗。本例患者从经济方面考虑选择他莫昔芬治疗，3个月后评估病灶有所缩小，根据实体瘤反映评估标准（reponse evaluation criteria in solid tumors，RECIST），属于疾病稳定（stable disease，SD）范围，故继续给予他莫昔芬口服治疗。

ABC3指南明确了乳腺癌内分泌原发性耐药和内分泌继发性耐药的定义。内分泌原发性耐药是指术后辅助内分泌治疗2年内出现复发转移，或转移性乳腺癌内分泌治疗6个月内出现疾病进展。内分泌继发性耐药是指术后辅助内分泌治疗2年后出现复发转移，或在完成辅助内分泌治疗12个月内出现复发转移，或针对转移的一线内分泌治疗≥6个月出现疾病进展。本例患者判定为内分泌继发性耐药。内分泌继发性耐药的机制可能是ESR1基因突变或其他旁路的激活。解救内分泌治疗有多种方案可选择，如氟维司群、CDK4/6抑制药或依维莫司+AI。目前，比较一致的观点是在持续抗ER通路的基础上（氟维司群）联合一种旁路抑制药，对于选择的最优顺序尚未可知。《中国抗癌协会乳腺癌诊治指南与规范（2017版）》指出，二线内分泌治疗尽量不重复使用辅助治疗或一线治疗用过的药物；他莫昔芬治疗失败的绝经后患者可选择氟维司群（500 mg）或AI；一类AI治疗失败的患者可选择另一类AI（加或不加依维莫司）或氟维司群（500 mg），若未证实有他莫昔芬抵抗者也可选择他莫昔芬。本例患者选择他莫昔芬治疗后效果良好。

【专家点评】

本例患者为初诊Ⅳ期绝经后HR阳性乳腺癌患者，FEC一线化疗后来曲唑内分泌治疗10年，因右侧乳腺肿块增大改用依西美坦治疗半年左右发生肝转移，之后卡培他滨治疗3个疗程后因毒性反应不可耐受自行停药，疗效评估病情进展（progressive disease，PD）。之后患者选择他莫昔芬继续治疗，最佳疗效为SD。

本例患者具体有以下几点值得探讨：① Luminal型晚期乳腺癌内分泌治疗与化疗的权衡。对于骨、软组织转移或无症状的内脏转移且激素敏感型的患者，均可以考虑内分泌治疗。本例患者初诊Ⅳ期，发生了肺转移，但病史中并未提供当时的影像学资料，也未描述患者的症状。如果出现有症状的内脏转移，行化疗控制症状是合理的。化疗后的内分泌维持治疗是转移性乳腺癌患者全程管理的重点。内分泌治疗方案包括CDK4/6抑制药联合AI或氟维司群、氟维司群（500 mg）、AI、他莫昔芬等。考虑本例患者处于绝经后和当时药物的可及性，选择来曲唑作为一线内分泌治疗是合理的。②内分泌二线解救治疗联合采用针对不同通路的治疗策略可能带来更大的临床获益。对于转移后使用AI治疗后进展的患者，CONFIRM研究、BOLERO-2研究及PALOMA-3研究给出了这类患者的循证医学证据。CONFIRM研究提示，对于内分泌治疗后进展的绝经后HR阳性转移性乳腺癌患者，500 mg氟维司群的疗效优于250 mg氟维司群，前者PFS延长，具有统计学意义。BOLERO-2研究提示，对于既往接受非甾体类AI治疗后进展的绝经后HR阳性转移性乳腺癌患者，依维莫司+依西美坦的疗效优于单药依西美坦，前者PFS延长，具有统计学意义。PALOMA-3研究提示，对于内分泌治疗后进展的转移性乳腺癌患者，氟维司群联合哌柏西利（palbociclib，也称爱博新）显著延长了患者的 PFS 时间。氟维司群（加或不加 palbociclib）、依西美坦+依维莫司是转移后乳腺癌 AI 治疗后进展患者的合理选择。本例患者一线内分泌治疗采用了来曲唑，且 PFS 时间长达 10 年余，根据美国 NCCN 指南，可以换用另一种不同的内分泌治疗药物联合 CDK4/6 抑制药或雷帕霉素靶蛋白（mammalian target of rapamycn，mTOR）抑制药。考虑到药物的可及性问题，本例患者选择依西美坦作为二线内分泌治疗。③对于内分泌继发性耐药的患者，如果未经证实有他莫昔芬抵抗，可以选择他莫昔芬治疗。本例患者既往内分泌治疗使用过来曲唑及依西美坦，考虑其治疗经过、经济能力及药物的可及性问题，选择他莫昔芬作为三线内分泌治疗也是合理的。

（复旦大学附属肿瘤医院　王碧芸）

本例患者为 1 例初诊Ⅳ期 Luminal 型老年乳腺癌患者，无症状内脏转移。一线蒽环类化疗有较好的耐受性和疗效，非甾体类 AI 解救内分泌治疗实现了疾病的长期控制，体现了转移性乳腺癌（metastatic breast cancer，MBC）可转化成慢性病管理的治疗特征。AI 进展后治疗选择较多，联合内分泌治疗较单药更高效的循证证据越来越充分，但同时需要权衡药物的不良反应、患者的经济条件、药物的可及性及既往患者对内分泌治疗的反应性。*ESR1* 基因突变是精准医学发展中发现的新标志物，有助于筛选药物选择。由于一线内分泌治疗进展后本例患者已近 80 岁，化疗的不良反应使其治疗依从性显著降低。但在停药 8 个月余的时间内，疾病只是缓慢进展，再次体现了本例患者 Luminal 型乳腺癌的特征，并在换用不同治疗机制的单药内分泌治疗后再次临床获益。目前，非内脏转移或无症状内脏转移、DFS 长、肿瘤负荷低、既往内分泌治疗敏感的 HR 阳性、HER-2 阴性转移性乳腺癌患者已成为内分泌治疗的优选人群。

（天津医科大学肿瘤医院　郝春芳）

【指南背景】

1. 2018 年美国 NCCN 指南　对于绝经后 HR 阳性转移性乳腺癌患者，内分泌治疗可选择非甾体类 AI、氟维司群（500 mg）、他莫昔芬或托瑞米芬、依西美坦、CDK4/6 抑制药联合 AI 或氟维司群、依西美坦或氟维司群或他莫昔芬联合依维莫司等。CDK4/6 抑制药联合 AI 或氟维司群可作为一线内分泌治疗的选择方案。

2. ABC4 指南　除外具有内脏危象或内分泌耐药证据，绝经后 HR 阳性转移性乳腺癌患者应初始使用内分泌治疗。推荐的内分泌治疗方案包括 AI、他莫昔芬、氟维司群（500 mg）及 AI 或氟维司群+CDK4/6 抑制药、AI 或他莫昔芬或氟维司群+依维莫司。但对于选择的最优顺序尚不确定，需要参考患者既往内分泌治疗使用方案、疾病负荷、主观意愿及药物的可及性等因素进行综合考虑。其中 CDK4/6 抑制药联合 AI 或氟维司群可作为优先推荐方案。

3.《中国晚期乳腺癌临床诊疗专家共识（2018 版）》　对于晚期乳腺癌患者，一线内分泌治疗（既往 1 年内未接受内分泌治疗）可选择 AI、氟维司群（未经任何内分泌治疗、无内脏转移的患者）、AI 联合 palbociclib 等 CDK4/6 抑制药。对于经济条件有限的患者，他莫昔芬或托瑞米芬也可以作为一线治疗药物。对于既往内分泌治疗失败后（如辅助内分泌治疗结束 1 年内复发转移和内分治疗期间复发、进展）的晚期乳腺癌患者，可选择他莫昔芬、托瑞米芬、AI、氟维司群、氟维司群联合 palbociclib 等 CDK4/6 抑制药、AI 联合 palbociclib、依维莫司联合 AI、依维莫司联合他莫昔芬、依维莫司联合氟维司群、孕激素类药物等治疗。

4.《中国临床肿瘤学会（CSCO）乳腺癌诊疗指南（2018. V1)》　对于 AI 治疗失败的绝经后

HR 阳性晚期乳腺癌患者的内分泌治疗，Ⅰ级推荐氟维司群（500 mg），Ⅱ级推荐甾体类 AI+依维莫司（限非甾体类 AI 治疗失败的患者）或氟维司群+CDK4/6 抑制药，Ⅲ级推荐换用另一作用机制的 AI、他莫昔芬或托瑞米芬、孕激素类药物。

（复旦大学附属肿瘤医院　王碧芸）

1. 2017 年美国 NCCN 指南　绝经后 HR 阳性转移性乳腺癌患者的内分泌治疗，AI 优于他莫昔芬，氟维司群（500 mg）优于阿那曲唑。联合内分泌治疗使选择增加，包括 CDK4/6 抑制药联合来曲唑或氟维司群。

2. ABC3 指南　即使有内脏转移，内分泌治疗仍是 HR 阳性、HER-2 阴性转移性乳腺癌患者的首选治疗，除非有内脏危象或内分泌耐药。晚期乳腺癌患者生存期在不断延长，生存期的生活质量也变得越来越重要，医师需要根据疾病状态、药物毒性、生活质量、患者意愿及生存计划给予个体化治疗策略，在制订治疗计划时需要考虑患者照顾家庭、重返工作和社会的要求。

3.《中国临床肿瘤学会（CSCO）乳腺癌诊疗指南（2018. V1)》　绝经后晚期乳腺癌 AI 进展后的内分泌治疗，他莫昔芬作为Ⅲ级推荐可选择。

（天津医科大学肿瘤医院　郝春芳）

【循证背景】

1. CONFIRM 研究（$n=736$）　该研究将既往内分泌治疗后进展的绝经后 HR 阳性转移性乳腺癌患者随机分为 500 mg 氟维司群组及 250 mg 氟维司群组，分别接受相应的治疗。最终结果显示，500 mg 氟维司群较 250 mg 氟维司群显著延长 PFS（6.5 个月 *vs.* 5.5 个月，$P=0.006$）；同时显著延长 OS（26.4 个月 *vs.* 22.3 个月，$P=0.02$）。

2. BOLERO-2 研究（$n=724$）　该研究将既往接受非甾体类 AI 治疗后进展的绝经后 HR 阳性转移性乳腺癌患者随机分为两组，分别接受依维莫司+依西美坦或依西美坦单药治疗。最终结果显示，依维莫司+依西美坦的疗效要优于依西美坦单药，前者 PFS 时间显著延长（11.0 个月 *vs.* 4.1 个月），并且具有统计学意义（$P<0.0001$）。

3. PALOMA-3 研究（$n=521$）　该研究将既往内分泌治疗后进展的绝经后 HR 阳性转移性乳腺癌患者随机分为 palbociclib 联合氟维司群组及氟维司群组，分别接受相应的治疗。最终结果显示，palbociclib 联合氟维司群较氟维司群显著延长 PFS（9.5 个月 *vs.* 4.6 个月，$P<0.0001$）。

（上海复旦大学附属肿瘤医院　王碧芸）

【核心体会】

对于 AI 后进展的患者，判断其对内分泌治疗的敏感性及选择有效的内分泌治疗方案是提高疗效的关键。

（上海复旦大学附属肿瘤医院　王碧芸）

重视在 HR 阳性、HER-2 阴性转移性乳腺癌患者中筛选适合内分泌治疗的优选人群，并根据疾病因素、药物疗效及不良反应、药物的可及性等因素筛选优选方案，做到"优中选优"。老年乳腺癌患者的治疗方案尤其需要考虑患者的个体因素。

（天津医科大学肿瘤医院　郝春芳）

参 考 文 献

[1] Cardoso F, Costa A, Senkus E, et al. 3rd ESO-ESMO International Consensus Guidelines for Advanced Breast Cancer (ABC 3). Ann Oncol, 2017, 28 (1): 16-33.

[2] 中国抗癌协会乳腺癌专业委员会. 中国抗癌协会乳腺癌诊治指南与规范（2017 版）. 中国癌症杂志, 2017, 27 (9): 695-760.

[3] Giordano SH, Elias AD, Gradishar WJ, et al. NCCN Guidelines Updates: Breast Cancer. J Natl Compr Canc Netw, 2018, 16 (5S): 605-610.

[4] Cardoso F, Senkus E, Costa A, et al. 4th ESO-ESMO international consensus guidelines for Advanced Breast Cancer (ABC 4). Ann Oncol, 2018, 29 (8): 1634-1657.

[5] 中国抗癌协会乳腺癌专业委员会. 中国晚期乳腺癌临床诊疗专家共识（2018 版）. 中华肿瘤杂志, 2018, 40 (9): 703-713.

[6] Di Leo A, Jerusalem G, Petruzelka L, et al. Results of the CONFIRM phase III trial comparing fulvestrant 250 mg with fulvestrant 500 mg in postmenopausal women with estrogen receptor-positive advanced breast cancer. J Clin Oncol, 2010, 28 (30): 4594-4600.

[7] Baselga J, Campone M, Piccart M, et al. Everolimus in postmenopausal hormone-receptor-positive advanced breast cancer. N Engl J Med, 2012, 366 (6): 520-529.

[8] Cristofanilli M, Turner NC, Bondarenko I, et al. Fulvestrant plus palbociclib versus fulvestrant plus placebo for treatment of hormone-receptor-positive, HER2-negative metastatic breast cancer that progressed on previous endocrine therapy (PALOMA-3): final analysis of the multicentre, double-blind, phase 3 randomised controlled trial. Lancet Oncol, 2016, 17 (4): 425-439.

[9] National Comprehensive Cancer Network. NCCN guidelines for breast cancer version 1. 2017. [2019-05-08]. http://www.nccn.org/professionals/physician_ gls/pdf/breast.pdf.

[10] 中国临床肿瘤学会指南工作委员会. 中国临床肿瘤学会（CSCO）乳腺癌诊疗指南（2018. V1）. 北京：人民卫生出版社, 2018.

病例 3　Luminal B 型（HER-2 阳性）早期绝经前乳腺癌 1 例

王 浩 李 卉*

四川省肿瘤医院

【病史及治疗】

➢ 患者，女性，30 岁，未绝经，孕 2 产 1 流 1，双侧哺乳 2 个月。既往史、家族史无特殊。发现右侧乳房肿块 1 个月余。

➢ 2018-01-02 体力状况美国东部肿瘤协作组（Eastern Cooperative Oncology Group，ECOG）评分 0 分。

➢ 2018-01-02 查体发现，右侧乳房 10 点钟距乳头 4.0 cm 处可扪及一质硬肿块，大小约 2.0 cm×1.0 cm，边界欠清，活动度差，无压痛。右侧乳房、双侧腋窝、双侧锁骨上（−）。

【辅助检查】

➢ 2018-01-04 乳腺超声（图 3-1）示右侧乳房 10 点钟方向低回声团占位（大小约 1.8 cm×1.5 cm），BI-RADS 4A。

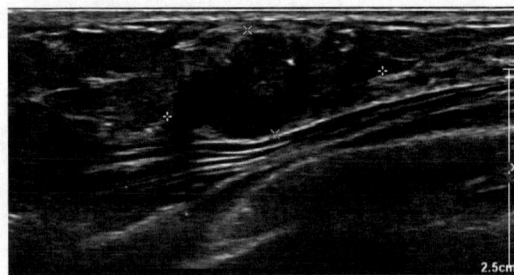

图 3-1　2018-01-04 乳腺超声

➢ 2018-01-04 乳腺钼靶（图 3-2）示右侧乳房外上象限结节影（大小约 1.6 cm×1.3 cm），边界较清，其内散在沙砾样钙化，BI-RADS 4B。

---

* 通信作者，邮箱：unique214@163.com

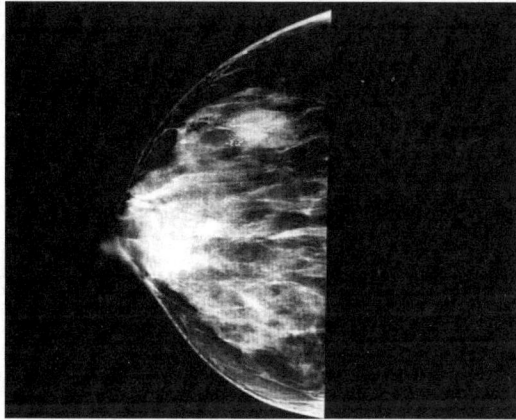

图 3-2　2018-01-04 乳腺钼靶

【病史及治疗续一】

➤ 2018-01-05 患者行右侧乳腺肿块粗针穿刺，病理示右侧乳腺浸润性癌Ⅲ级。免疫组织化学示 ER（70%+）、PR（50%+）、CerbB-2（+++）、Ki-67（60%+）。诊断为右乳腺浸润性癌，$cT_1N_0M_0$，ⅠA 期，Luminal B 型（HER-2 阳性）。

➤ 2018-01-09 患者行右侧乳腺肿瘤切除术+右侧腋窝淋巴结活检术。术后病理示右侧乳腺浸润性癌Ⅲ级；肿块大小约 1.8 cm×1.7 cm，可见脉管癌栓。各切缘未见癌残留。前哨淋巴结未见癌（0/3）。术后诊断为右侧乳腺浸润性癌（$pT_{1c}N_0M_0$，ⅠA 期）。

【本阶段小结】

NSABP B-06 研究随访 20 年的结果证实，除单纯保乳手术患者的患侧局部复发率较高外，全乳切除、保乳、保乳+放疗三组的 DFS 率（37.0% *vs.* 35.6% *vs.* 37.7%，$P=0.26$）和 OS 率（47.0% *vs.* 46.0% *vs.* 46.0%，$P=0.57$）均没有明显差异，说明了保乳手术的安全性。同时根据 2018 年美国 NCCN 指南，本例患者并无保乳禁忌证，病理切缘阴性，故保乳手术合理。

根据 NSABP B-32 研究，前哨淋巴结活检（sentinel lymph node biopsy，SLNB）+腋窝淋巴结清扫（axillary lymph node dissection，ALND）组同 SLNB 组（仅在前哨淋巴结阳性时才接受腋窝清扫）比较，在随访 10 年后，接受 SLNB 和 SLNB+ALND 的前哨淋巴结阴性患者的 10 年 OS 和 DFS 并无显著差异。而 Z0011 试验的 10 年随访进一步证实，临床 $T_{1\sim2}$、腋窝淋巴结阴性而经腋窝前哨淋巴结活检确诊 1~2 个腋窝前哨淋巴结阳性的保乳术后患者可以避免腋窝淋巴结清扫。AMAROS 试验结果也支持上述结论，证实前哨淋巴结阳性患者行腋窝清扫和腋窝放疗在局部复发率、DFS 和 OS 上无明显差异，但行腋窝清扫者淋巴水肿发生率显著增加。因此，美国 NCCN 指南和《中国抗癌协会乳腺癌诊治指南与规范》均推荐腋窝淋巴结临床阴性者行前哨淋巴结活检，根据活检结果决定是否进行腋窝淋巴结清扫术。本例患者腋窝前哨淋巴结阴性，故仅行腋窝前哨淋巴结活检为标准治疗方案。

【病史及治疗续二】

➤ 2018-01-18 至 2018-05-06 给予患者 TCH 方案 6 个疗程。化疗期间联合促性腺激素释放激素激动药（gonadotropin-releasing hormone agonist，GnRHa），每28天1次。

➢ 2018-05-09 至 2018-06-15 患者化疗后行 5 周全乳+锁骨上下区放疗，50 Gy/25 次。

➢ 2018-06-20 患者放疗后行内分泌治疗，具体为依西美坦（25 mg，每天 1 次）+GnRHa（每 28 天 1 次）。

【本阶段小结】

1. TCH 方案　根据 HERA 试验、9831/B31 试验、BCIRG 006 试验结果，使用曲妥珠单抗 1 年为 HER-2 阳性乳腺癌患者的标准治疗。BCIRG 006 试验通过长达 10 年的中位随访，证实了 AC-TH 方案和 TCH 方案之间没有显著的差异，同时心脏毒性更低。因此，美国 NCCN 指南将 2 种治疗方案都列为 HER-2 阳性患者的优选辅助/新辅助治疗策略。

2015 年发表于 *JCO* 杂志的一项对随机对照试验数据进行研究的荟萃分析是目前评估 HER-2 阳性小肿瘤靶向治疗获益的最权威研究。该项荟萃分析指出，接受靶向治疗后 8 年的累计 DFS 事件较对照组显著改善（24.3% *vs.* 17.3%，$P<0.001$），OS 事件也有明显获益（11.6% *vs.* 7.8%，$P=0.005$）。

而目前针对 HER-2 阳性乳腺小肿瘤的前瞻性临床试验 APT，是一项非随机的单臂试验。结果证实，其 3 年的 DFS 率为 98.7%，无复发生存（relapse free survival，RFS）率为 99.2%，无论是在 T_{1a}、T_{1b} 还是 T_{1c} 的患者中，都表现了很好的生存结果。本例患者属于 T_{1c} 肿瘤，故使用 TCH 方案为标准治疗。

2. 化疗期间联合 GnRHa　根据 PROMISE-GIM6 研究，化疗期间卵巢保护组在化疗结束 1 年时的卵巢早衰率明显低于对照组（25.9% *vs.* 8.9%）。2017 年，SABCS 上报道了一项纳入了 5 个随机对照试验的荟萃分析，结论也同样证实卵巢保护组的卵巢早衰率显著低于对照组（14.1% *vs.* 30.9%）。进一步的亚组分析结果显示，<40 岁的年轻患者受益更显著。同时，接受乳腺癌治疗后两组在妊娠率比较上，GnRHa 组显著高于对照组（10.3% *vs.* 5.5%），并且非常重要的是中位随访时间 5 年，GnRHa 组与对照组在 DFS（$P=0.999$）及 OS（$P=0.083$）上均无差别。因此，考虑本例患者可能仍有生育要求，以及在不影响预后的安全前提下，合理加用 GnRHa 进行卵巢保护。

3. 放疗　NSABP B06 研究比较保乳手术加术后放疗与乳房单纯切除术加腋窝淋巴结清扫术的疗效是否相同。结果发现，三组的 DFS、无远处转移生存期（distance metastasis free survival，DMFS）和 OS 都没有显著差异。同时，术后放疗可以明显降低保乳术后的局部复发率（39.2% *vs.* 14.3%），从而证实了保乳手术的可行性，也肯定了术后放疗的必要性。2005 年，早期乳腺癌临床试验协作组（early breast cancer trialists' collaborative group，EBCTCG）发表的一项对 78 个随机对照试验进行研究的荟萃分析显示，术后放疗使保乳手术患者的 5 年局部复发风险降低了 18.6%（25.9% *vs.* 7.3%）。目前，保乳术后放疗已成为各项指南的标准治疗策略。因此，本例患者在化疗结束后进行放疗符合标准治疗。因为本例患者并非为高复发风险患者，故未行瘤床加量。

4. 内分泌治疗　SOFT 试验于 2017 年报道的随访 8 年的结果表明，在他莫昔芬（TAM）或依西美坦（EXE）的基础上加用卵巢功能抑制（ovarian function suppression，OFS）都可以显著改善整体人群的 DFS（78.9%、83.2%、85.9%）获益；对于年龄<35 岁的患者，TAM+GnRHa 相对于 TAM 单药并无 DFS 获益（0.41～1.07），而 EXE+GnRHa 相对于 TAM 单药可以显著改善 DFS（0.31～0.87）。同时，他莫昔芬联合依西美坦试验（TEXT）和卵巢功能抑制试验（SOFT）联合分析的结果又表明，EXE+OFS 可以提高 4% 的 DFS。在次要研究终点的比较上，EXE+OFS 显著改善了无乳腺癌间期（绝对获益 4.1%），以及无远处复发间期（绝对获益 2.1%）。因此，本例患者使用依西美坦联合 GnRHa 方案治疗。目前，本例患者持续服药中。

【专家点评】

本例患者属于 Luminal B 型（HER-2 阳性）早期绝经前乳腺癌患者，肿瘤大小约 1.8 cm×1.7 cm，前哨淋巴结未见癌（0/3），$pT_{1c}N_0M_0$，ⅠA 期。在优选辅助方案方面，如果患者为 T_2 以上、N_1 以上、HR 阴性、相对年轻（50 岁以下）且无蒽环类和紫杉类药物化疗禁忌证，优选 AC-TH 方案。符合以上条件尤其是有蒽环类心脏毒性隐患的患者可选择 TCbH（T，多西他赛；Cb，卡铂；H，曲妥珠单抗）方案 6 个疗程。如果患者复发风险相对低（如Ⅰ～Ⅱ期、HR 阳性、淋巴结转移数目<4 个），可选择 TC4+H（4 个疗程多西他赛、环磷酰胺联合曲妥珠单抗）方案。而原发灶<2 cm 且淋巴结阴性的患者可选择 TH 方案。另有少部分不能耐受化疗、HR 阳性的老年 HER-2 阳性乳腺癌患者可选择曲妥珠单抗联合内分泌治疗。其中，早期乳腺癌患者使用 TC4+H 治疗，2 年 DFS 率和 OS 率高达 97.8%和 99.2%。本例患者为 T_1、无淋巴结转移、HR 阳性，可给予 TCH 方案辅助治疗。

在术后辅助使用双膦酸盐方面，早期乳腺癌研究协作组（EBRTCG）开展了一项辅助双膦酸盐的荟萃分析，纳入 18 776 例患者。其结果表明，辅助应用双膦酸盐可以显著降低绝经后乳腺癌患者的乳腺癌相关病死率（$HR=0.82$，95%CI：0.73～0.93）。ASCO 指南推荐绝经后或有 OFS 的绝经前人群使用双膦酸盐辅助治疗。绝经前人群辅助应用双膦酸盐获益的研究有 ABCSG 12 和 HOBOE-2，后者曾在 2018 年欧洲肿瘤内科学会（European Society for Medical Oncology，ESMO）大会上报道。结果显示，唑来膦酸联合来曲唑组 5 年 DFS 率为 93%，相对于 TAM 组明显改变 DFS。这一研究结果在现有研究的基础上，进一步支持采用更为强烈的 AI 联合双膦酸盐治疗有高复发风险的乳腺癌患者，如淋巴结阳性或高病理级别或大肿瘤，但这 2 个药物相比于 TAM 都会在一定程度上增加毒性，故用于中等风险至高风险的乳腺癌患者，风险获益比更佳。

在靶向治疗方面，ExteNET 研究探索了另一种抗 HER-2 双靶治疗策略，即对Ⅰc～Ⅲ期 HER-2 阳性乳腺癌患者，在曲妥珠单抗辅助治疗结束后 2 年内开始口服来那替尼 1 年辅助治疗。相比安慰剂组，来那替尼组的 iDFS 提高 2.3%，其中 HR 阳性患者获益更大，腹泻是该药最常见的不良反应。因此，应综合考虑来那替尼治疗的获益与毒性。

在内分泌治疗方面，TEXT 和 SOFT 联合分析对比了术后辅助内分泌治疗在均使用 OFS 的基础上联合 TAM 5 年和 AI 5 年的疗效。结果发现，接受化疗的患者其远处复发率降低了 2.6%（TEXT）和 3.4%（SOFT）。

（辽宁省肿瘤医院　孙　涛）

【指南背景】

《中国临床肿瘤学会（CSCO）乳腺癌诊疗指南（2018.V1）》推荐在 HER-2 阳性乳腺癌的辅助治疗中具有高危因素的患者Ⅰ类使用 TCH 方案（ⅠB）。

（辽宁省肿瘤医院　孙　涛）

【循证背景】

1. ExteNET 研究（$n=2840$）　该研究共纳入符合入组标准［年龄≥18 岁（日本患者≥20 岁）、Ⅰ～Ⅲc 期可手术乳腺癌、完成新辅助和辅助化疗+曲妥珠单抗治疗、入组时无复发或转移］的 HER-2 阳性乳腺癌患者 2840 例，随机分为来那替尼组（240 mg，每天 1 次，口服；$n=1420$）和安慰剂组（$n=1420$），治疗时间 1 年，中位随访时间 5.2 年。结果显示，来那替尼延长了辅助抗 HER-2 治疗的持续效益，绝对获益为 2.5%，具有统计学意义。

2. HOBOE-2 研究（$n=1065$） 该研究患者接受 GnRHa 曲普瑞林（3.75 mg，每 4 周 1 次）治疗 5 年以抑制卵巢功能，接近 2/3 的患者在随机前接受过化疗。所有患者随机分配接受激素治疗 [TAM（20 mg/d）或来曲唑（2.5 mg/d）或唑来膦酸（4 mg 静脉注射，每 6 个月 1 次）联合来曲唑（2.5 mg/d）]，既定治疗时间为 5 年。在中位随访 65 个月后，唑来膦酸联合来曲唑组有 32 例患者达到 DFS 终点（乳腺癌复发或第二原发乳腺癌或非乳腺癌的其他第二原发癌或死亡），5 年 DFS 率为 93%。TAM 组和来曲唑组分别有 58 例和 44 例达到终点事件，5 年 DFS 率分别为 85% 和 93%，三组有显著差异（$P=0.008$）。相比于 TAM，唑来膦酸联合来曲唑可以显著改善 DFS，5 年 DFS 的绝对获益为 8%，且唑来膦酸联合来曲唑可以降低约 50% 的乳腺癌复发或非癌症病死风险（$HR=0.52$，95%CI：$0.34\sim0.80$，$P=0.003$）。此外，唑来膦酸联合来曲唑组对比 TAM 组的亚组分析显示，几乎所有亚组的患者均从联合治疗中获益更多 [除一小部分 HER-2 过表达的亚组患者，显示出 TAM 获益更多（交互检验 $P=0.002$）]。来曲唑组和 TAM 组相比，DFS 无显著统计学差异（$HR=0.72$，95% CI：$0.48\sim1.07$，$P=0.06$）；来曲唑组和唑来膦酸联合来曲唑组相比，DFS 也无显著差异（$HR=0.70$，95% CI：$0.44\sim1.12$，$P=0.22$）。

（辽宁省肿瘤医院　孙　涛）

【核心体会】

抗 HER-2 治疗是 HER-2 阳性乳腺癌患者的治疗基石，辅助方案的选择需要综合考虑疾病的临床特征和生物学行为，制订基于规范的个体化治疗方案。

（辽宁省肿瘤医院　孙　涛）

参 考 文 献

[1] O'Sullivan CC, Bradbury I, Campbell C, et al. Efficacy of Adjuvant Trastuzumab for Patients With Human Epidermal Growth Factor Receptor 2-Positive Early Breast Cancer and Tumors ≤ 2 cm: A Meta-Analysis of the Randomized Trastuzumab Trials. J Clin Oncol, 2015, 33（24）：2600-2608.

[2] Tolaney SM, Barry WT, Dang CT, et al. Adjuvant paclitaxel and trastuzumab for node-negative, HER2-positive breast cancer. N Engl J Med, 2015, 372（2）：134-141.

[3] Giuliano AE, Ballman KV, McCall L, et al. Effect of Axillary Dissection vs No Axillary Dissection on 10-Year Overall Survival Among Women With Invasive Breast Cancer and Sentinel Node Metastasis: The ACOSOG Z0011（Alliance）Randomized Clinical Trial. JAMA, 2017, 318（10）：918-926.

[4] Francis PA, Pagani O, Fleming GF, et al. Tailoring Adjuvant Endocrine Therapy for Premenopausal Breast Cancer. The New England Journal of Medicine, 2018, 379（2）：122-137.

[5] Chan A, Delaloge S, Holmes FA. Neratinib after trastuzumab-based adjuvant therapy in patients with HER2-positive breast cancer（ExteNET）a multicentre, randomised, double-blind, placebo-controlled, phase 3 trial. Lancet Oncology, 2016, 17（3）：367-377.

病例 4 双靶联合化疗治疗 HER-2 阳性、HR 阴性晚期乳腺癌 1 例

党雪菲 李 纲*

复旦大学附属肿瘤医院闵行分院

【病史及治疗】

➢ 患者，女性，32 岁（发病年龄 28 岁），已婚未育，否认肿瘤家族史。

➢ 2014-01 患者因右侧乳房外上方肿块于当地医院行右侧乳腺肿块穿刺术，穿刺病理示浸润性癌。免疫组织化学示 ER（-）、PR（-）、HER-2（+++）、Ki-67（40%+）。

➢ 2014-02-11 患者行右侧乳腺癌改良根治术，术后病理示右侧乳腺浸润性导管癌（invasive ductal carcinoma，IDC）II 级，肿块大小约 3.0 cm×5.0 cm，淋巴结（lymph node，LN）见癌转移（1/19）。免疫组织化学示 ER（-）、PR（-）、HER-2（++）、Ki-67（40%+）。HER-2 行 FISH 检测（+）。

➢ 2014-02 至 2014-06 患者于当地医院行术后辅助化疗 6 个疗程，方案为 EC（E，表柔比星；C，环磷酰胺）3 个疗程，序贯多西他赛 3 个疗程（因经济原因未行曲妥珠单抗治疗，术后未行放疗）。

【本阶段小结】

参照《中国临床肿瘤学会（CSCO）乳腺癌诊疗指南（2018. V1）》，本例患者为 HR 阴性、HER-2 阳性乳腺癌患者，年龄<35 岁，术后病理分期为 $pT_2N_1M_0$，具有高度复发风险。目前，HERA 研究确立了 HER-2 阳性乳腺癌术后辅助曲妥珠单抗治疗 1 年的地位；NSABP-B31 研究、N9831 研究、BCIRG006 研究的结果表明，术后具有高危因素的患者需行 AC-TH 方案或 TCbH 方案的辅助化疗。对于 LN 1~3 个，特别是有高危因素［如肿块直径≥5 cm，年龄<40 岁，腋窝淋巴结清扫<10 个，HR（-），HER-2（+），脉管癌栓，组织学分级高］的患者，建议行术后辅助放疗。故可建议本例患者术后行 AC-TH 方案辅助化疗，曲妥珠单抗辅助靶向治疗 1 年，以及术后辅助放疗。但本例患者因经济原因，仅行 EC-T（E，表柔比星；C 环磷酰胺；T，多西他赛）方案共 6 个疗程。

【病史及治疗续一】

➢ 2015-02 患者出现"间断咳嗽"，当地医院胸部 CT 示右下肺结节。正电子发射-计算机体层成像（positron emission computed tomography，PET-CT）示右下肺转移结节，气管前腔静脉后淋巴结转移，右侧腋窝转移可能。骨显像未见转移。2015-03 至 2015-08 患者行卡培他滨（1.5 g，每

* 通信作者，邮箱：ligang_ 0113@163. com

天 2 次，第 1~14 天，每 21 天为 1 个疗程）化疗 6 个疗程。2015-08 复查，疗效评估 SD，但因经济原因中止治疗。

➤ 2015-12-01 当地医院胸部 CT 示右肺转移灶较前增多、增大，建议曲妥珠单抗联合 GP 方案化疗，但患者因经济原因未治疗。

➤ 2016-08 患者因"咳嗽、咳痰带血"就诊，当地医院胸腹部 CT 示多发性骨转移、肝转移，肾上腺转移，肝门旁淋巴结转移，两肺多发转移。颅脑 MRI 示右侧颞叶、顶叶异常信号，脑转移可能。患者无头晕、头痛及其他中枢神经系统症状，故 2016-09 至 2016-10 当地医院给予 GP 方案化疗 2 个疗程，化疗后肝病灶进展，出现背部疼痛。2016-12 至 2017-01 当地医院给予拉帕替尼+卡培他滨治疗，并给予唑来膦酸（每日 4 mg）治疗。2017-01-25 患者再次出现咯血，停止拉帕替尼+卡培他滨治疗。

➤ 2017-02-23 当地医院腹部 MRI 示多发性肝转移灶较前增多、增大，肝门区肿大淋巴结较前略缩小，腰椎多发性骨转移，强化较前减弱，左肾上腺增粗同前。胸部 CT 示两肺多发转移进展，右肺下叶近肺门旁肿块伴肺不张，纵隔及右肺门淋巴结肿大，胸骨及上胸椎转移。

➤ 2017-03-06 给予患者 TH 方案化疗 1 个疗程（T，多西他赛 110 mg，第 1 天；H，曲妥珠单抗 496 mg，第 0 天），化疗后患者出现 Ⅱ 度粒细胞减少伴感染，咯血加重，未行第 2 个疗程化疗，给予对症治疗后好转。

【本阶段小结】

对于 HR 阴性、HER-2 阳性晚期乳腺癌，H0648g 研究及 M77001 研究的结果表明，与单独应用化疗相比，曲妥珠单抗联合化疗可以获得更好的 PFS 及 OS。CLEOPATRA 研究提示，晚期一线曲妥珠单抗+帕妥珠单抗联合化疗对比安慰剂+曲妥珠单抗联合化疗，OS 延长 15.7 个月。因此，目前国际指南推荐 HER-2 阳性晚期乳腺癌患者标准的一线治疗为曲妥珠单抗、帕妥珠单抗双靶联合化疗。但当时帕妥珠单抗尚未在国内上市，故《中国临床肿瘤学会（CSCO）乳腺癌诊疗指南（2018. V1）》推荐 HER-2 阳性晚期乳腺癌患者一线首选方案为曲妥珠单抗联合多西他赛/卡培他滨治疗。但本例患者因经济原因，在复发后 2 年内未选择曲妥珠单抗治疗，导致治疗效果差，化疗中肿瘤持续进展，先后出现了肺、肝、骨、脑、肾上腺、淋巴结等全身广泛转移。2017-03 给予曲妥珠单抗联合多西他赛治疗 1 个疗程，但在化疗后出现 Ⅱ 度粒细胞减少伴感染，同时咯血加重再次中止治疗。

【病史及治疗续二】

➤ 2017-04-13 患者因"头晕、胸闷"入复旦大学附属肿瘤医院闵行分院就诊。颅脑增强 MRI 示脑内多发转移瘤（大的位于右侧颞叶，大小约 2.1 cm×1.7 cm）。上腹部 MRI 示肝多发转移瘤，胸、腰椎多发性骨转移，左侧肾上腺增粗。胸部 CT 示双肺多发转移瘤，右肺下叶近肺门旁肿块伴右下肺不张，纵隔及右肺门淋巴结肿大，胸骨及上胸椎转移。

➤ 2017-04-13 至 2017-04-27 患者行全脑放疗（图 4-1），DT 30Gy/10 次。2017-04 至 2018-01 给予 PHL（P，紫杉醇；H，曲妥珠单抗；L，拉帕替尼）紫杉醇周方案联合双靶治疗 10 个疗程 [曲妥珠单抗（首次 496 mg，后 372 mg，每 3 周 1 次）+紫杉醇（120 mg，第 1、8、15 天，每 4 周 1 次）+拉帕替尼（1.25 g，每天 1 次）]，2 个疗程后疗效评估 PR。之后每 2~3 个疗程复查，患者持续 PR（图 4-2）。

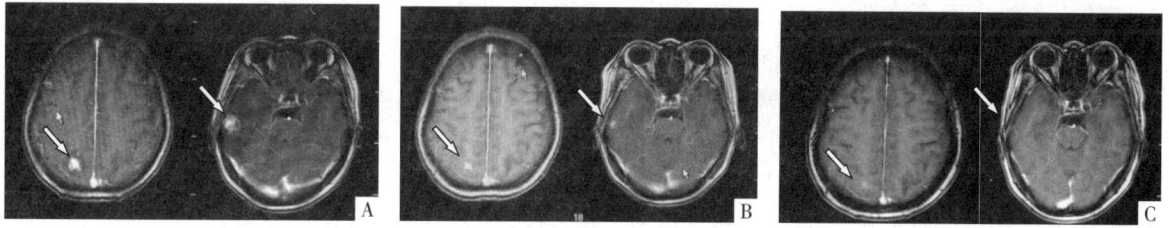

图 4-1　2017-04-13 至 2017-04-27 全脑放疗

注：A. 右侧颞叶及右侧顶叶转移瘤（放疗前）；B. 右侧颞叶及右侧顶叶转移瘤较前缩小（放疗后 1 个月）；C. 右侧颞叶及右侧顶叶转移瘤进一步缩小（放疗后 9 个月）

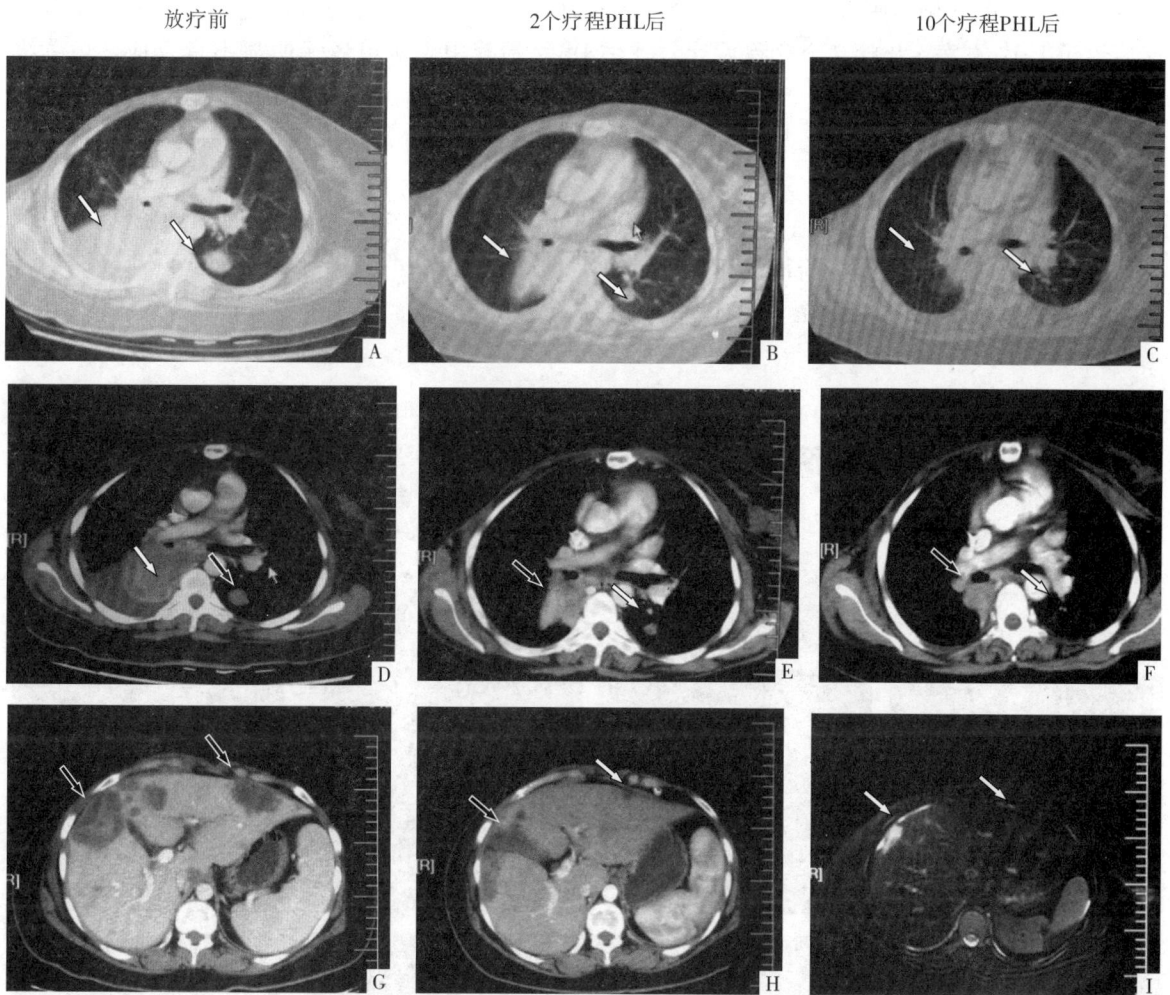

图 4-2　2017-04 至 2018-01 胸、腹部 CT

注：A、B、C. 右肺下叶转移瘤伴右下肺不张，左肺下叶转移瘤（肺窗）；D、E、F. 右肺下叶转移瘤伴右肺下叶不张，纵隔淋巴结肿大，左肺下叶转移瘤（纵隔窗）；G、H、I. 肝多发转移瘤

【本阶段小结】

2017-04 本例患者出现中枢神经系统症状，首先给予全脑放疗，DT 30Gy/10 次，放疗后行 PHL 方案治疗。RPA RTOG 研究的结果表明，对于有症状的多发性脑转移晚期乳腺癌患者，行

全脑放疗和放疗后系统性治疗可以改善患者预后。欧洲神经肿瘤协会（European Association of Neuro-Oncology，EANO）2017 版指南推荐，对于脑转移瘤≤3 个者，行局部放疗或外科手术治疗；3 个以上多发性脑转移者，需行全脑放疗，DT 30Gy/10 次或 20Gy/5 次，放疗后建议行系统性化疗。对于 HER-2 阳性晚期乳腺癌患者，建议行抗 HER-2 治疗联合化疗。2014 年，ASCO 指南推荐确诊脑转移时全身疾病发生进展的晚期乳腺癌患者，应给予抗 HER-2 靶向治疗，具体参照 HER-2 阳性晚期乳腺癌的全身治疗指南。H0648g 研究及 M77001 研究等奠定了紫杉类药物联合曲妥珠单抗治疗晚期一线 HER-2 阳性乳腺癌的治疗地位。regist HER 研究证实，曲妥珠单抗治疗可以延长 HER-2 阳性脑转移晚期乳腺癌患者的生存期。EGF104383 研究证实，曲妥珠单抗+拉帕替尼+紫杉醇方案作为一线方案治疗晚期 HER-2 阳性乳腺癌的 ORR 为 75%。本例患者就诊复旦大学附属肿瘤医院闵行分院后诊断为有症状的脑转移伴全身多器官转移，故在全脑放疗后给予 PHL 方案，化疗 2 个疗程后疗效评估 PR。治疗中本例患者无明显不良反应，后续维持该方案化疗 10 个疗程。

【病史及治疗续三】

➢ 2018-01 患者拒绝静脉化疗维持治疗，改行 XHL（X，卡培他滨；H，曲妥珠单抗；L，拉帕替尼）方案维持治疗（卡培他滨 1.5 g，每天 2 次，第 1～14 天，每 3 周 1 次；曲妥珠单抗 496 mg，每 4 周 1 次；拉帕替尼 1.25 g，每天 1 次）（图 4-3）。

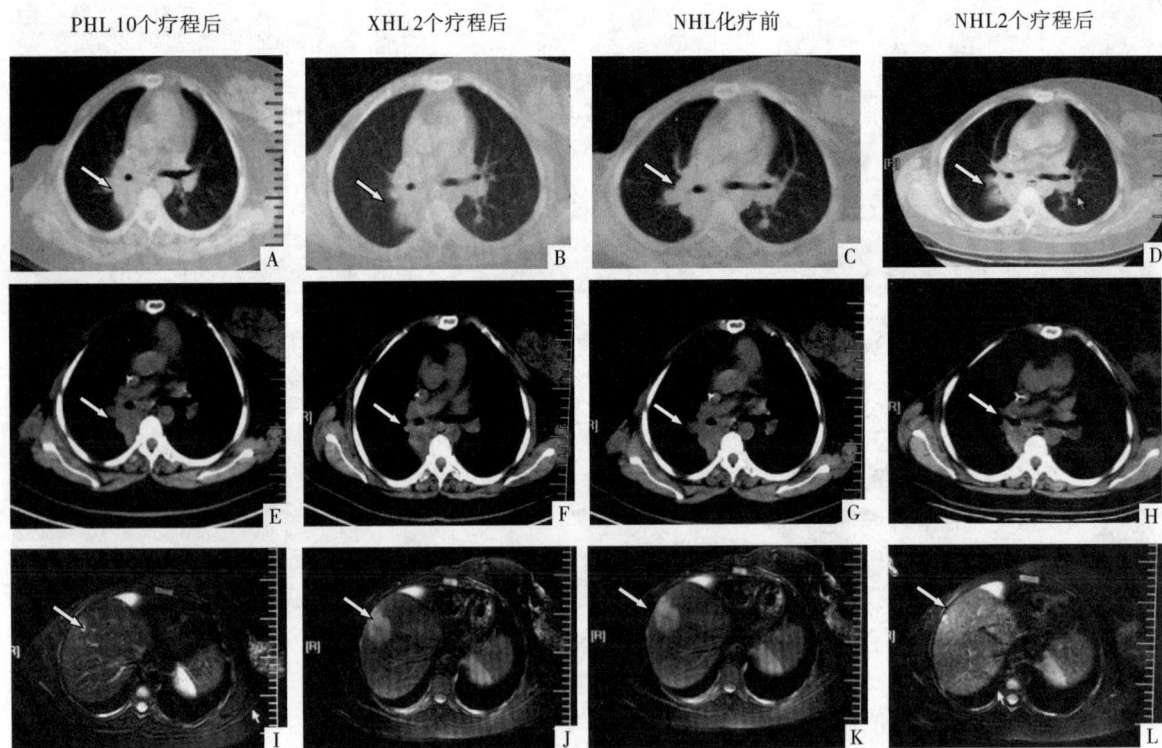

图 4-3 2018-01 至 2018-02、2018-04 至 2018-05 胸、腹部 CT

注：A、B、C、D. 右肺下叶肺门旁肿块伴右下肺不张（肺窗）；E、F、G、H. 右肺下叶肺门旁肿块伴右下肺不张（纵隔窗）；I、J、K、L. 肝右叶转移瘤

➢ 2018-02 患者行 XHL 方案化疗 2 个疗程后复查上腹部 MRI，示肝病灶增大。胸部 CT 示肺内病灶稳定。骨成像未出现新发病灶。

➢ 2018-02 至 2018-03 患者行 PHL 方案化疗 2 个疗程（剂量同前），2 个疗程化疗后肝病灶继续增大，疗效评估 PD。

【本阶段小结】

晚期乳腺癌维持治疗的理念于 2008 年提出。《中国晚期乳腺癌维持治疗专家共识》（2018）指出，维持治疗是指接受规范的一线化疗（通常 6~8 个疗程）后达到 PR、CR 或 SD，通过维持治疗控制肿瘤进展。维持治疗方案可以选择原方案维持、原方案中部分药物维持或换药维持。H0648g 研究及 M77001 研究显示，曲妥珠单抗联合化疗后给予曲妥珠单抗维持治疗可以提高 PFS 及 OS；卡培他滨联合多西他赛化疗后改为卡培他滨单药化疗中位 OS 达 35.3 个月。本例患者在 PHL 方案治疗有效的情况下，建议继续原方案维持治疗，但其拒绝静脉化疗，故改为 XHL 方案治疗。XHL 方案治疗 2 个疗程后肝病灶增大，而再次给予 PHL 方案化疗 2 个疗程，肝病灶继续增大。

【病史及治疗续四】

➢ 2018-04 至 2018-05 给予患者 NHL（N，长春瑞滨；H，曲妥珠单抗；L，拉帕替尼）方案化疗 2 个疗程（长春瑞滨 40 mg；曲妥珠单抗 496 mg，每 4 周 1 次；拉帕替尼 1.25 g，每天 1 次）。2 个疗程化疗后疗效评估 PR（图 4-3）。目前，患者继续 NHL 方案治疗中。

【本阶段小结】

HERNATA 研究表明，HER-2 阳性晚期乳腺癌患者应用长春瑞滨+曲妥珠单抗治疗与多西他赛联合曲妥珠单抗治疗相比，2 种方案的 OS 相似，故给予本例患者 NHL 方案化疗 2 个疗程，化疗后肝病灶缩小。

本例患者为 HR 阴性、HER-2 阳性年轻晚期乳腺癌患者，因经济原因，在辅助治疗阶段未行曲妥珠单抗治疗及辅助放疗，在复发转移后的治疗前期仍未行抗 HER-2 治疗，导致化疗失败，疾病持续进展，肿瘤发生多脏器广泛转移。而在给予抗 HER-2 治疗后病灶明显缩小，再一次验证了 HER-2 阳性晚期乳腺癌抗 HER-2 治疗的必要性。本例患者在治疗有效时需继续原方案维持治疗，但其拒绝继续原方案，更换方案后疾病再次进展，之后再次应用原来治疗有效的方案，但治疗失败。故对于晚期乳腺癌的维持治疗，维持原方案治疗的时间及更换方案的时间尚需进一步探讨。对于 HER-2 阳性晚期乳腺癌双靶治疗失败后，更换化疗药物并继续行抗 HER-2 治疗可再次达到较好的疗效。本例患者值得我们深思的有以下几点：①在疾病诊疗过程中，综合考虑患者的经济因素及药物的可及性，如何选择治疗方案以达到控制肿瘤的目的；②在治疗有效的情况下，何时切换维持治疗，如何优化维持治疗的方案，包括化疗维持治疗的时间及靶向药物维持治疗的时间，值得进一步探讨；③如果 NHL 方案化疗后疾病进展，对于仅头部病灶再次进展或全身病灶进展的后续治疗方案如何选择，是否可行二次全脑放疗仍需进一步思考。

本例患者诊疗过程见图 4-4。

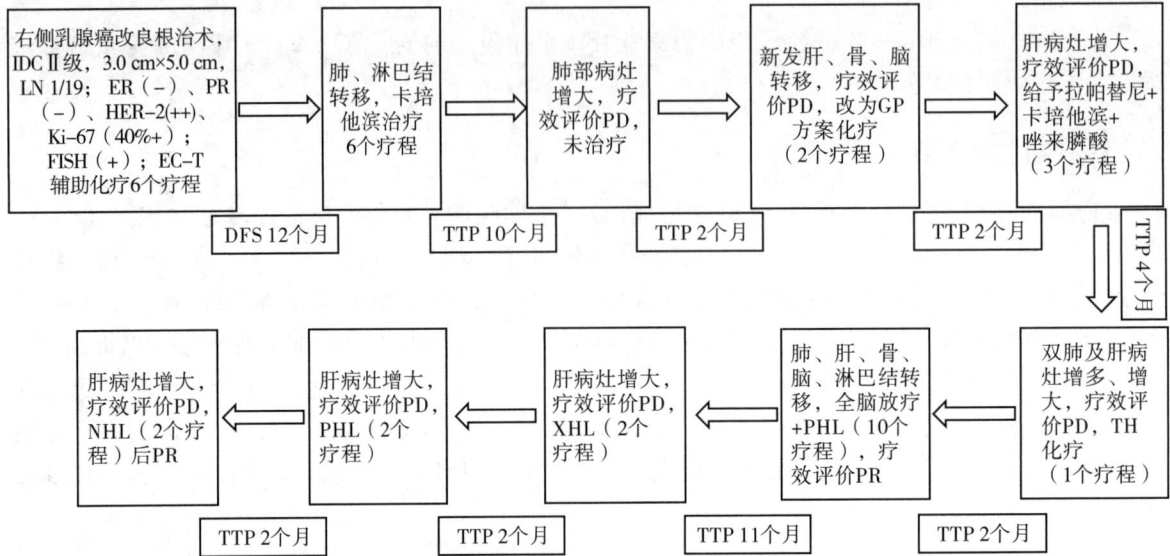

图 4-4　本例患者诊疗过程

注：TTP. time to progression，疾病进展时间

【专家点评】

本例患者为多线治疗的 HER-2 过表达型晚期乳腺癌患者。辅助治疗阶段未行曲妥珠单抗治疗及辅助放疗，复发转移后的前期治疗仍未行抗 HER-2 治疗，导致疾病持续进展并广泛转移。本例患者在后线治疗采用抗 HER-2 治疗有效，并在维持了较长的时间后疾病再次进展，治疗比较成功。对本例患者有以下几项点评和体会：①复发转移性乳腺癌患者应尽量对转移灶进行穿刺活检，再次检测 HER-2 以明确 HER-2 状态。②对于 HER-2 阳性晚期乳腺癌患者，除非存在禁忌证，都应尽早开始抗 HER-2 治疗。本例患者辅助治疗期间未行曲妥珠单抗治疗，复发转移后的一线治疗应首选曲妥珠单抗联合帕妥珠单抗联合紫杉醇类药物为基础方案。其他可选择的药物包括 T-DM1、曲妥珠单抗联合紫杉醇±卡铂、曲妥珠单抗联合多西他赛/长春瑞滨/卡培他滨。但一般不推荐一线使用拉帕替尼联合化疗的方案。曲妥治疗失败后的二线治疗应首选 T-DM1，考虑药物的可及性问题，其他方案可选择继续拉帕替尼联合卡培他滨、曲妥珠单抗联合另一种化疗药物或曲妥珠单抗联合拉帕替尼等。在一项Ⅱ期临床试验中，吡咯替尼联合卡培他滨的疗效优于拉帕替尼联合卡培他滨，且吡咯替尼在国内已经上市，吡咯替尼联合卡培他滨也是可选方案之一。对于抗 HER-2 治疗有效的患者，应持续应用至疾病进展。③目前，在曲妥珠单抗联合拉帕替尼的双靶治疗上加用细胞毒药物的化疗方案缺乏强有力的循证医学证据支持。

（复旦大学附属肿瘤医院　王碧芸）

本例患者为女性，32 岁（初治 28 岁）。初治时为 $T_2N_1M_0$ HER-2 阳性型年轻乳腺癌患者，右侧乳腺癌改良根治术后，辅助化疗给予 EC（3 个疗程）序贯 T（3 个疗程）方案治疗，但因经济原因未行靶向治疗及辅助放疗。DFS 1 年后发生肺、纵隔淋巴结转移。

HER-2 阳性乳腺癌的恶性程度很高，其复发高峰在患者术后是始终存在并逐渐上升的，此类乳腺癌患者预后差。曲妥珠单抗 1 年的辅助治疗是 HER-2 阳性乳腺癌患者辅助治疗的金标准，是临床广泛应用的药物。NASBP-31、N9831、BCIRG006、HERA 等多项临床研究证明，在 HER-2 阳性早期乳腺癌的辅助治疗中应用 1 年曲妥珠单抗可显著改善患者生存。同时，2018 年美国 NCCN 指南和《中国临床肿瘤学会（CSCO）乳腺癌诊疗指南（2018. V1)》均推荐患者在辅助阶段使用曲妥珠单抗 1 年治疗。

CLEOPATRA 研究发现，对于 HER-2 阳性转移性乳腺癌，曲妥珠单抗联合多西他赛、曲妥珠单抗联合帕妥珠单抗联合多西他赛在一线治疗中均可显著提高 PFS 及 OS，PFS 双靶治疗组为 18.5 个月，单靶治疗组 12.4 个月；OS 双靶治疗组 56.5 个月，单靶治疗组为 40.8 个月；两组比较，一线治疗首选推荐曲妥珠单抗联合帕妥珠单抗联合紫衫类药物。

回顾本例患者的治疗过程，其本身发病年龄<35 岁，属于预后相对较差的年轻乳腺癌，加之其为 HER-2 阳性乳腺癌，在辅助治疗阶段及首次复发时均因经济原因无法及时使用抗 HER-2 治疗，因而疾病迅速进展。

虽然几项缩短曲妥珠单抗治疗时间的 PHARE 研究、HORG 研究均未能获得与标准 1 年曲妥珠单抗类似的疗效，但是 FinHer 研究对比未使用过曲妥珠单抗的患者，曲妥珠单抗治疗 9 周可改善 3 年 RFS（89% vs. 78%，$P = 0.01$）。该结果提示，短期曲妥珠单抗治疗也可使患者生存获益。因此，对于经济条件困难的患者，短期的曲妥珠单抗在患者经济条件可以接受的情况下也是不错的选择。

（上海交通大学医学院附属仁济医院　王耀辉）

【指南背景】

1. 2018 年美国 NCCN 指南　HER-2 阳性乳腺癌的一线推荐药物为曲妥珠单抗联合帕妥珠单抗联合多西他赛或紫杉醇。对于曲妥珠单抗治疗失败的患者首选 T-DM1，其他可选择的方案有拉帕替尼联合卡培他滨、曲妥珠单抗联合另一种化疗药物、曲妥珠单抗联合拉帕替尼、曲妥珠单抗联合其他药物等。

2. ABC4 指南　抗 HER-2 治疗应尽早（作为一线）提供给所有 HER-2 阳性转移性乳腺癌患者，除非患者存在抗 HER-2 治疗禁忌证。T-DM1 是曲妥珠单抗治疗失败后首选的二线治疗方案。

3.《中国晚期乳腺癌临床诊疗专家共识（2018 版）》　辅助治疗未使用过曲妥珠单抗或曲妥珠单抗治疗结束后超过 1 年复发转移的 HER-2 阳性晚期乳腺癌患者，曲妥珠单抗联合化疗的疗效和安全性均优于拉帕替尼联合化疗。一线抗 HER-2 治疗方案首选曲妥珠单抗联合帕妥珠单抗联合紫杉类药物，除了联合紫杉醇、多西他赛以外，也可联用其他化疗药物。帕妥珠单抗当时在中国尚未上市。患者接受曲妥珠单抗联合化疗时，应持续 6~8 个疗程，疗程取决于对肿瘤的疗效和患者对化疗的耐受程度。抗 HER-2 治疗的最佳持续时间尚不明确，如果没有出现疾病进展或不可耐受的毒性，曲妥珠单抗治疗可持续使用至疾病进展。抗 HER-2 治疗失败后的患者，持续抑制 HER-2 信号通路可带来生存获益，应继续抗 HER-2 治疗。

4.《中国临床肿瘤学会（CSCO）乳腺癌诊疗指南（2018. V1)》　目前，国际上 HER-2 阳性晚期乳腺癌患者的一线标准治疗方案为帕妥珠单抗、曲妥珠单抗双靶治疗联合多西他赛。之前帕妥珠单抗未在中国上市，故国内一线首选的方案仍是曲妥珠单抗联合紫杉类药物，但鼓励患者进入帕妥珠单抗临床研究以获得更好的治疗。曲妥珠单抗治疗进展后，持续抑制 HER-2 通路能够持续带来生存获益。因此，一线曲妥珠单抗病情进展后，推荐二线继续使用抗 HER-2 靶向治疗。复发转移性乳腺癌一线治疗未使用过曲妥珠单抗治疗的患者，二线治疗仍首选曲妥珠单抗为基础的治疗，方案可参考一线治疗方案。对于复发转移性乳腺癌曲妥珠单抗治疗进展后，需要根据患者既往治疗判断。如果既往治疗有效，因药物毒性或经济原因停药则优先考虑继续使用曲妥珠单抗，换用其他化疗药物；如果在治疗中进展则优先考虑更换抗 HER-2 药物。

（复旦大学附属肿瘤医院　王碧芸）

【循证背景】

1. CLEOPATRA 研究（$n=808$）　该研究为一项Ⅲ期临床研究，比较了帕妥珠单抗+曲妥珠单抗+多西他赛与曲妥珠单抗+多西他赛治疗 908 例 HER-2 阳性转移性乳腺癌患者的疗效。结果显示，双靶组 OS 较单靶组延长 15.7 个月（56.5 个月 *vs.* 40.8 个月，$P<0.001$），PFS 提高了 6.3 个月（18.7 个月 *vs.* 12.4 个月，$P<0.001$）。

2. EMILIA 研究（$n=991$）　该研究纳入了既往接受过曲妥珠单抗和紫杉类联合治疗的局部晚期或转移性乳腺癌患者，这些患者在辅助治疗 6 个月内进展或在转移后治疗期间复发。所有患者随机给予 T-DM1 或拉帕替尼联合卡培他滨治疗。结果显示，接受 T-DM1 的患者相比接受拉帕替尼联合卡培他滨的患者，中位 PFS 显著提高（9.6 个月 *vs.* 6.4 个月，$HR=0.65$，95% CI：0.55~0.77，$P<0.001$）。第二次期中分子结果显示，T-DM1 组中位 OS 也显著提高（30.9 个月 *vs.* 25.1 个月，$HR=0.68$，95% CI：0.55~0.85，$P<0.001$）。T-DM1 组显示了良好的安全性，Ⅲ~Ⅳ度不良反应发生率低于拉帕替尼联合卡培他滨组（41% *vs.* 57%）。

3. 吡咯替尼Ⅱ期研究（$n=128$）　该研究纳入既往接受紫杉类、蒽环类药物和（或）抗 HER-2 治疗进展的 HER-2 阳性晚期乳腺癌患者，转移后化疗不得超过二线且未接受过 HER-2 靶向的 TKI 药物治疗。所有患者随机分为标准的拉帕替尼联合卡培他滨组及吡咯替尼联合卡培他滨组。最新公布的研究结果显示，吡咯替尼联合卡培他滨组对比拉帕替尼联合卡培他滨组，ORR 显著提高（78.5% *vs.* 57.1%，$P=0.01$），PFS 也显著延长（18.1 个月 *vs.* 7.0 个月，$P<0.0001$）。亚组分析结果显示，无论患者既往是否使用曲妥珠单抗，都能从吡咯替尼的治疗中显著获益。

（复旦大学附属肿瘤医院　王碧芸）

【核心体会】

对于 HER-2 阳性晚期乳腺癌患者，应尽早开始抗 HER-2 治疗。

（复旦大学附属肿瘤医院　王碧芸）

参 考 文 献

[1] 徐兵河，王树森，江泽飞，等. 中国晚期乳腺癌维持治疗专家共识. 中华医学杂志，2018，98：87-90.

[2] Soffietti R, Abacioglu U, Baumert B, et al. Diagnosis and treatment of brain metastases from solid tumors: guidelines from the European Association of Neuro-Oncology (EANO). Neuro-Oncology, 2017, 19: 162-174.

[3] Gori S, Lunardi G, Inno A, et al. Lapatinib concentration in cerebrospinal fluid in two patients with HER2-positive metastatic breast cancer and brain metastases. Ann Oncol, 2014, 25 (4): 912-913.

[4] Esteva FJ, Franco SX, Hagan MK, et al. An Open-Label Safety Study of Lapatinib Plus Trastuzumab Plus Paclitaxel in First-Line HER2-Positive Metastatic Breast Cancer. The Oncologist, 2013, 18: 661-666.

[5] Niwinska A, Murawska M, Pogoda K. Breast cancer brain metastases: differences in survival depending on biological subtype, RPA RTOG prognostic class and systemic treatment after whole-brain radiotherapy (WBRT). Ann Oncol, 2010, 21: 942-948.

[6] Ramakrishna N, Temin S, Chandarlapaty S, et al. Recommendations on Disease Management for Patients With Advanced Human Epidermal Growth Factor Receptor 2-Positive Breast Cancer and Brain Metastases: American Society of Clinical Oncology Clinical Practice Guideline. J Clin Oncol, 2014, 32: 2100-2108.

［ 7 ］Giordano SH，Elias AD，Gradishar WJ，et al. NCCN Guidelines Updates：Breast Cancer. J Natl Compr Canc Netw，2018，16（5S）：605-610.

［ 8 ］Cardoso F，Senkus E，Costa A，et al. 4th ESO-ESMO international consensus guidelines for Advanced Breast Cancer（ABC 4）. Ann Oncol，2018，29（8）：1634-1657.

［ 9 ］中国抗癌协会乳腺癌专业委员会. 中国晚期乳腺癌临床诊疗专家共识（2018 版）. 中华肿瘤杂志，2018，40（9）：703-713.

［10］中国临床肿瘤学会指南工作委员会. 中国临床肿瘤学会（CSCO）乳腺癌诊疗指南（2018. V1）. 北京：人民卫生出版社，2018.

［11］Verma S，Miles D，Gianni L，et al. Trastuzumab emtansine for HER2-positive advanced breast cancer. N Engl J Med，2012，367（19）：1783-1791.

［12］Xu B，Ma F，Ouyang Q，et al. A randomized phase II trial of pyrotinib plus capecitabine versus lapatinib plus capecitabine in patients with HER2-positive metastatic breast cancer previously treated with taxanes，anthracyclines and/or trastuzumab. Cancer Res，2018，78（4）：1538.

［13］Swain SM，Baselga J，Kim SB，et al. Pertuzumab，trastuzumab，and docetaxel in HER2-positive metastatic breast cancer. N Engl J Med，2015，372（8）：724-734.

［14］Joensuu H，Bono P，Kataja V，et al. Fluorouracil，epirubicin，and cyclophosphamide with either docetaxel or vinorelbine，with or without trastuzumab，as adjuvant treatments of breast cancer：final results of the FinHer Trial. J Clin Oncol，2009，27（34）：5685-5692.

病例 5　Luminal B 型右侧乳腺癌术后肝内多发转移 1 例

李　佳　方凤奇[*]　于佩瑶

大连医科大学附属第一医院

【病史及治疗】

➤ 患者，女性，37 岁，未绝经。

➤ 2014-03 患者因发现右侧乳腺肿块 20 天入院。查体发现右侧乳腺外上象限可触及 1 个大小约 2.0 cm×1.0 cm 的肿块；乳腺彩超示右侧乳腺 8~9 点钟方向距乳头 1.0 cm 处见 1 个大小 2.0 cm×1.3 cm 的实性占位（BI-RADS 4）。

➤ 2014-04-04 患者行保留乳头乳晕复合体的右侧乳腺癌根治术+Ⅰ期乳房重建（假体置入）+前哨淋巴结活检术。术后病理示右侧乳腺浸润性导管癌，Ⅱ~Ⅲ级，大小约 2.7 cm×1.2 cm×1.5 cm；前哨淋巴结未见癌（0/2）。免疫组织化学示 ER（>75%＋）、PR（>75%＋）、HER-2（++）。FISH（－）。术后诊断为右侧乳腺癌ⅡA 期（$pT_2N_0M_0$）。术后行 AC 方案（表柔比星 90 mg/m^2，第 1 天，静脉滴注；环磷酰胺 600 mg/m^2，第 1 天，静脉滴注；每 21 天为 1 个疗程）。4 个疗程后行托瑞米芬内分泌治疗，DFS 23 个月。

➤ 2016-03 复查，经影像学及病理诊断为肝转移癌。

【辅助检查】

➤ 2016-03-24 上腹部 MRI（图 5-1）示肝内多发转移瘤。

➤ 2016-03-31 肝穿刺病理示低分化腺癌。免疫组织化学示 ER（80%）、PR（10%）、HER-2（－）、Ki-67（70%）。

【病史及治疗续一】

➤ 2016-03 至 2017-01 患者一线治疗行 TX（T，多西他赛；X，卡培他滨）方案 6 个疗程+卡培他滨维持化疗 4 个疗程。

➤ 2016-11 至 2017-01 患者服用卡培他滨期间，手足综合征较重，无法耐受，故改行内分泌维持治疗［来曲唑（2.5 mg，口服，每天 1 次）+戈舍瑞林（3.6 mg，皮下注射，每 21 天 1 次）］。

---

[*] 通信作者，邮箱：ffqlj@163.com

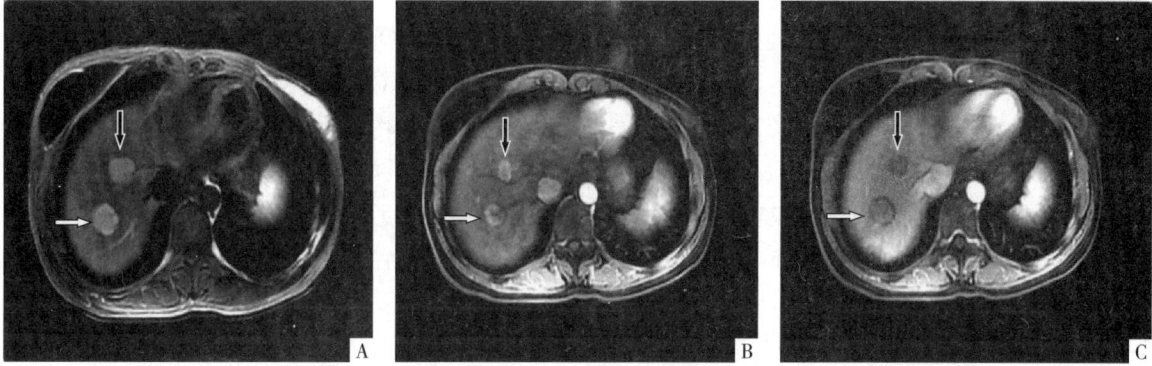

图 5-1　2016-03-24 上腹部 MRI

注：A. T$_2$WI（抑脂）示肝右叶稍高信号结节，边界清楚，大者长径约 1.0 cm；B. 增强 T$_1$WI（抑脂）动脉期示结节明显不均匀强化，呈高信号；C. 增强 T$_1$WI（抑脂）静脉期示结节内造影剂退出，呈低信号

【辅助检查】

➢ 2016-08-15 上腹部 MRI（图 5-2）示肝内多发转移瘤（病灶较前减小），疗效评估 PR。

➢ 2016-11-08 上腹部 MRI（图 5-3）示肝内多发转移瘤，疗效评估 SD。

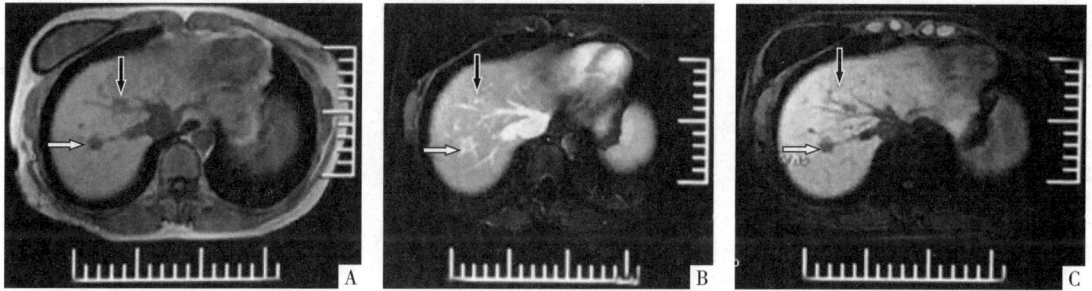

图 5-2　2016-08-15 上腹部 MRI

注：A. 平扫 T$_1$WI 示肝右叶稍低信号结节，边界清楚，大者长径约 1.0 cm；B. T$_2$WI（抑脂）示肝右叶稍高信号结节，边界清楚；C. 平扫 T$_1$WI（抑脂）示肝右叶稍低信号结节

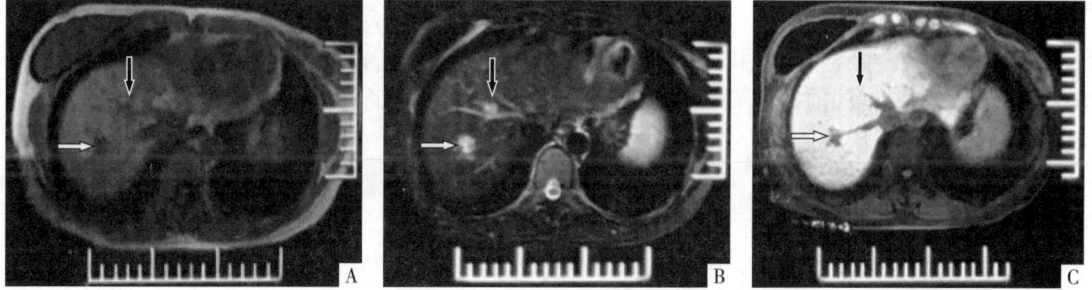

图 5-3　2016-11-08 上腹部 MRI

注：A. 平扫 T$_1$WI 示肝右叶稍低信号结节，边界清楚，大者长径约 1.0 cm；B. T$_2$WI（抑脂）示肝右叶稍高信号结节，边界清楚；C. 平扫 T$_1$WI（抑脂）示肝右叶稍低信号结节

【本阶段小结】

本例患者为 HR 阳性、HER-2 阴性 Luminal B 型乳腺癌，术后肝内多发转移瘤。因内分泌治疗起效时间较长，肝病灶负荷大，故考虑一线首选化疗。美国 NCCN 指南及《中国临床肿瘤学会（CSCO）乳腺癌诊疗指南（2018.V1）》建议既往蒽环类药物辅助治疗失败的复发转移性乳腺癌患者优选紫杉类药物为基础方案，一线治疗方案可选择联合方案，如 TX（ⅠA）。本例患者给予 TX 方案 6 个疗程，疗效评估 PR，之后给予卡培他滨维持治疗。其一线治疗 PFS 9 个月，内分泌治疗维持 2 个月进展，属于内分泌原发性耐药（辅助内分泌治疗时间<2 年复发，或晚期一线内分泌治疗<6 个月进展）。目前，内分泌原发性耐药患者的二线治疗可考虑化疗，但本例患者拒绝化疗，故二线治疗行内分泌换药治疗。

【病史及治疗续二】

➤ 2017-01 至 2017-11 患者二线治疗行依西美坦（25 mg，口服，每天 1 次)+戈舍瑞林（3.6 mg，皮下注射，每 21 天 1 次)+依维莫司（5 mg，口服，每天 1 次）内分泌治疗，PFS 10 个月。

➤ 2017-09 患者病情控制趋于稳定时，在全身治疗的基础上，可考虑局部治疗。故给予肝动脉栓塞（卡铂）介入治疗，PFS 12 个月。

【辅助检查】

➤ 2017-01 上腹部 MRI（图 5-4）示肝内多发转移瘤，部分病灶较前增大。

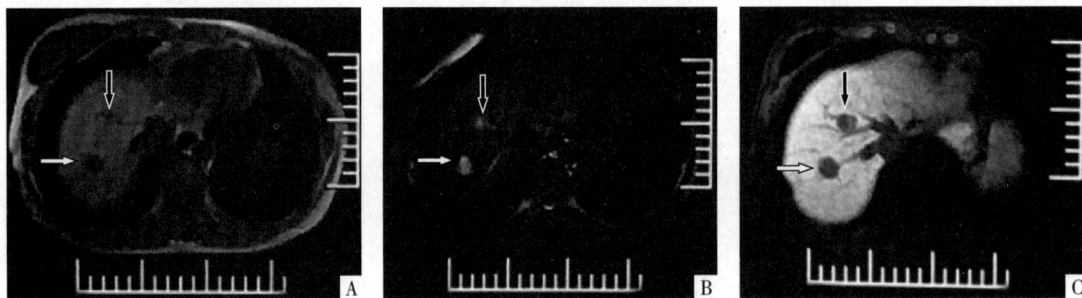

图 5-4　2017-01 上腹部 MRI

注：A. 平扫 T_1WI 示肝右叶稍低信号结节，边界清楚，大者长径约 1.0 cm；B. T_2WI（抑脂）示肝右叶稍高信号结节，边界清楚；C. 平扫 T_1WI（抑脂）示肝右叶稍低信号结节

➤ 2017-04-10 上腹部 MRI（图 5-5）示肝顶异常信号结节影，T_1WI 呈较低信号，抑脂 T_2WI 呈稍高信号，增强后呈不均匀强化，延迟强化明显，边界不清，整体大小约 2.3 cm×1.4 cm。肝顶结节较前减小，余基本同前。疗效评估 PR。

➤ 2017-09-01 上腹部 MRI（图 5-6）示病灶稳定。

【本阶段小结】

参考 BOLERO-2 研究，阿那曲唑、来曲唑治疗失败后使用甾体类 AI（依西美坦）联合依维莫司较单独使用甾体类 AI 显著提高了 PFS（7.8 个月 vs. 3.2 个月）。本例患者为绝经前女性，非甾体类 AI 治疗失败后二线治疗选择了依西美坦+戈舍瑞林+依维莫司。对于Ⅳ期乳腺癌患者，在全身疾病控制良好的情况下，可考虑局部治疗，如肝动脉栓塞介入治疗。

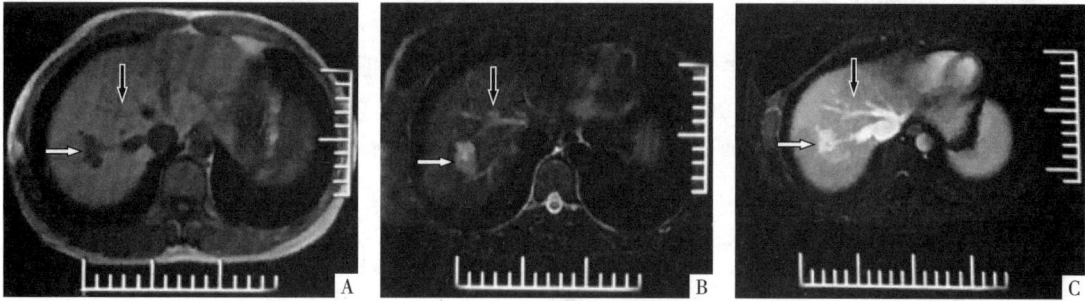

图 5-5　2017-04-10 上腹部 MRI

注：A. 平扫 T_1WI 示肝右叶稍低信号结节，边界清楚，大者长径约 1.0 cm；B. T_2WI（抑脂）示肝右叶稍高信号结节，边界清楚；C. 增强 T_1WI（抑脂）静脉期示肝右叶大结节者欠均匀强化，小病灶显示不清

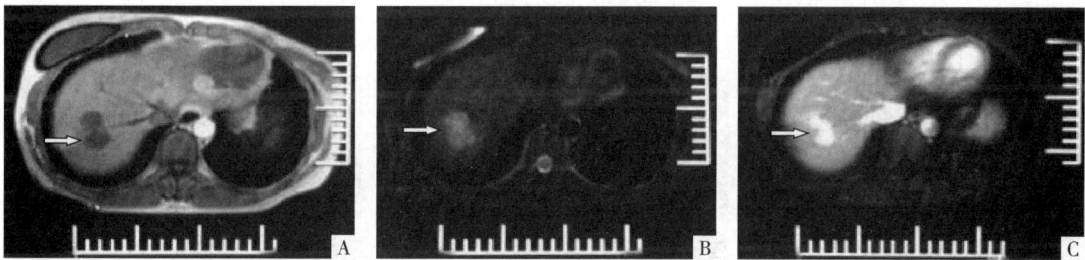

图 5-6　2017-09-01 上腹部 MRI

注：A. 平扫 T_1WI 示肝右叶稍低信号结节，边界清楚，长径约 1.0 cm；B. T_2WI（抑脂）示肝右叶稍高信号结节，边界清楚；C. 增强 T_1WI（抑脂）静脉期示肝右叶结节欠均匀强化

【病史及治疗续三】

➤ 2017-12 至 2018-02 三线治疗改行氟维司群+帕博西林治疗，PFS 2 个月。

【辅助检查】

➤ 2017-11 上腹部 MRI（图 5-7）示肝病灶明显增大。

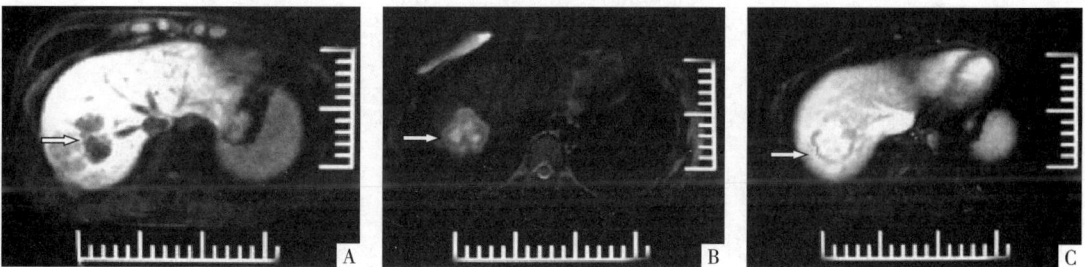

图 5-7　2017-11 上腹部 MRI

注：A. 平扫 T_1WI 示肝右叶稍低信号结节，边界清楚，长径约 1.0 cm；B. T_2WI（抑脂）示肝右叶稍高信号结节，边界清楚；C. 增强 T_1WI（抑脂）静脉期示肝右叶结节欠均匀强化

【本阶段小结】

PALOMA-3 研究表明，在既往内分泌治疗进展（包括 AI、TAM）的情况下，CDK4/6 抑制药（palbociclib）联合氟维司群较单独使用氟维司群可改善 PFS（9.2 个月 *vs.* 3.8 个月）。MONARCH2 研究证实，CDK4/6 抑制药（abemaciclib）联合氟维司群较单药氟维司群可改善 PFS（16.4 个月 *vs.* 9.3 个月）（$P<0.01$）。本例患者应用 palbociclib 联合氟维司群仅有 2 个月 PFS。

【病史及治疗续四】

➤ 2018-02 至 2018-04 四线治疗改行 TP（T，多西他赛，75 mg/m²，第 1 天，静脉滴注，每 21 天 1 次；P，顺铂，75 mg/m²，第 1 天，静脉滴注）方案化疗 2 个疗程，疾病进展。

【辅助检查】

➤ 2018-02 上腹部 MRI（图 5-8）示肝病灶增大。

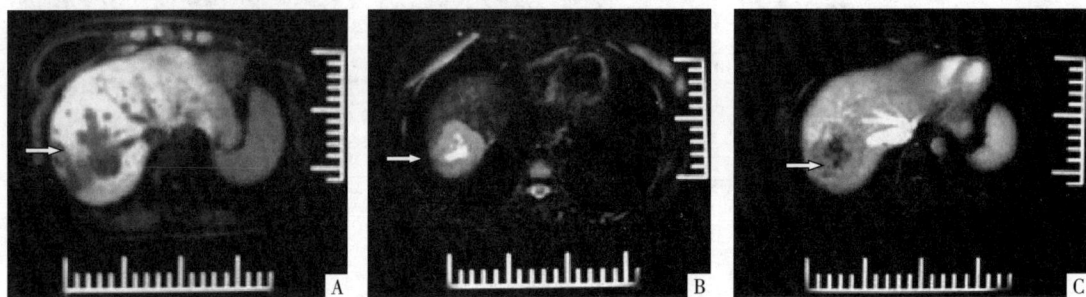

图 5-8　2018-02 上腹部 MRI

注：A. 平扫 T_1WI 示肝右叶稍低信号结节，边界清楚，长径约 1.0 cm；B. T_2WI（抑脂）示肝右叶不均匀高信号结节，边界清楚；C. 增强 T_1WI（抑脂）静脉期示肝右叶结节明显不均匀强化，内见坏死信号

【病史及治疗续五】

➤ 2018-04 至 2018-06 五线治疗改行脂质体多柔比星（30 mg/m²，第 1 天，静脉滴注，每 21 天 1 次）+长春瑞滨（25 mg/m²，第 1 天，静脉滴注，每 21 天 1 次）方案化疗 2 个疗程，病情仍有进展。

【辅助检查】

➤ 2018-04 上腹部 MRI（图 5-9）示肝病灶增大。

【病史及治疗续六】

➤ 2018-06 肿瘤标志物明显升高，复查上腹部 MRI（外院影像资料未获得），提示肝病灶增大，疗效评估 PD。

➤ 2018-06 石蜡切片行基因检测，*BRCA1 exon10* 突变。

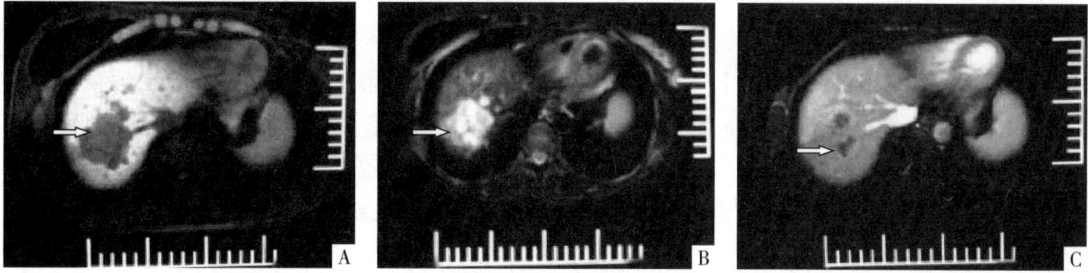

图 5-9　2018-04 上腹部 MRI

注：A. 平扫 T_1WI 示肝右叶稍低信号结节，边界清楚，长径约 1.0 cm；B. T_2WI（抑脂）示肝右叶不均匀高信号结节，边界清楚；C. 增强 T_1WI（抑脂）静脉期示肝右叶结节欠均匀强化，内见坏死信号

【本阶段小结】

本例患者为年轻女性，Luminal B 型乳腺癌，辅助治疗 DFS 23 个月，时间较短。一线内分泌治疗时，PFS 仅 2 个月，为原发性耐药，单纯内分泌治疗效果较差；二线内分泌治疗联合 mTOR 抑制药，PFS 达 1 年；三线治疗以后，无论内分泌治疗还是化疗，PFS 时间均较短，基本为 2 个月。

【专家点评】

本例患者术后免疫组织化学示 ER（+）、PR（+）、HER-2（-），未见 Ki-67 结果。手术标本病灶>2.0 cm，组织学分级为 Ⅱ~Ⅲ 级。根据《中国抗癌协会乳腺癌诊治指南与规范（2017版）》，属于术后中度复发风险。《中国临床肿瘤学会（CSCO）乳腺癌诊疗指南（2018.V1）》建议的优选辅助内分泌治疗策略为 OFS 联合 ER 调节药 TAM 或托瑞米芬。临床处理具有中、高度复发风险的患者时，只要有 OFS 适应证，倾向优先使用 OFS+AI 方案；对于 AI 不能耐受的患者，可选用 OFS+TAM 方案。本例患者在术后辅助化疗后仅接受托瑞米芬单药内分泌治疗，在未满 2 年时出现疾病进展，属于内分泌原发性耐药。之后其肝内出现多发转移灶，行转移灶的穿刺活检再次了解分子分型是值得赞赏的，并且采用 TX 方案+后续卡培他滨维持治疗在当时是合理的选择，也是目前临床常用的策略。2014 年，ASCO 年会上报道的一项 Ⅲ 期临床研究表明，与 NX（N，长春瑞滨；X，卡培他滨）方案+后续卡培他滨维持治疗相比，TX 方案+后续卡培他滨维持治疗可以使晚期乳腺癌患者获得更长的 PFS 和疾病缓解时间（duration of response，DOR）。

因为不能耐受卡培他滨，本例患者换用非甾体类 AI（来曲唑）+OFS（戈舍瑞林）内分泌治疗，仅 2 个月后就再次出现疾病进展，属于对来曲唑的原发性耐药。在其拒绝化疗的情况下，根据多项临床研究的结果，此时给予内分泌治疗，优选氟维司群±CDK4/6 抑制药，可选甾体类 AI（依西美坦）联合 mTOR 抑制药（依维莫司）。本例患者在依西美坦联合依维莫司治疗 10 个月后再次进展，换用氟维司群联合 CDK4/6 抑制药（palbociclib）仅 2 个月后又出现疾病进展，在连续三线内分泌治疗均无效后应更换为化疗。较为棘手的是本例患者在先后接受 TP 与脂质体多柔比星+长春瑞滨分别 2 个疗程后均出现进展。对于晚期乳腺癌患者，在多线治疗后已无标准方案可以推荐，建议进入合适的临床研究，或接受姑息治疗。

（湖南省肿瘤医院　谢　宁　欧阳取长）

本例患者初诊时为 Luminal B 型年轻患者（中度复发风险），在辅助内分泌治疗时可选择 OFS+AI/TAM。2014 年，SOFT 研究及 TEXT&SOFT 联合分析首次证实 OFS+TAM/AI 能改善较高危 HR 阴性早期绝经前乳腺癌患者的 DFS；2017 年，上述研究公布了随访 8 年的结果，证实 OFS+TAM/AI 能显著改善整体人群的 DFS，确立了 OFS+TAM/AI 的标准辅助内分泌治疗地位，特别是既往化疗组的 DFS 绝对获益为 5.3%。本例患者实际应用托瑞米芬内分泌治疗不到 2 年发现肝转移，为内分泌原发性耐药，此时一线治疗选择化疗或内分泌加逆转耐药的靶向药物均可。其一线治疗使用 TX 方案 6 个疗程后，疗效评估 PR；继续卡培他滨维持治疗期间，手足综合征较重，无法耐受，改用内分泌维持治疗 2 个月进展。这说明对患者进行全疗程、全方位管理的重要性，卡培他滨手足综合征的管理直接关系到患者的依从性，从而影响疗效，也再次看到内分泌原发性耐药的患者单用内分泌治疗疗效差。对于Ⅳ期乳腺癌患者，在全身疾病控制良好的情况下，可考虑局部治疗，此时也建议行再次活检及新一代测序技术（next-generation sequencing technology，NGS）检测。有合适的临床试验鼓励患者入组。

（浙江省肿瘤医院　陈占红）

【指南背景】

1.《中国临床肿瘤学会（CSCO）乳腺癌诊疗指南（2018.V1）》 绝经前患者辅助内分泌治疗满足以下危险因素之一者Ⅰ级推荐 OFS+TAM 5 年（ⅠA）：①G_2 或 G_3；②淋巴结阳性 1~3 个；③pT_2 及以上。

2. 美国 NCCN 指南 任何肿瘤患者的最佳治疗是加入临床试验，特别鼓励肿瘤患者参加临床试验。

3.《中国晚期乳腺癌临床诊疗专家共识（2018 版）》

（1）对于既往内分泌治疗失败后（如辅助内分泌治疗结束 1 年内复发转移，内分泌治疗期间疾病复发、进展）的晚期乳腺癌患者，可选择 TAM、托瑞米芬、AI、氟维司群、氟维司群联合 palbociclib 等 CDK4/6 抑制药、AI 联合 palbociclib、依维莫司联合 AI、依维莫司联合 TAM、依维莫司联合氟维司群、孕激素类药物等治疗。

（2）尚待针对肝转移患者开展前瞻性随机对照临床研究。目前，暂无局部治疗改善生存的随机数据。局部治疗推荐应用于选择性、体力状态良好、肝累及少、无肝外病变、经全身治疗疾病稳定的患者。目前，尚无数据支持最佳治疗方式（手术、立体定向放疗、肝内化疗或其他）。

（湖南省肿瘤医院　谢　宁　欧阳取长）

【循证背景】

1. 一项Ⅲ期临床研究 2014 年，ASCO 年会上报道了一项Ⅲ期临床研究。结果发现，与 NX 方案+后续卡培他滨维持治疗相比，TX 方案+后续卡培他滨维持治疗可以使晚期乳腺癌患者获得更长的 PFS 和 DOR，即使在先前接受过紫杉醇辅助化疗的晚期乳腺癌患者中也是如此。与 NX 组相比，TX 组的中位 PFS 更长（8.4 个月 *vs.* 7.1 个月，$P=0.0026$，$HR=1.65$），中位 DOR 更好（7.8 个月 *vs.* 6.6 个月，$P=0.0451$），TX 组的 OS 较 NX 组长（35.3 个月 *vs.* 19.8 个月），但无统计学意义。

2. PALOMA-3 研究 该研究对比氟维司群联合 palbociclib 和氟维司群联合安慰剂治疗既往接受过内分泌治疗进展后的 HR 阳性、HER-2 阴性晚期乳腺癌患者。最新结果显示，氟维司群联合 palbociclib 组对比氟维司群联合安慰剂组显著延长了 PFS，mPFS 分别为 11.2 个月和 4.6 个月（$HR=0.497$，95%CI：0.398~0.620，$P<0.000001$）；OS 中位随访时间为 44.8 个月，60% 的数据

成熟（521 例患者中 310 例死亡），氟维司群联合 palbociclib 组和氟维司群联合安慰剂组的 mOS 分别为 34.9 个月和 28.0 个月（$HR=0.81$，$95\%CI$：$0.64 \sim 1.03$，$P=0.09$），OS 绝对获益 6.9 个月。在预先分层的内分泌敏感亚组里（占到整体人群的 79%），接受氟维司群联合 palbociclib 组和氟维司群联合安慰剂组的 mOS 分别为 39.7 个月和 29.7 个月（$HR=0.72$，$95\%CI$：$0.55 \sim 0.94$），OS 绝对获益达 10 个月。值得注意的是，对于既往内分泌治疗不敏感的患者，氟维司群联合 palbociclib 组的 OS 仅为 20.2 个月，与氟维司群单药组的 26.2 个月没有统计学差异（$P=0.29$），提示化疗可能是内分泌不敏感患者更好的治疗选择。

3. BOLERO-2 研究Ⅲ期 该研究的数据证实了内分泌治疗联合依维莫司能为内分泌治疗（来曲唑或阿那曲唑）失败的 HR 阳性晚期乳腺癌患者带来临床获益。依维莫司联合依西美坦组的中位 PFS 为 7.8 个月，长于安慰剂联合依西美坦组的 3.2 个月（$HR=0.45$，$95\%CI$：$0.38 \sim 0.54$，$P<0.0001$）。针对亚洲人群的亚组分析显示，与安慰剂联合依西美坦组相比，依维莫司联合依西美坦组的 PFS 改善达 1 倍（8.48 个月 *vs.* 4.14 个月，$HR=0.56$，$P<0.05$），ORR 和临床受益率也占优，提示对于亚洲曾接受过 AI 治疗失败的 HR 阳性晚期乳腺癌患者，依维莫司联合依西美坦疗效确切。

（湖南省肿瘤医院　谢　宁　欧阳取长）

【核心体会】

1. 对于 HR 阳性、HER-2 阴性术后具有中、高度复发风险的患者，内分泌治疗可选择 OFS+TAM/AI。

2. 乳腺癌出现复发转移时推荐再次取病理了解分子分型有无改变，特别是对于一些生物学特性与实际不符的患者。

（湖南省肿瘤医院　谢　宁　欧阳取长）

对于 HR 阳性、HER-2 阴性、Luminal B 型晚期乳腺癌患者，经多线内分泌治疗及化疗后目前没有标准方案，可首选加入临床研究。

（浙江省肿瘤医院　陈占红）

参 考 文 献

[1] Turner NC, Slamon DJ, Ro J, et al. Overall Survival with Palbociclib and Fulvestrant in Advanced Breast Cancer. N Engl J Med, 2018, 379 (20)：1926-1936.

[2] Yardley DA, Noguchi S, Pritchard KL, et al. Everolimus plus exemestane in postmenopausal patients with HR + breast cancer：BOLERO-2 final progression-free survival analysis. Advances in Therapy, 2013, 30 (10)：870-884.

[3] Bajetta E, Procopio G, Celio L, et al. Safty and efficacy of two different doses of capecitabine in the treatment of advanced breast cancer in older women. J Clin Oncol, 2005, 23 (10)：2155-2161.

[4] Cristofanilli M, Turnere NC, Bondarenko I, et al. Fulvestrant plus palbociclib versus fulvestrant plus placebo for treatment of homone-receptor-positive, HER2-negative metastatic breast cancer that progressed on previous endocrine therapy （PALOMA-3）：final analysis of the multicentre, double-blind, phase 3 randomised controlled trial. Lancet Oncol, 2016, 17 (4)：425-439.

病例 6 年轻ⅢA期受体阳性乳腺癌1例

胡天华* 程爱群

复旦大学附属华东医院

【病史及治疗】

➤ 患者，女性，31岁，已婚未育，有生育要求，但辅助生殖评估不适合取卵。目前，OFS治疗停经。患者既往行卵巢囊肿切除术（2006）、双侧乳房假体置入术（2008），有人工流产史（2015-06）。

➤ 2015-12患者发现左侧乳腺肿块，大小约 5.5 cm×4.0 cm；左侧腋下淋巴结肿大，大小约 2.0 cm×1.5 cm。糖类抗原125（carbohydrate antigen 125，CA125）50.4 U/ml。影像学检查示左侧腋下淋巴结部分融合。乳腺肿块穿刺活检病理示浸润性导管癌，Ⅱ级。免疫组织化学示 ER（+++）、PR（++）、Ki-67（15%+）。FISH（-）。肿大淋巴结细针穿刺病理示癌细胞。右侧乳腺肿块，大小约 2.0 cm×1.0 cm，BI-RADS 2。心电图示室性期前收缩。肺CT、肝超声、颅脑MRI、骨显像均未见明显异常。妇科超声见子宫肌瘤。属于 $cT_3N_2M_0$，ⅢA期，Luminal B型，HER-2（-）。

➤ 2016-01患者行新辅助化疗，给予白蛋白紫杉醇（135 mg/m^2）+顺铂（40 mg/m^2，第1、8天，每21天为1个疗程）6个疗程，疗效评估PR，前4个疗程肿块退缩较明显，后2个疗程肿块无明显缩小。化疗期间每月皮下注射醋酸亮丙瑞林 3.75 mg 保护卵巢功能。

【辅助检查】

➤ 2015-02、2016-02、2016-04、2016-05乳腺MRI（图6-1至图6-4）示新辅助治疗后肿块的变化情况。

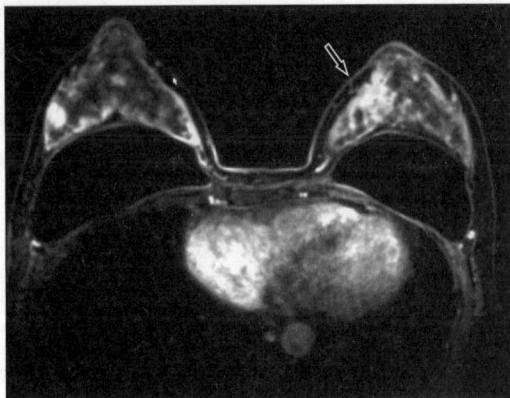

图6-1 2015-12 乳腺MRI

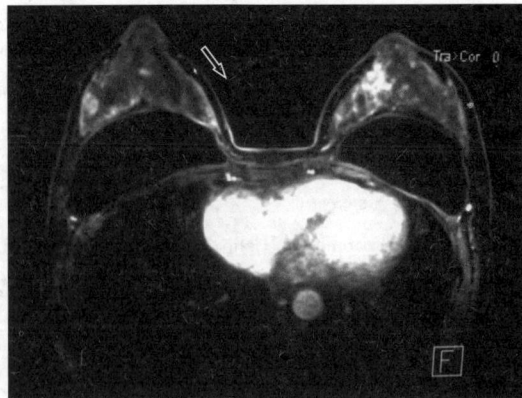

图6-2 2016-02 乳腺MRI

---

* 通信作者，邮箱：hu. tianhua@live. cn

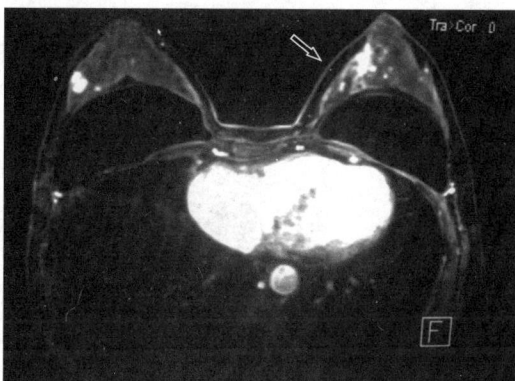

图 6-3　2016-04 乳腺 MRI　　　　　图 6-4　2016-05 乳腺 MRI

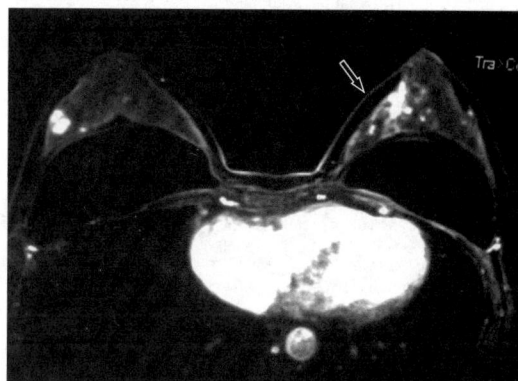

【本阶段小结】

本例患者为绝经前女性，有生育要求，无法在治疗前冻卵，故在治疗过程中仍需保护其卵巢功能；患者处于ⅢA期，肿块较大，有腋下淋巴结转移，参考指南给予新辅助化疗，期望缩瘤降期，原拟予蒽环类+紫杉类联合方案，因其有室性期前收缩，并且考虑蒽环类药物的心脏毒性，选择 TP 作为新辅助化疗方案，并给予卵巢功能保护，疗效评估 PR。

【病史及治疗续一】

➢ 2016-05 患者行左侧乳腺癌改良根治术，取出假体，置入扩张器，并行右侧乳腺肿块切除术。术后病理示左侧乳腺浸润性导管癌，大小约 3.5 cm×3.5 cm，Ⅱ级。腋下淋巴结见癌组织（6/9）。免疫组织化学示 ER（5%+）、PR（-）。FISH（-）。右侧乳腺纤维腺瘤。

➢ 2016-06 再次评估患者心脏情况，给予 TAC（多西他赛，75 mg/m²；脂质体多柔比星，25 mg/m²；环磷酰胺，500 mg/m²，第 1 天；每 21 天为 1 个疗程，共 4 个疗程）方案辅助化疗。随访心电图示偶发室性期前收缩，左心室射血分数（left ventricular ejection fraction，LVEF）无明显下降。

➢ 2016-08 患者行放疗。

➢ 2016-10 给予患者内分泌治疗，每月皮下注射醋酸亮丙瑞林 3.75 mg（后改为 3 个月剂型），口服阿那曲唑 1 mg，每天 1 次，拟行 5 年治疗。

【本阶段小结】

本例患者新辅助化疗后疗效评估 PR，后期肿瘤不再退缩，行手术治疗，因消瘦、胸大肌菲薄，取出原假体后再次置入假体困难，并且考虑后续放疗因素，放入了扩张器。本例患者术前未达 pCR，新辅助化疗 TP 方案 2 个疗程后肿块无明显退缩，术后继续给予辅助化疗，更换为 TAC 方案。内分泌治疗参考美国 NCCN 指南、《中国抗癌协会乳腺癌诊治指南与规范（2017 版）》，对于年轻、高危的受体阳性乳腺癌患者，选择 OFS+AI 是合适的。回顾诊疗过程，可以商榷的是术前新辅助方案的选择及术后是否需要继续行辅助化疗。本例患者有生育要求，需考虑术后内分泌治疗的时间、何时可以怀孕及后续治疗方案。

本例患者诊疗过程见图 6-5。

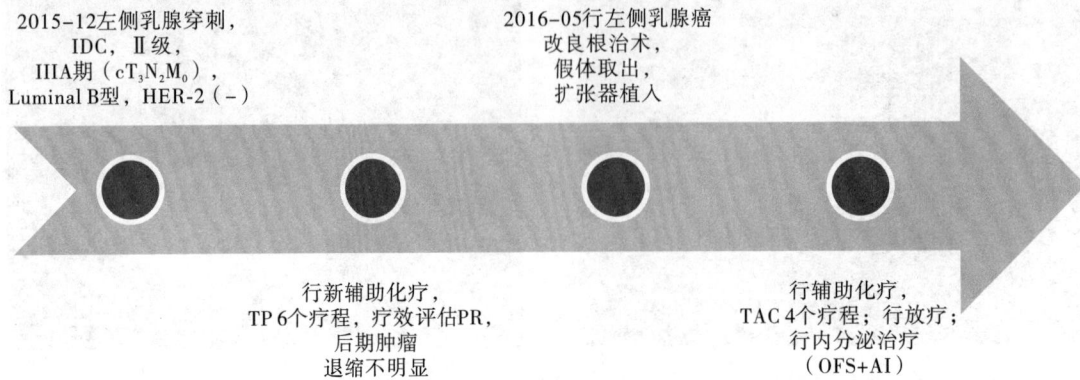

图 6-5　本例患者诊疗过程

【专家点评】

本例患者属于 HER-2 阴性 Luminna B 型乳腺癌，其左侧腋下淋巴结融合成团，乳腺病灶较大，年龄<35 岁，考虑为高危患者。由于患者肿块较大，且腋下多发淋巴结肿大，有新辅助化疗指征。对于非三阴性乳腺癌、非 BRCA 基因突变的患者，术前新辅助治疗方案应为包含蒽环类和紫杉类在内的联合方案。本例患者的心电图示室性期前收缩，可能存在潜在的心脏毒性风险。《蒽环类药物心脏毒性防治指南（2013 年版）》指出，具有心脏毒性的药物治疗前应充分评估心脏毒性的风险，酌情适当调整用药剂量或方案，加强监测心功能，采用其他剂型（如脂质体剂型）等。本例患者可以考虑采用脂质体多柔比星用于新辅助治疗。最终给予其白蛋白紫杉醇联合顺铂方案化疗，疗效评估 PR；完成 6 个疗程化疗后行手术治疗，术后给予化疗和放疗，后续口服阿那曲唑治疗。

由于本例患者有生育要求，暂时行醋酸亮丙瑞林 3.75 mg 保护卵巢功能。对于年龄<35 岁的早期乳腺癌患者，治疗完成后怀孕、哺乳不会增加乳腺癌的复发风险，也不会降低生存率。暂时中断辅助内分泌治疗以备生育对预后的影响目前正在 Ⅱ 期临床试验中。一旦确诊乳腺癌，生育保存技术应尽快启动。在美国，约 5% 的年轻女性乳腺癌患者在治疗开始前保留生育功能，方法包括卵母细胞冻存、体外受精、化疗期间服药保护卵巢等。这些方法各有优缺点，以试管婴儿和胚胎冷冻最为成熟，但实施过程中的激素变化可能会延误化疗时间，从而影响预后。当胚胎或卵母细胞冻存不可行时，不延迟肿瘤治疗的卵巢组织冻存值得考虑。

Georgiade 等对比 101 例乳腺癌术后立即行假体隆乳者和 377 例术后未立即置入假体者的乳腺癌复发率与存活期，没有发现两者有差别。Birdsell 等将 41 例美容性假体隆乳后发现的乳腺癌患者和未置入假体的 13 246 例乳腺癌患者进行比较。结果发现，假体组 5 年存活率为 83%，对照组为 74%；假体组和对照组 10 年存活率分别为 73% 和 62%，统计学上没有差异。

对于新辅助治疗后未达 pCR 的患者，术后应给予强化治疗。GEICAM 研究（2018）发现，与观察组相比，早期三阴性乳腺癌（triple negative breast carcinoma，TNBC）患者完成手术和标准化疗后使用卡培他滨进行辅助治疗并未显著改善 DFS 或 OS。该研究结果与 CREATE-X 试验结果存在差异，一个可能的原因是入组人群具有不同的预后特征，GEICAM 研究入组人群的复发风险远低于 CREATE-X 试验入组人群的复发风险。由于样本量和对照组复发事件的数量低于预期，因此在临床实践中应针对具体患者讨论是否应用卡培他滨辅助治疗。

（辽宁省肿瘤医院　方　圆　王　妍　孙　涛）

【指南背景】

1.《蒽环类药物心脏毒性防治指南（2013 年版）》　具有心脏毒性的药物治疗前应充分评估心脏毒性的风险，酌情适当调整用药剂量或方案，加强监测心功能，采用其他剂型（如脂质体剂型）等。

2. 第 3 版 ESO-ESMO 年轻乳腺癌国际共识指南（BCY3）　对于所有考虑保留生育能力的年轻女性，在开始治疗之前应转诊给相关专科医师进行咨询（专家意见）；使用 GnRHa 同时辅助化疗应根据具体情况进行讨论，以保留卵巢功能和可能的生育能力（ⅠB）。

（辽宁省肿瘤医院　方　圆　王　妍　孙　涛）

【循证背景】

1. Geparsepto 研究　该研究为一项随机对照Ⅲ期研究，对比纳米白蛋白紫杉醇与溶剂型紫杉醇用于早期乳腺癌新辅助化疗的疗效。结果显示，白蛋白紫杉醇替代溶剂型紫杉醇作为新辅助化疗显著增加了总人群的 pCR 率，由 29% 提高到 38%（$P<0.05$）。pCR 率提高最为显著的是 TNBC 亚型，增加的绝对值为 22%（$P<0.05$）。

2. KATHERINE 研究　该研究辅助治疗对比 T-DM1 和曲妥珠单抗（赫赛汀）。结果发现，T-DM1 的疾病复发或病死风险可降低 50%。T-DM1 组的 3 年 iDFS 率为 88.3%，而曲妥珠单抗组为 77.0%；T-DM1 组的远处复发风险（10.5%）低于曲妥珠单抗组（15.9%）（$HR=0.60$，$95\%CI$：$0.45\sim0.79$）。

3. CREATE-X 试验和 GEICAM 试验　CREATE-X 试验的结果表明，在蒽环类和紫杉类药物化疗的基础上增加卡培他滨，可延长 HER-2 阴性乳腺癌且存在肿瘤微量残留患者的 DFS 和 OS，并且安全有效。GEICAM／CIBOMA 试验（Ⅲ期）将 876 例接受手术和化疗的早期 TNBC 患者按 1：1 比例随机分组，分为治疗组（接受 8 个疗程口服卡培他滨，每天 2 次，1000 mg/m²，持续 14 天，每 3 周重复）和观察组。中位随访时间 7.3 年。结果显示，卡培他滨组和观察组的 5 年 DFS 率分别为 79.6% 和 76.8%，无统计学意义（$P=0.135$）；卡培他滨组和观察组的 5 年 OS 率分别为 86.2% 和 85.9%（$P=0.623$），无统计学意义。亚组结果显示，在基底样乳腺癌患者中，卡培他滨组的 5 年 DFS 率为 78.5%，观察组为 78.2%（$HR=0.94$，$95\%CI$：$0.70\sim1.27$，$P=0.696$）；对于非基底样乳腺癌患者，卡培他滨组的 5 年 DFS 率为 82.6%，观察组为 72.9%（$HR=0.53$，$95\%CI$：$0.31\sim0.91$，$P=0.02$）。

（辽宁省肿瘤医院　方　圆　王　妍　孙　涛）

【核心体会】

对于术前完成规范新辅助化疗的三阴性或 HER-2 阳性乳腺癌患者，如果术后病理未达 pCR，应考虑术后强化治疗。

（辽宁省肿瘤医院　方　圆　王　妍　孙　涛）

参 考 文 献

[1] Vandeweyer E，Hertens D，Nogaret JM，et al. Immediate Breast reconstruction with saline-filled implants：no inter-

·41·

ference with the oncologic outcome. Plast Reconstr Surg, 2001, 107: 1409-1412.

[2] Hoshaw SJ, Klein PJ, Clark BD, et al. Breast implants and cancer: causation, delayed detection, and survival. Plast Reconstr Surg, 2001, 107: 1393-1408.

[3] Georgiade GS, Riefkohl R, COX E, et al. Long term exposure to gelfilled silicone implants increase the risk of relapse after breast cancer. Tumori, 1988, 84: 525-528.

病例 7　HR 阳性年轻乳腺癌 1 例

许勇刚　汪　洁*

复旦大学附属华山医院

【病史及治疗】

> 患者，女性，35 岁，未停经，否认肿瘤家族史。因发现左侧乳腺肿块 1 个月，于 2017-01 至复旦大学附属华山医院就诊。查体发现，左侧乳腺乳晕外下方可扪及 1 个直径约 3.0 cm 的肿块，边界不清，形态不规则，表面欠光滑，质硬，活动度一般；双侧腋下未扪及肿大淋巴结。患者有保乳意愿。

> 2017-01 患者行"左侧乳腺空芯针穿刺活检术"，术后病理示左侧乳腺浸润性癌，非特殊型，核 Ⅱ～Ⅲ级。免疫组织化学示 ER（90%+）、PR（90%+）、突触蛋白（synuclein，SY）（−）、P63（−）、CerbB-2（+）、Ki-67（40%+）。FISH（−）。分子分型为 Luminal B 型。

【辅助检查】

> 2017-01 肿瘤指标无异常。

> 2017-01 胸部 CT 示两肺纹理增多及少许条索影，右肺上叶小结节，应结合临床随访。

> 2017-01 乳腺彩超（图 7-1）示左侧乳房乳晕下方见大小约 3.5 cm×2.3 cm 低回声区，边界不清，形态不规则，BI-RADS 4C。肝、胆、胰腺、脾、双肾未见明显异常。

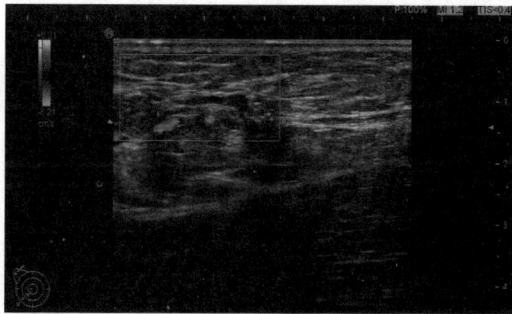

图 7-1　2017-01 乳腺彩超

【病史及治疗续一】

> 患者有保乳意愿，同时对化疗存在极强的恐惧感，要求选用耐受性佳的治疗方案，结合乳

* 通信作者，邮箱：wangjie2655@139.com

腺癌分子分型，建议给予戈舍瑞林联合依西美坦内分泌治疗 6 个月+手术治疗，患者同意。

➤ 术前辅助内分泌治疗方案为醋酸戈舍瑞林（3.6 mg，每月 1 次）+依西美坦（25 mg，每天 1 次）。

【本阶段小结】

本例患者为绝经前女性，分子分型为 Luminal B 型，有保乳意愿并拒绝化疗，接受新辅助内分泌治疗。根据指南，给予其新辅助化疗较为合理。

【病史及治疗续二】

➤ 2017-03 患者自觉左侧乳房肿块较前缩小。

➤ 2017-03 乳腺彩超（图 7-2）示左侧乳腺乳晕下方见大小约 2.5 cm×2.0 cm 低回声区，边界不清，形态不规则，BI-RADS 6。

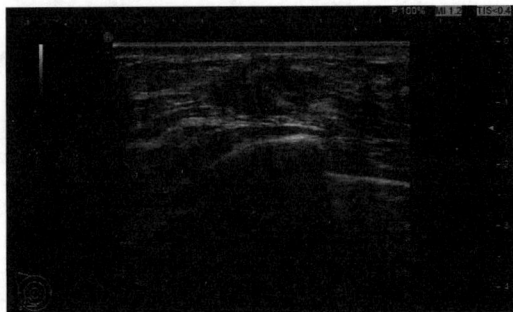

图 7-2　2017-03 乳腺彩超

➤ 2017-07 患者自觉左侧乳腺肿块无法触及。

➤ 2017-07 乳腺彩超（图 7-3）示左侧乳腺乳晕外下方见大小约 1.4 cm×0.7 cm 低回声区，边界不清，形态不规则，内见少许血流信号，BI-RADS 6。

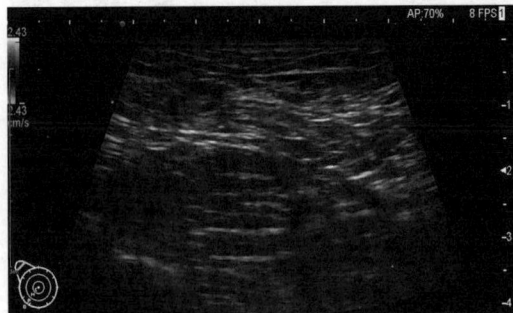

图 7-3　2017-07 乳腺彩超

➤ 2017-07 发射型计算机断层成像（emission computerized tomography，ECT）示全身骨显像未见明显肿瘤骨转移征象。

➢ 2017-07 腹部彩超示肝、胆、胰腺、脾未见明显异常。

➢ 2017-07 胸部 CT 示两肺纹理增多及少许条索影，右肺上叶小结节较前相仿，应结合临床随访。

➢ 2017-07 血液检查示肿瘤指标未见明显异常。

【本阶段小结】

本例患者行醋酸戈舍瑞林（3.6 mg，每月 1 次）+依西美坦（25 mg，每天 1 次）治疗 6 个月，复查彩超提示左侧乳腺肿块明显缩小，查体未能触及，全身检查无肿瘤转移证据，证实新辅助内分泌治疗有效。

【病史及治疗续三】

➢ 2017-07 患者行左侧乳腺癌保乳根治术。术后病理提示，局部扩大切除标本（左侧乳腺）中见点灶浸润性癌，各切缘未见癌累及。腋下淋巴结均未见癌转移（0/19）。术后内分泌治疗给予醋酸戈舍瑞林（3.6 mg，每月 1 次）+依西美坦（25 mg，每天 1 次）。随访至 2018-06 无复发。

【本阶段小结】

本例患者为年轻女性患者，新辅助内分泌治疗后行保乳手术随访至 2018-06 无复发，目前 DFS 12 个月，定期随访。

本例患者诊疗过程见图 7-4。

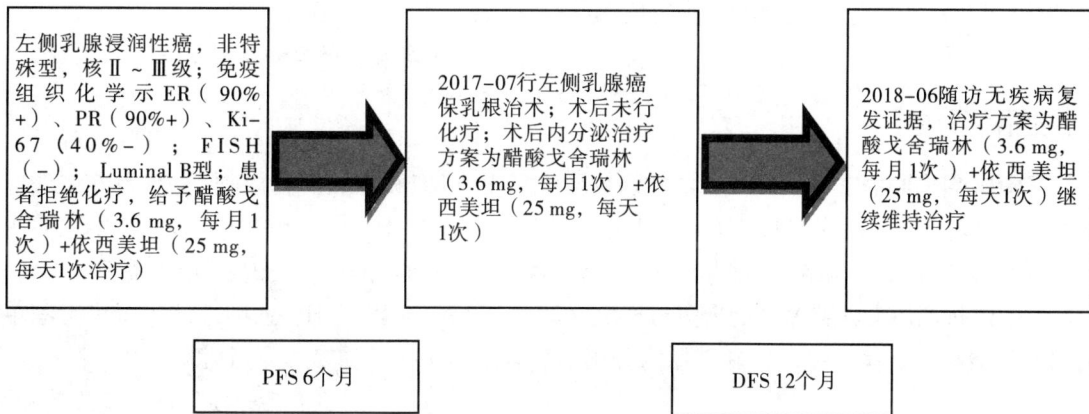

左侧乳腺浸润性癌，非特殊型，核Ⅱ~Ⅲ级；免疫组织化学示 ER（90%+）、PR（90%+）、Ki-67（40%-）；FISH（-）；Luminal B型；患者拒绝化疗，给予醋酸戈舍瑞林（3.6 mg，每月 1 次）+依西美坦（25 mg，每天 1次治疗） → 2017-07行左侧乳腺癌保乳根治术；术后未行化疗；术后内分泌治疗方案为醋酸戈舍瑞林（3.6 mg，每月1次）+依西美坦（25 mg，每天 1次） → 2018-06随访无疾病复发证据，治疗方案为醋酸戈舍瑞林（3.6 mg，每月1次）+依西美坦（25 mg，每天1次）继续维持治疗

PFS 6个月   DFS 12个月

图 7-4　本例患者诊疗过程

【专家点评】

本例患者为绝经前 HR 阳性早期乳腺癌患者，因拒绝术前化疗且要求保乳，故行新辅助 GnRH+依西美坦治疗。目前，尚无国际指南推荐的关于早期乳腺癌患者的新辅助内分泌治疗方案。《中国临床肿瘤学会（CSCO）乳腺癌诊疗指南（2018. V1）》《中国抗癌协会乳腺癌诊治指南与规范（2017 版）》也仅推荐绝经后 HR 阳性乳腺癌患者若不愿化疗或有化疗禁忌证可考虑术前内分泌治疗，术前内分泌治疗推荐使用第三代 AI，包括阿那曲唑、来曲唑、依西美坦。

本例患者新辅助内分泌治疗达 PR 后 6 个月行保乳根治术，病理提示未达 pCR。辅助内分泌治疗的时长目前虽然有一定争议，但国内指南均推荐治疗有效且可耐受的患者可持续治疗 6 个月，随后进行手术。一项前瞻性Ⅳ期临床研究测试了最长达 1 年的内分泌治疗对于 ER 和（或）PR 阳性患者的疗效，该研究入组了 146 例不适合保乳术的局部晚期乳腺癌患者，应用来曲唑治疗 12 个月或治疗至肿瘤可进行保乳手术。结果显示，7.5 个月的新辅助内分泌治疗可使肿瘤达到最大程度的退缩。

《中国临床肿瘤学会（CSCO）乳腺癌诊疗指南（2018. V1）》推荐新辅助内分泌治疗后给予手术，术后继续辅助内分泌治疗。本例患者建议继续使用 GnRH+依西美坦辅助内分泌治疗。

（复旦大学附属肿瘤医院 王碧芸）

本例患者诊疗过程中最大的特点是将新辅助内分泌治疗应用于 HR 阳性年轻乳腺癌患者。并且发现，新辅助内分泌治疗用于绝经后 HR 阳性乳腺癌患者，疗效不低于新辅助化疗，安全性更好。其适应证伴随对 HR 阳性乳腺癌肿瘤生物学特性认识的深入及临床试验结果的提示，正在逐步拓展。预测哪些 HR 阳性乳腺癌能够豁免化疗是目前研究的热点。新辅助治疗提供了一个提示治疗敏感性的平台。推荐年轻高危 HR 阳性乳腺癌患者接受 OFS 联合 AI 治疗。本例患者通过半年 OFS 联合 AI 治疗，疗效评估 PR。在其拒绝化疗的情况下，新辅助内分泌治疗增加了保乳机会及目前来看不差的预后。但由于随访时间有限，并非提示本例 Luminal B 型年轻乳腺癌患者能够安全地豁免化疗。按照现有的治疗规范，考虑患者的年龄与 Ki-67 高表达相关，都建议患者接受化疗。本例患者豁免化疗，行新辅助内分泌治疗，实际是在患者拒绝化疗的意愿下，主治医师的智慧选择。哪些新辅助内分泌治疗有效的患者可以豁免化疗，目前期待更大的样本、更长的随访时间给我们更多的启示。较为遗憾的是本例患者的诊疗过程中没有提到新辅助内分泌治疗前后生物标志物的变化情况，也未能探讨生物标志物对新辅助内分泌治疗长期获益的预测作用，以及更好地监测和指导治疗耐药。新辅助内分泌治疗的其他选择，如新辅助治疗后手术治疗等，参考新辅助化疗，也是临床研究的热点。

（复旦大学附属妇产科医院 吴克瑾）

【指南背景】

1.《中国临床肿瘤学会（CSCO）乳腺癌诊疗指南（2018. V1）》 术前内分泌治疗一般应每 2 个月进行疗效评估，治疗有效且可耐受者可持续治疗至 6 个月。完成术前内分泌治疗后，接受手术，术后进行辅助内分泌治疗。推荐使用第三代 AI，包括阿那曲唑、来曲唑、依西美坦。

2.《中国抗癌协会乳腺癌诊治指南与规范（2017 版）》 绝经后 HR 强阳性的患者可考虑单用术前内分泌治疗，推荐使用 AI。新辅助内分泌治疗应持续 5~8 个月或至最佳疗效。

（复旦大学附属肿瘤医院 王碧芸）

1. 原发性乳腺癌新辅助系统治疗的目前状态和未来的国际共识会议推荐（2012 年） 专家推荐 AI 可用于绝经后 ER 阳性乳腺癌的新辅助内分泌治疗。年轻患者除临床试验之外通常不适用新辅助内分泌治疗。Ki-67、术前内分泌预后指数（preoperative endocrine prognostic index，PEPI）能够更好地预测患者的长期获益。

2.《2015 St Gallen 早期乳腺癌国际专家共识》（2015 St Gallen 共识） 对于有降期要求的 Luminal A 型绝经后乳腺癌患者，首选新辅助内分泌治疗，而非新辅助化疗。建议新辅助内分泌治疗持续 4~8 个月，或直至达到最大临床反应。

3. 2018 年美国 NCCN 指南 HR 高表达乳腺癌患者可行新辅助内分泌治疗。绝经后患者首选 AI，绝经前患者可选择 OFS 联合 AI 或 TAM。

4. BCY3 绝经前年轻高危乳腺癌患者是 OFS 治疗的适用人群。

5.《激素受体阳性乳腺癌女性辅助内分泌治疗：美国临床肿瘤学会临床实践指南关于卵巢抑制的更新》 推荐高风险患者应在辅助内分泌治疗中加入 OFS。

6.《中国早期乳腺癌卵巢功能抑制临床应用专家共识（2018 年版）》 中、高危绝经前 HR 阳性乳腺癌患者推荐接受 OFS 的内分泌治疗。

（复旦大学附属妇产科医院　吴克瑾）

【循证背景】

1. ACOSOG-Z1031 研究（$n=374$） 该研究入组了 374 例绝经后 ER 阳性乳腺癌患者，分别给予术前依西美坦、阿那曲唑和来曲唑治疗 16 周。结果显示，三组的临床缓解率分别为 63%、69% 和 75%；而三组在保乳率和生物学指标（Ki-67 阳性率的降低、术前内分泌预后指数）方面亦有相似的表现。

2. STAGE 研究（$n=197$） 该研究纳入 ER 和（或）PR 阳性、HER-2 阴性的未绝经可手术乳腺癌患者，分别接受 24 周术前阿那曲唑或 TAM 联合戈舍瑞林治疗。结果显示，阿那曲唑联合戈舍瑞林治疗组在临床缓解率（$P=0.004$）、超声缓解率（$P=0.027$）和 MRI 缓解率（$P=0.032$）方面均优于 TAM 联合戈舍瑞林组。

3. 一项前瞻性Ⅳ期临床研究（$n=146$） 该研究入组了 146 例不适合保乳术的局部晚期乳腺癌患者，应用来曲唑治疗 12 个月或治疗至肿瘤可进行保乳手术。结果显示，7.5 个月的新辅助内分泌治疗可使肿瘤达到最大程度的退缩。

（复旦大学附属肿瘤医院　王碧芸）

1. P024 研究、PROACT 研究、IMPACT 研究、ACOSOG Z1031 研究 这些研究拓展了新辅助内分泌治疗的临床应用范围。新辅助内分泌治疗最初用于不能耐受手术或化疗的老年乳腺癌患者。随后的临床试验将新辅助内分泌治疗拓展应用于绝经后 HR 阳性乳腺癌患者。结果显示，新辅助内分泌治疗中来曲唑、阿那曲唑和依西美坦的临床疗效相当。

2. 一项 Meta 分析 一项纳入 20 篇研究（共 3490 例患者）的 Meta 分析显示，新辅助内分泌治疗与新辅助化疗有相似的治疗反应性，但毒性更低。可选择合适的 ER 阳性乳腺癌患者进行新辅助内分泌治疗。

3. STAGE 研究 该研究是一项临床Ⅲ期随机双盲试验，针对绝经前乳腺癌患者，比较新辅助内分泌治疗 OFS 联合阿那曲唑和 OFS 联合 TAM 的疗效和安全性。在 24 周的新辅助内分泌治疗期间，OFS 联合阿那曲唑组的完全或部分缓解率高于 TAM 组［70.4%（69/98）*vs.* 50.5%（50/99）］；组间差异 19.9%（95%*CI*：6.5~33.3，$P=0.004$）。绝经前 ER 阳性早期乳腺癌患者接受戈舍瑞林联合阿那曲唑新辅助内分泌治疗有良好的风险/获益比。

4. TEXT&SOFT 联合分析 该联合分析确认了 OFS 在 HR 阳性早期乳腺癌患者辅助治疗中的地位。9 年的随访结果再次证实，与 TAM 联合 OFS 相比，依西美坦联合 OFS 持续改善 DFS（4%），并且降低远处复发率（2.1%）。年龄<35 岁的绝经前乳腺癌患者能够从 TAM+OFS 治疗中获得 8.7% 的 DFS（$HR=0.66$），依西美坦+OFS 的表现更佳。

（复旦大学附属妇产科医院　吴克瑾）

【核心体会】

绝经前 HR 阳性早期乳腺癌患者新辅助内分泌治疗仍需进一步研究和规范。

（复旦大学附属肿瘤医院　王碧芸）

参 考 文 献

［1］ Pagani O，Regan MM，Walley BA，et al. Adjuvant exemestane with ovarian suppression in premenopausal breast cancer. N Engl J Med，2014，371（2）：107-118.

［2］ Di Leo A，Jerusalem G，Petruzelka L，et al. Final overall survival：fulvestrant 500 mg vs 250 mg in the randomized CONFIRM trial. J Natl Cancer Inst，2014，106（1）：337.

［3］ 中国抗癌协会乳腺癌专业委员会. 中国抗癌协会乳腺癌诊治指南与规范（2017 版）. 中国癌症杂志，2017，27（9）：695-760.

［4］ Ellis MJ，Suman VJ，Hoog J，et al. Randomized phase Ⅱ neoadjuvant comparison between letrozole，anastrozole，and exemestane for postmenopausal women with estrogen receptor-rich stage 2 to 3 breast cancer：clinical and biomarker outcomes and predictive value of the baseline PAM50-based intrinsic subtype-ACOSOG Z1031. J Clin Oncol，2011，29（17）：2342-2349.

［5］ Carpenter R，Doughty JC，Cordiner C，et al. Optimum duration of neoadjuvant letrozole to permit breast conserving surgery. Breast Cancer Res Treat，2014，144（3）：569-576.

［6］ Masuda N，Sagara Y，Kinoshita T，et al. Neoadjuvant anastrozole versus tamoxifen in patients receiving goserelin for premenopausal breast cancer（STAGE）：a double-blind，randomised phase 3 trial. Lancet Oncol，2012，13（4）：345-352.

病例 8   局部晚期乳腺癌 1 例

黄选东*   尹   刚

淮安市第二人民医院

【病史及治疗】

➤ 患者，女性，因左侧乳房肿块 2 年余就诊。

➤ 2014-07-20 患者左侧乳房外侧查体及乳腺 CT 检查均见巨大肿块（图 8-1 至图 8-2），暗红色，质硬，皮肤浸润，大小约 15.0 cm×15.0 cm，位置固定；表面破溃 2 处，大小相近，大小约 4.0 cm×4.0 cm，破溃面见少量坏死组织，有渗液及渗血。左侧腋窝可扪及融合成团的肿大淋巴结，大小约 5.0 cm×4.0 cm。左侧锁骨上未扪及明显肿大淋巴结。

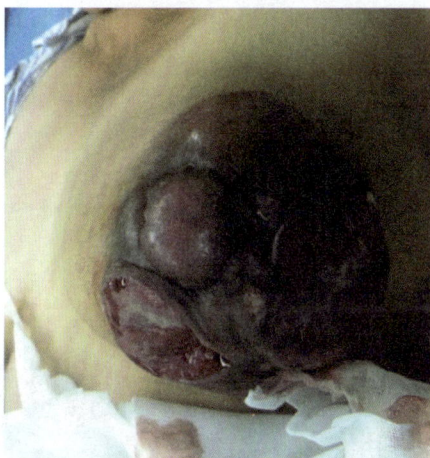

图 8-1   2014-07-20 查体见左侧乳房肿块

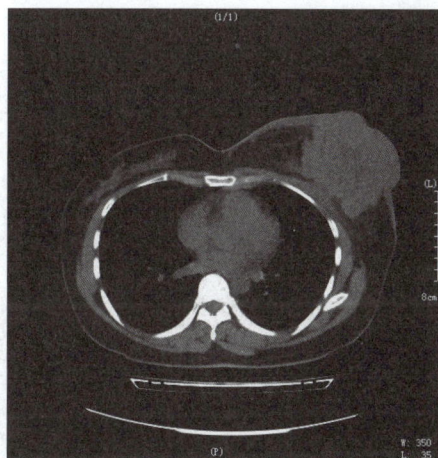

图 8-2   2014-07-20 乳腺 CT（左侧乳房肿块）

【辅助检查】

➤ 2014-07-21 超声检查示肝、胆、胰腺、脾及腹腔淋巴结未见异常。

➤ 2014-07-21 全身骨显像示未见骨转移征象。

➤ 2014-07-21 穿刺病理结果示左侧乳腺浸润性导管癌。实验室检查示癌胚抗原（carcino-embryonic antigen，CEA）7.17 μg/L，CA125 40.68 U/ml，CA153 27.32 U/ml。

---

* 通信作者，邮箱：xdhuang3970808@sina.com

【本阶段小结】

传统的化疗是以全身性静脉化疗为主,其缺点主要是单位时间内肿瘤局部有效浓度低,显效缓慢且需要时间较长,不良反应明显。而经动脉插管灌注介入化疗(以下简称动脉灌注化疗)可以明显提高抗癌药物在癌组织、周围组织及附近淋巴结中的药物浓度。研究表明,动脉灌注化疗较静脉化疗可将癌组织中的药物浓度提高 10~30 倍,明显提高病灶周围组织的血药浓度,且可提高杀伤肿瘤细胞的能力。乳腺癌是适合动脉灌注化疗的肿瘤之一,其具备动脉灌注化疗的 3 个基本要素,即肿瘤有明确的供血动脉、肿瘤为血管丰富型及肿瘤细胞对药物敏感。

乳房的血液供应来源于以下 3 处:①从胸骨方向来的(胸廓内动脉的肋间穿支,穿过胸大肌深入乳房内侧部),约占乳房供血量的 60%;②从胸部外上方来的(腋动脉发出的胸外侧动脉、肩胛下动脉、胸肩峰动脉),约占乳房供血量的 30%;③从胸部外下方来的(源于胸主动脉肋间动脉的前支、外侧支),只供应乳房外下方 25% 的血液。有文献报道,胸廓内动脉是乳房内肿瘤的主要供血动脉,胸外侧动脉是腋窝淋巴结的主要供血动脉。术前动脉灌注化疗可缩小肿瘤体积,降低临床分期,提高保乳手术率。推荐本例患者应用动脉灌注化疗。

【病史及治疗续一】

➢ 2014-07-23 患者第 1 次住院,并行血管造影(图 8-3)。经股动脉至左侧锁骨下动脉造影显示,肿瘤主要由胸廓内动脉(内乳动脉)、胸外侧动脉、肩胛下动脉供血。动脉血供丰富,肿瘤染色明显,无明显动静脉瘘。

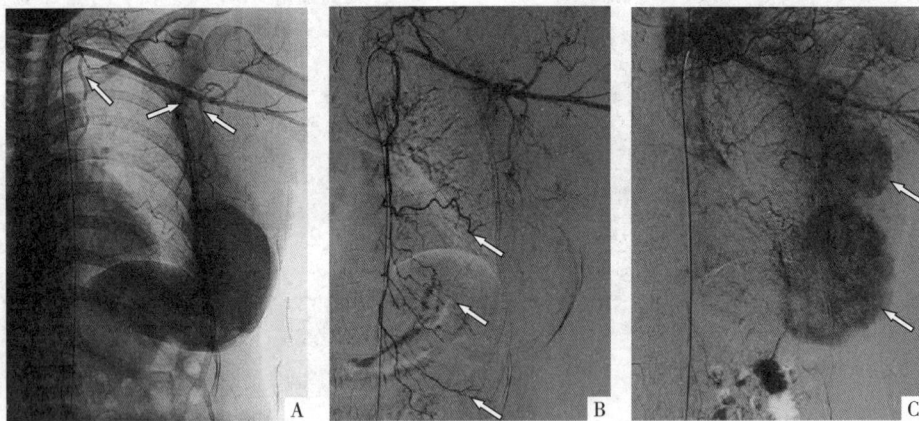

图 8-3　2014-07-23 血管造影

注:A、B. 左侧锁骨下动脉造影示左侧胸廓内动脉及其穿支、左侧胸廓外动脉、左侧肩胛下动脉参与左侧乳腺癌供血;C. 肿瘤染色明显

➢ 2014-07-23 选择 3 支血管插管,给予动脉灌注化疗及栓塞治疗。第 1 次介入治疗灌注化疗药物为甲氨蝶呤 100 mg、顺铂 80 mg、替加氟 1.0 g,栓塞剂为超液态碘油 20 ml+吡柔比星 40 mg。

➢ 2014-08-18 患者第 1 次介入治疗后肿块明显缩小(图 8-4)。

➢ 2014-08-19 患者第 2 次住院,并行血管造影(图 8-5)。造影显示血供明显减少,给予单纯动脉灌注化疗,药物同前。

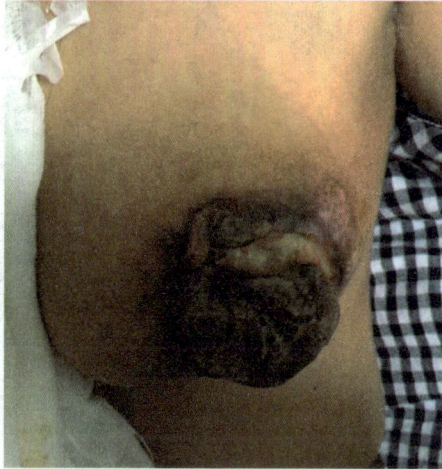

图 8-4　2014-08-18 左侧乳房肿块明显缩小

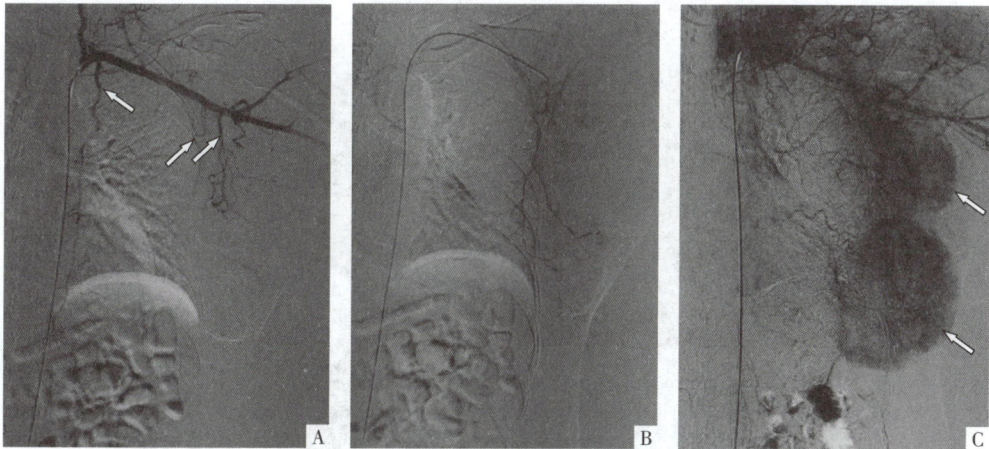

图 8-5　2014-08-19 血管造影

注：A. 左侧锁骨下动脉造影示左侧胸廓内动脉、左侧胸廓外动脉及左侧肩胛下动脉均参与左侧乳腺癌供血；B. 左侧胸廓外侧动脉造影示分支血管增多，肿瘤染色明显；C. 左侧肩胛下动脉造影示分支血管增多，肿瘤染色明显

➢ 2014-09-10 患者第 3 次住院，给予 FEC 方案全身化疗。

➢ 2014-10-02 患者第 4 次住院，继续给予 FEC 方案全身化疗。第 2 次介入治疗后患者左侧乳房肿块明显缩小（图 8-6）。

➢ 2014-10-22 患者第 5 次住院，行左侧乳腺癌改良根治术（图 8-7）。术后病理示切缘均为阴性，基底无癌累及，左侧腋下Ⅰ淋巴结有癌转移（6/7+），左侧腋中Ⅱ淋巴结有癌转移（1/2）。免疫组织化学示 ER（-）、PR（-）、CerbB-2 灶（+）、Ki-67（约 30%+）。术后左侧胸壁、腋窝、锁骨上区调强放疗 27 天，总量 50Gy，腋窝补量 10Gy。

➢ 2014-11-12 患者第 6 次住院，继续给予 FEC 方案全身化疗。

➢ 2014-12-11 患者第 7 次住院，继续给予 FEC 方案全身化疗。

➢ 2014-12-26 手术切除肿块后恢复情况见图 8-8。

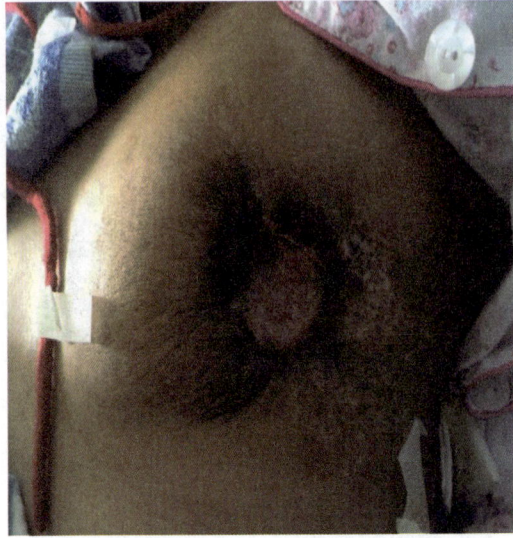

图 8-6 2014-10-02 左侧乳房肿块明显缩小

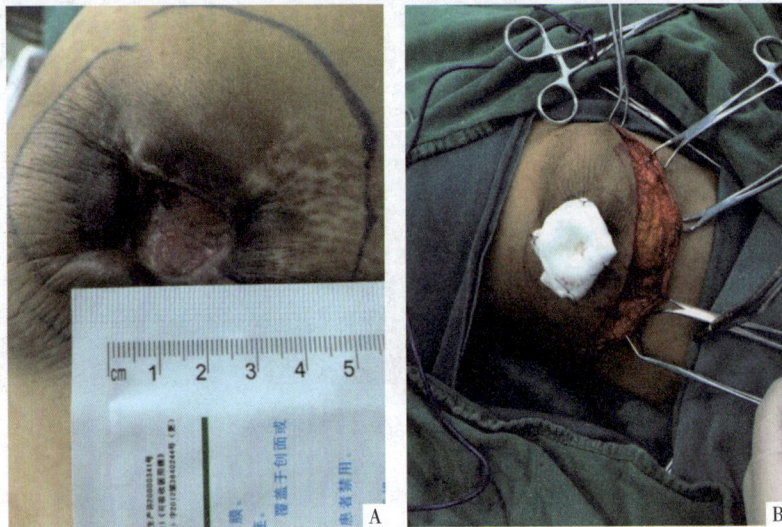

图 8-7 2014-10-22 左侧乳腺癌改良根治术
注：A. 手术病灶直径；B. 手术切缘

➢ 2015-07 患者复诊，局部无复发，远处无转移病灶。

【本阶段小结】

乳腺癌供血动脉灌注化疗是一种兼局部灌注优点的全身化疗方法。术前针对乳腺癌供血动脉行灌注化疗可使患者乳腺区肿块有不同程度的缩小。通过综合治疗可提高患者的生存质量。临床上，即使同一分子亚型、不同个体之间相同的治疗方案也可能存在区别，个体的身体状况、经济状况、思想意识，以及各地的医保政策等，都会影响治疗决策，所以必须强调在规范化的指导下

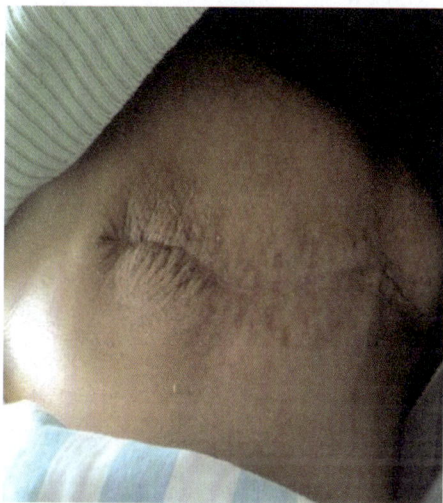

图 8-8　2014-12-26 手术切除肿块后恢复情况

进行个体化综合治疗。个体化综合治疗可提高疗效、延长患者的生存期。

【病史及治疗续二】

➢ 2018-04-23 患者因"右侧乳房肿块逐渐增大 6 个月，右侧腋下肿块 3 个月，伴右上肢疼痛、麻木 20 天"再次入院。

➢ 2018-04-23 体格检查示右侧乳房（图 8-9）乳头凹陷，皮肤水肿，可扪及巨大肿块，大小约 13.0 cm×10.0 cm×6.0 cm，质硬，边界不清；右侧腋窝及腋前多个肿块互相融合，质硬，固定，大小约 8.0 cm×6.0 cm×5.0 cm。

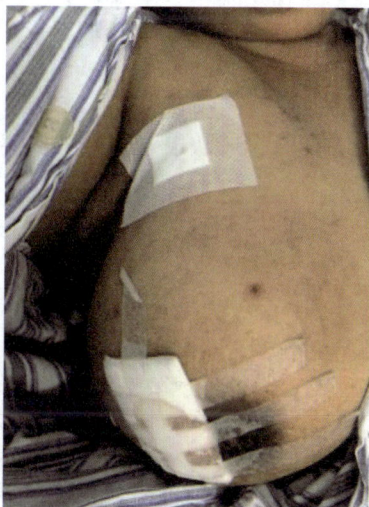

图 8-9　2018-04-23 右侧乳房

【辅助检查】

➤ 2018-04-23 实验室检查示 CEA 4.06 μg/L，CA125 41.94 U/ml，CA153 494.23 U/ml。

➤ 2018-04-23 超声检查示肝、胆、胰腺、脾及腹腔淋巴结未见异常。

➤ 2018-04-23 乳腺 MRI 示右侧乳房多发不规则肿块，考虑侵犯右侧胸大肌；右侧腋窝淋巴结肿大。

➤ 2018-04-23 右侧乳房肿块穿刺病理提示符合浸润性导管癌。右侧腋窝肿块穿刺病理提示符合浸润性导管癌，侵犯腋前横纹肌。免疫组织化学示 ER（+++）、PR（-）、CerbB-2（++）。

【本阶段小结】

本例患者右侧乳房肿块需考虑是左侧乳腺癌复发还是第二原发癌，以及应该如何治疗。

【病史及治疗续三】

➤ 2018-04-27 患者行右侧锁骨下动脉造影（图 8-10）+肿瘤供血动脉灌注化疗+栓塞治疗。

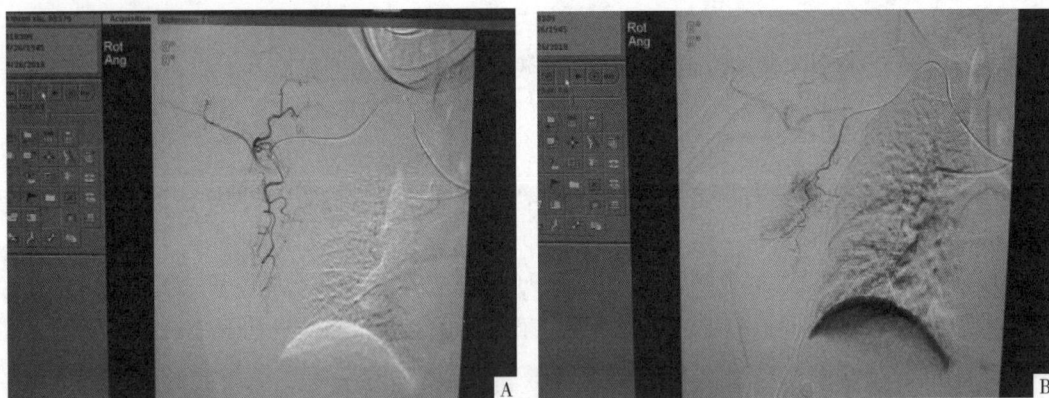

图 8-10 2018-04-27 右侧锁骨下动脉造影

注：A、B. 右侧胸廓外动脉及右侧肩胛下动脉造影示分支血管增多，肿瘤染色明显

➤ 2018-05-23 患者右侧乳房及右侧腋窝肿块退缩，右上肢疼痛感消失；即行 TC（T，多西他赛；C，环磷酰胺）方案化疗。

➤ 2018-06-24 患者右侧乳房及右侧腋窝肿块退缩，右上肢麻木感减轻，继续行 TC 方案化疗。

【本阶段小结】

对于本例患者，需考虑如果肿瘤进展该如何治疗。

【专家点评】

本例患者为局部晚期乳腺癌患者，无明确远处转移。根据指南，应考虑术前新辅助化疗后手术治疗。首次穿刺病理和分子分型对治疗方案的选择至关重要。对于局部晚期乳腺癌患者，首选全身治疗，采用标准治疗方案足疗程治疗。新辅助治疗方案和术后辅助治疗方案首选蒽环类联合紫杉类药物，坚持足疗程，而本例患者在术后仅给予 FEC 4 个疗程化疗，强度可能存在不足。如果术前新辅助治疗为足疗程的全身化疗，之后应根据术后病理情况再次评估是否需要辅助阶段强化治疗。目前，在乳腺癌新辅助或局部晚期治疗中应用介入治疗尚缺乏大型临床研究证据。局部晚期乳腺癌适合进行动脉灌注化疗的理论依据为乳腺癌供血丰富，有明确的供血动脉，主要为胸外侧动脉、胸廓内动脉、肩胛下动脉等。小样本研究显示，动脉灌注化疗治疗局部晚期乳腺癌的有效率为 80% ~ 96%。此外，乳腺癌对化疗药物敏感，尤其是对蒽环类和紫杉类敏感，疗效确切。动脉灌注化疗可以明显提高化疗药物在原发灶癌组织、病灶周围组织及周围淋巴结中的药物浓度，且化疗不良反应较小，可为手术切除困难者创造手术机会，尽早手术可能减少局部复发，提高远期生存率。

本例患者第 1 次治疗前肿瘤大小约 15.0 cm×15.0 cm，左侧腋窝融合成团的肿大淋巴结大小约 5.0 cm×4.0 cm，采用数字减影血管造影（digital substraction angiography，DSA）引导下动脉灌注化疗，2 个疗程后疗效评估 PR，如期行手术治疗，疗效确切。

（辽宁省肿瘤医院　晓　睿　郭翔宇　孙　涛）

1. 双侧乳腺癌　由本例患者的临床资料可以看出，这是 1 例局部晚期乳腺癌患者，同时也是 1 例双侧乳腺癌患者。双侧乳腺癌总体发病率并不高，占全部乳腺癌的 2% ~ 10%。广义的双侧乳腺癌分为双侧原发性乳腺癌及双侧转移性乳腺癌。双侧转移性乳腺癌是指原发于一侧的乳腺癌转移至对侧。双侧原发性乳腺癌属于多发癌的一种特殊类型，指双侧乳腺先后或同时发生相互独立的原发癌灶，两者根据发生时间可分为同时性和异时性。但目前对双侧原发性乳腺癌发病的时间间隔尚未达成一致意见，有学者主张以同时为诊断标准，也有以 1 个月、3 个月、6 个月和 12 个月等为诊断标准。一侧乳腺癌手术后，对侧乳房发生的乳腺癌在临床上判断属于原发性或继发（转移）性是困难的。目前公认的鉴别标准如下：①部位，原发性乳腺癌多位于外上象限乳腺实质内，而转移性乳腺癌通过皮下淋巴途径或血行转移到对侧，常位于乳腺内侧象限或近胸正中线的脂肪组织内；②组织类型，两侧乳腺癌组织类型完全不同，或虽然组织学类型相同，但核分化程度明显差异；③原位性病变，存在原位癌成分，多认为是对侧原发性乳腺癌最可靠的证据；④生长方式，原发性乳腺癌多为单发，呈浸润性生长，转移性乳腺癌多为多发，呈膨胀性生长；⑤时间，首侧乳腺癌手术后 5 年以上再发病的，且无局部复发或远处转移证据的，对侧发病多属原发性乳腺癌。根据目前本例患者的临床资料，尚无法明确判断右侧乳腺癌是原发性还是转移性。

2. 无法手术的局部晚期乳腺癌患者的治疗策略　目前，以蒽环类药物为基础+/-紫杉类药物的化疗方案是术前标准治疗方案。HER-2 阳性局部晚期乳腺癌患者的初始化疗方案应包含曲妥珠单抗和帕妥珠单抗。术前化疗获得临床缓解后的局部治疗如下：①全乳切除+Ⅰ/Ⅱ水平腋窝淋巴结清扫，联合或不联合二期乳房重建；②肿块扩大切除+Ⅰ/Ⅱ水平腋窝淋巴结清扫。但是 2 种局部治疗都存在较高的局部复发风险，有必要进行胸壁（或乳腺）和锁骨上淋巴结放疗。如果术前治疗未能完成，辅助治疗要完成既定的化疗方案。HR 阳性患者应继续内分泌治疗。如果肿瘤为 HER-2 阳性，应完成 1 年的曲妥珠单抗治疗。年龄、月经状态、分子分型及 HER-2 状态对患者的治疗非常重要，本例患者的病史及治疗却未提供患者上述资料及术前左侧乳房肿块的穿刺免疫组织化学结果。本例患者基本完成了局部晚期乳腺癌新辅助化疗+手术+术后补充放化疗的综合治疗策略，但其术前多次行乳腺动脉灌注化疗，这种治疗手段与指南推荐的全身静脉新辅助化疗相比是否具有优势，目前尚无循证医学证据，建议仅限于临床研究。

3. 乳腺癌供血动脉灌注化疗　该方法采用术中 DSA 判断乳腺肿瘤供血动脉的分布，再找到肿瘤的供血血管，有针对性地进行介入插管化疗或同时配合动脉栓塞治疗。目前尚没有循证医学证据支持其有效性，且相关指南中也未曾给予推荐。动脉灌注化疗可能是乳腺癌有效的局部控制治疗，但其相关并发症亦不能忽视，可引起同侧上肢和颈部疼痛及头痛等，严重并发症可导致同侧上肢萎缩和局部皮肤坏死。目前，该治疗手段有待进一步研究其有效性及安全性。

4. 三阴型乳腺癌的治疗 本例患者左侧乳腺癌术后病理证实为三阴型乳腺癌。三阴型乳腺癌是新辅助治疗的适应证之一，新辅助化疗推荐同时包含蒽环类药物和紫杉类药物的方案。新辅助治疗后达 pCR 的患者预后良好，三阴型乳腺癌的病理学反应和远期结局的相关性最强。对于经新辅助化疗后未达 pCR 的患者，结合术前分期、病理细胞学分级，经充分考虑后，可给予术后辅助卡培他滨治疗。三阴性乳腺癌复发风险高，辅助化疗推荐首选 AC-T（A，多柔比星；C，环磷酰胺；T，紫杉醇）方案。目前，有少量研究显示，铂类可以提高三阴乳癌患者术前化疗的 pCR 率，但由于缺乏随机对照的Ⅲ期临床研究数据，并不常规推荐含铂类方案作为三阴性乳腺癌的优选方案。

5. 本例患者右侧乳腺癌的治疗 本例患者左侧乳腺癌术后时隔 3 年余再次出现右侧乳房肿块，病理组织学类型仍为浸润性导管癌，但分子分型发生了转变〔ER（+++）、HER-2（++）〕。目前，无法完全确定右侧乳腺癌是原发性还是左侧转移而来。根据本例患者资料，其首次手术后不足 5 年便出现右侧乳腺癌，且右侧乳房多发肿块，无原位癌成分，因此不能完全排除对侧转移，但本着不让患者丧失根治机会的原则，建议按照第二原发癌处理，具体如下：①建议进一步行 FISH 检测明确 HER-2 状态。治疗上，同样按照局部晚期乳腺癌新辅助化疗+手术+术后补充放化疗的治疗模式；若 HER-2 阳性，术前新辅助化疗需联合曲妥珠单抗，并完成 1 年的曲妥珠单抗治疗。②若患者 ER 阳性，在放化疗结束后需进行辅助内分泌治疗。初始辅助内分泌治疗时为绝经后状态的患者推荐 5 年 AI 治疗。5 年 AI 治疗较 5 年 TAM 治疗可明显改善患者的 DFS，降低复发风险。对于初始辅助 AI 治疗已满 5 年且耐受性良好的患者，若符合淋巴结阳性、G3、其他需要行辅助化疗的危险因素这 3 个条件之一，可考虑延长内分泌治疗。对于绝经前患者，术后辅助内分泌治疗选择 TAM 治疗 5 年；对于满足淋巴结阳性、G_2 或 G_3、肿瘤直径>2 cm 这 3 个条件之一的患者，建议给予 OFS+TAM 5 年。若符合淋巴结 4 个及以上阳性、G3、诊断时年龄<35 岁、Ki-67 高其中之一者可考虑延长内分泌治疗，未绝经患者延长 TAM 治疗至满 10 年，确定绝经者可序贯使用 AI 5 年。10 年 TAM 治疗较 5 年 TAM 治疗可降低乳腺癌复发率。本例患者病理报告分子学信息不详，可明确相关信息后根据以上原则处理。

（安徽医科大学第一附属医院　潘跃银）

【指南背景】

关于乳腺癌动脉灌注化疗的研究均为小型临床试验，缺乏大型临床研究证据，暂无指南推荐。

（辽宁省肿瘤医院　晓　睿　郭翔宇　孙　涛）

1. 2018 年美国 NCCN 指南（第 1 版） 局部晚期乳腺癌术前新辅助治疗以蒽环类+/-紫杉类为标准方案，术前未接受完整化疗的患者术后应接受完整的化疗。对于三阴性乳腺癌和接受紫杉烷类、蒽环类药物新辅助化疗后肿瘤残存的患者，可考虑卡培他滨辅助治疗。HR 阳性者需行辅助内分泌治疗。若 HER-2 阳性，应完成 1 年的曲妥珠单抗±帕妥珠单抗治疗。绝经后患者辅助内分泌治疗推荐 AI 治疗 5 年（Ⅰ类）；绝经前患者辅助内分泌治疗推荐 5 年的 TAM±OFS 或 5 年的 AI±OFS（Ⅰ类）。

2.《中国临床肿瘤学会（CSCO）乳腺癌诊疗指南（2018. V1）》 术前化疗建议选择同时包含蒽环类药物和紫杉类药物的治疗方案。HER-2 阳性患者，曲妥珠单抗联合化疗与单用化疗相比能够显著提高 pCR 率。新辅助治疗用过曲妥珠单抗的患者，无论是否达到 pCR，术后应继续使用曲妥珠单抗，总疗程达 1 年。高复发风险患者推荐采用 AC-T 方案辅助化疗。初始辅助内分泌治疗时为绝经后状态的患者推荐使用 AI 治疗 5 年，绝经前患者为 TAM 治疗 5 年，满足淋巴结阳性、

G_2 或 G_3、肿瘤直径 >2 cm 这 3 个条件之一的患者建议 OFS+TAM 治疗 5 年。

3. ABC4 HR 阳性局部晚期乳腺癌的治疗可选择基于蒽环类和紫杉烷类药物的方案或内分泌治疗。三阴性局部晚期乳腺癌,建议使用蒽环类和紫杉烷类药物作为初始治疗。对于 HER-2 阳性局部晚期乳腺癌,推荐含蒽环类药物的化疗方案,同时给予抗 HER-2 治疗满 1 年,以提高其 pCR 率。在进行或不进行放疗等有效新辅助全身治疗后,许多患者有机会接受手术治疗。对于具有良好反应的患者来说,保乳手术也是有可能实现的。

(安徽医科大学第一附属医院　潘跃银)

【循证背景】

1. Fiorenfini 等报道 36 例中、晚期乳腺癌患者,经介入治疗 4 周后肿瘤直径缩小超过 75%,CR 率为 8.33%,PR 率为 61.11%,有效率为 69.44%。

2. 甘长清等报道,动脉灌注化疗治疗中、晚期乳腺癌 27 例,其中 CR 率为 7.41%,PR 率为 81.48%,有效率为 88.89%。

(辽宁省肿瘤医院　晓　睿　郭翔宇　孙　涛)

1. ATAC 研究（$n=6241$） 该研究对 3116 例 TAM 治疗组和 3125 例 AI 治疗组患者随访10 年。结果显示,5 年 AI 治疗较 5 年 TAM 治疗可明显改善患者的 DFS,并降低复发风险,确立了 AI 作为绝经后早期乳腺癌患者辅助治疗的标准方案地位。

2. MA. 17R 研究（$n=1918$） 该研究共纳入 1918 例患者,曲唑治疗组与安慰剂组各 959 例,主要研究终点为 DFS。与安慰剂组相比,5 年 AI 作为初始治疗或之前 TAM 治疗后转换成 AI 治疗者,延长来曲唑治疗至 10 年可进一步显著改善 DFS（95% $vs.$ 91%,$P=0.01$）。

3. ATLAS 研究（$n=6846$） 该研究入组了 36 个国家共 6846 例 HR 阳性患者（54% 为腋窝淋巴结阴性者）,在完成 5 年 TAM 治疗后再随机延长至 10 年或停止用药。结果显示,10 年 TAM 降低了乳腺癌的复发风险（$RR=0.84$,$P=0.002$）、乳腺癌相关病死风险（$RR=0.83$,$P=0.01$）和总病死风险（$RR=0.87$,$P=0.01$）。

4. aTTom 研究（$n=6953$） 该研究共入组 6953 例乳腺癌患者,其中 2755 例 ER 阳性,5 年 TAM 治疗后随机分为继续 5 年 TAM 治疗和停止 TAM 治疗两组。结果显示,10 年 TAM 降低了乳腺癌的复发风险（$P=0.003$）和总病死率（$P=0.05$）。

5. HERA 研究（$n=5102$） 该研究共纳入 5102 例 HER-2 阳性乳腺癌患者。所有患者在接受初始治疗（包括手术、化疗及放疗）后,被随机分为曲妥珠单抗维持 1 年组、2 年组及观察组。1 年组较观察组显著降低了 DFS 的风险事件（$HR=0.76$）及病死率（$HR=0.74$）。2 年组较 1 年组并未提高 DFS（$HR=1.02$）。因此认为,HER-2 阳性早期乳腺癌术后 1 年辅助曲妥珠单抗治疗可显著降低患者复发和病死风险。

(安徽医科大学第一附属医院　潘跃银)

【核心体会】

对于全身治疗疗效不佳的局部晚期乳腺癌患者,审慎选择合适的患者给予局部治疗,包括放疗或介入治疗等,可能使原本没有手术机会的患者得到根治机会。

(辽宁省肿瘤医院　晓　睿　郭翔宇　孙　涛)

局部晚期乳腺癌的治疗策略是新辅助化疗+手术+术后补充放化疗±辅助内分泌治疗,为多学科综合治疗，需要多学科合作为患者制订合理的治疗计划。

（安徽医科大学第一附属医院　潘跃银）

参 考 文 献

［1］甘长清，苏新良，杨光伦. 经尺动脉介入化疗治疗局部晚期乳腺癌 26 例临床分析. 重庆医学杂志，2005，34（3）：407-408.

［2］Fiorentini G，Tsetis D，Bemarde schi P，et al. First-line intra-arterial chemotherapy（IAC）with epirubiein and mitoxantrene in locally advanced breast cancer. Anticancer Res，2003，23：4339.

［3］Sikov WM，Berry DA，Perou CM，et al. Impact of the addition of carboplatin and/or bevacizumab to neoadjuvant once-per-week paclitaxel followed by dose-dense doxorubicin and cyclophosphamide on pathologic complete response rates in stage Ⅱ to Ⅲ triple-negative breast cancer：CALGB 40603（Alliance）. J Clin Oncol，2015，33（1）：13-21.

［4］Von Minckwitz G，Schneeweiss A，Loibl S，et al. Neoadjuvant carboplatin in patients with triple negative and HER2-positive early breast cancer（GeparSixto；GBG 66）：a randomized phase 2 trial. Lancet Oncol，2014，15（7）：747-756.

［5］Cuzick J，Sestak I，Baum M，et al. Effect of anastrozole and tamoxifen as adjuvant treatment for early-stage breast cancer：10-year analysis of the ATAC trial. The lancet oncology，2010，11（12）：1135-1141.

［6］Singh L，Wilson AJ，Baum M，et al. The relationship between histological grade，estrogen receptor status，events and survival at 8 years in the NATO（Nolvadex）trial. British journal of cancer，1988，57（6）：612.

［7］LHRH-agonists in Early Breast Cancer Overview group. Use ofluteinizing-hormone-releasing hormone agonists as adjuvant treatment in premenopausal patients with hormone-receptor-positive breast cancer：a meta-analysis of individual patient data from randomized adjuvant trials. Lancet，2007，369（9574）：1711-1723.

［8］Davies C，Pan H，Godwin J，et al. Long-term effects of continuing adjuvant tamoxifen to 10 years versus stopping at 5 years after diagnosis of estrogen receptor-positive breast cancer：ATLAS，a randomized trial. Lancet，2013，381（9869）：805-816.

［9］Buzdar AU，Ibrahim NK，Francis D，et al. Significantly higher pathologic complete remission rate after neoadjuvant therapy with trastuzumab，paclitaxel，and epirubicin chemotherapy：results of a randomized trial in human epidermal growth factor receptor 2-positive operable breast cancer. J Clin Oncol，2005，23（16）：3676-3685.

［10］Gianni L，Eiermann W，Semiglazov V，et al. Neoadjuvant and adjuvant trastuzumab in patients with HER2-positive locally advanced breast cancer（NOAH）：follow-up of a randomized controlled superiority trial with a parallel HER2-negative cohort. Lancet Oncol，2014，15（6）：640-647.

［11］Lemieux J，Goss PE，Parulekar WR. Patient-reported outcomes from MA. 17 R：A randomized trial of extending adjuvant letrozole for 5 years after completing an initial 5 years of aromatase inhibitor therapy alone or preceded by tamoxifen in postmenopausal women with early-stage breast cancer. J Clin Oncol，2016，34（suppl）：506.

［12］Cameron D，Piccart-Gebhart MJ，Gelber RD，et al. 11 years' follow-up of trastuzumabafter adjuvant chemotherapy in HER2-positive early breast cancer：final analysis of the Herceptin Adjuvant（HERA）trial. Lancet，2017，389（10075）：1195-1205.

病例 9　老年晚期乳腺癌内分泌治疗

周力恒*　陆劲松

上海交通大学医学院附属仁济医院

【病史及治疗】

➢ 患者，女性，66 岁（2005）。有高血压、糖尿病病史，血压 150/90 mmHg，口服格列齐特。

➢ 2000-05-05 患者行腹式全子宫+盆腔淋巴结清扫术。病理示子宫内膜样腺癌 II 级，浸润至肌层，右髂总淋巴结见癌转移（1/2）。2000-05-26 行盆腔放疗。2000-08-12 起给予 5-FU（500 mg，第 1~3 天）+环磷酰胺（400 mg，第 1、3 天）+多柔比星（60 mg，第 1 天），末次 2000-12-26。

➢ 2005-12-25 患者行右侧乳腺癌根治术。术后病理示右侧乳腺 IDC，II 级，直径约 5 cm，侵犯乳头真皮及周围皮肤，腋窝淋巴结（axillary lymph nodes，ALN）见癌转移（6/10）。免疫组织化学示 ER（+）、PR（++）、HER-2（+++）。

➢ 2006-01-27 给予患者环磷酰胺（600 mg，第 1 天）+吡柔比星（60 mg，第 1 天）+5-FU（500 mg，第 1 天）。2006-02-23 至 2006-04-27 给予患者紫杉醇（90 mg，每周 1 次）+吡柔比星（60 mg，每 3 周 1 次），共 3 个疗程。2006-06-26 患者行胸壁+锁骨上+内乳放疗（2Gy/次，DT 50Gy/25 次）。

2006-08-10 至 2006-09-23 给予患者紫杉醇（90 mg，每周 1 次）+表柔比星（80 mg，每 3 周 1 次），共 2 个疗程。2006-10 口服来曲唑。2007-01 复查病情，无特殊情况，改服依西美坦（原因不详）。

➢ 2009-09 患者自觉右侧胸壁切口处多个结节，直径约 0.6 cm，质硬。活检病理示乳腺癌。免疫组织化学示 ER（50%+）、PR（30%+）、HER-2（-）、Ki-67（10%+）。

➢ 2009-10-13 至 2010-01-07 给予患者多西他赛（100 mg）+卡培他滨，共 5 个疗程，疗效评估 PR。2010-02 至 2010-05 给予患者卡培他滨维持治疗 4 个月。2010-05 患者自觉胸壁结节较前增多，考虑疾病进展。2010-05-28 患者开始口服托瑞米芬，维持 9 个月。2011-03-16 胸部 CT 示左肺下叶小结节样病灶，考虑转移瘤。2011-03 至 2012-02 给予患者卡培他滨治疗，共 12 个月，疗效评估 SD。2012-03 至 2012-08 给予患者卡培他滨+来曲唑治疗，共 6 个月。2012-09 至 2015-07 继续给予患者来曲唑治疗，共 35 个月。2014-06-27 骨密度检查示骨量减少，给予唑来膦酸 4 mg，每 6 个月 1 次。治疗期间复查病灶稳定。

【辅助检查】

➢ 2014-03-24 乳腺 MRI（图 9-1）示左乳乳腺增生，BI-RADS 2；左乳皮下水肿，需结合临

---

*通信作者，邮箱：zhouliheng@renji.com

床。右侧乳房术后缺如。

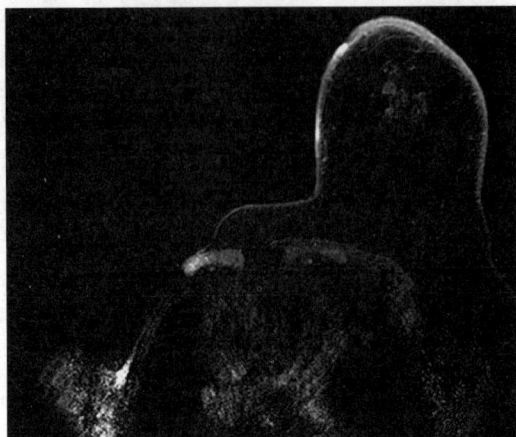

图 9-1　2014-03-24 乳腺 MRI

➢ 2014-08 胸部 CT 示两肺散在小结节。

➢ 2015-07-21 胸部 CT 示两肺散在小结节，较 2014-08 增大增多，为转移性病变。

➢ 2015-09-29 胸部 CT 示两肺散在小结节，与 2015-07-21 相仿，但较 2014-08 增大增多；右侧乳房缺如；左侧乳房饱满，伴皮肤显著增厚、左侧腋窝肿大淋巴结；隆突前左侧结节影，纵隔淋巴结影需考虑。

【本阶段小结】

本例患者虽然免疫组织化学显示 HER-2（+++），但是早年 FISH 检测尚未作为常规检测，其也未进行抗 HER-2 靶向治疗。从病情的发展情况看，本例患者更符合 HR 阳性，具有较长的 DFS。因此，本例患者首次复发后通过口服化疗药物及更换 AI 就获得了较长的 PFS。甾体类和非甾体类 AI 在药物结构上存在差异，2 类药物之间没有交叉耐药。Lonning 等的 Ⅱ 期研究将使用非甾体类 AI 后进展的患者改为使用依西美坦治疗，CR 率为 1.2%，PR 率为 5.4%，客观有效率为 6.6%，SD 达 6 个月的患者占 41.9%，中位 TTP 为 14.7 个月。Bertilli 等的研究则在来曲唑或阿那曲唑失效后改为使用依西美坦治疗，客观有效率为 8.7%，中位 TTP 为 5.1 个月，中位 OS 为 27.2 个月。相反，依西美坦失败后使用来曲唑或阿那曲唑同样有临床获益，ORR 为 22.2%，中位 TTP 为 9.3 个月，中位 OS 为 29.7 个月。

【病史及治疗续一】

➢ 2015-11 患者来曲唑治疗 35 个月后疾病进展。

➢ 2015-11 至 2017-01 给予患者氟维司群 500 mg，疗效评估 SD，共 15 个月。

【辅助检查】

➢ 2016-11-15 胸部 CT（图 9-2）示两肺散在小结节。

➢ 2017-01 胸部 CT（图 9-3）示两肺散在小结节，两肺下叶部分结节较前片（2016-11-15）有所增大。右肺局部支气管稍扩张，右肺下叶钙化灶。两肺局部轻度间质性改变，两侧胸膜略增厚。右侧乳房缺如。左侧乳房饱满，伴皮肤显著增厚，左侧腋窝淋巴结较前片略增大。心影饱满，主动脉及冠状动脉硬化。左侧部分肋骨骨皮质扭曲。

➢ 2017-01 腹部 CT 示肝及双肾囊肿可能，胆囊小结石。左侧肾上腺局部结节状增粗，膀胱壁稍增厚、毛糙。子宫未见明显显示。

➢ 2017-01 盆腔及周围组织腔内超声示未见明显异常。

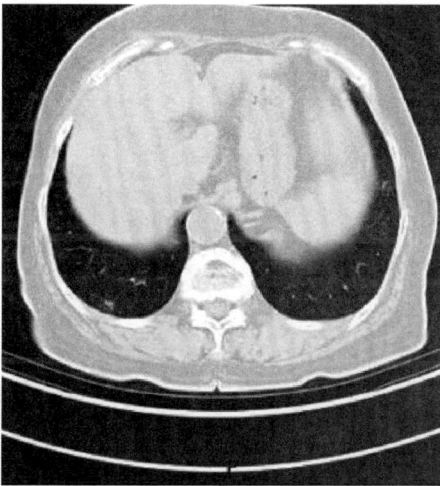

图 9-2　2016-11-15 胸部 CT　　　　图 9-3　2017-01 胸部 CT

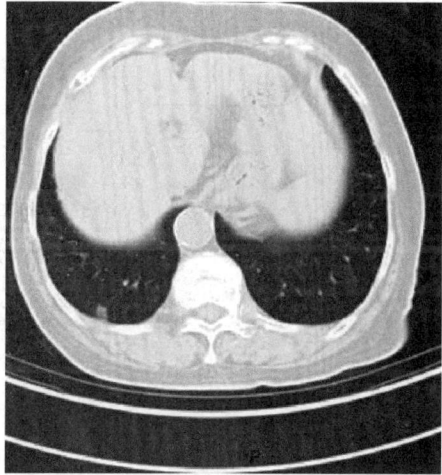

【本阶段小结】

本例患者在 AI 解救治疗失败后采用氟维司群作为解救治疗，同样获得了较长时间的疾病控制。FIRST 研究表明，在晚期乳腺癌的一线治疗中，氟维司群 500 mg 较阿那曲唑能显著延长 PFS（23.4 个月 *vs.* 13.1 个月）。CONFIRM 研究则证实，氟维司群 500 mg 用于治疗既往内分泌治疗失败的绝经后 HR 阳性乳腺癌患者较氟维司群 250 mg 显著地延长了 PFS（6.5 个月 *vs.* 5.5 个月），同时没有出现任何因剂量增加导致的不良事件。FALCON 研究（Ⅲ期）也同样显示，氟维司群较阿那曲唑可以进一步延长晚期乳腺癌患者的 PFS（$HR = 0.797$，95% CI：$0.637 \sim 0.999$，$P = 0.0486$）。对于年龄较大的晚期乳腺癌患者，治疗需考虑其药物耐受情况，氟维司群长期内分泌维持治疗可作为选择的方案。

本例患者诊疗过程见图 9-4。

【专家点评】

本例患者为 HR 阳性、HER-2 阳性乳腺癌患者，免疫组织化学提示为 HER-2（+++），对手术标本再次行 HER-2（-）FISH 检测似乎无必要。尽管 HER-2 免疫组织化学显示"+++"，与 HER-2 FISH 结果存在不符合的可能性，但乳腺癌是一种存在时间和空间异质性的疾病，对转移灶应尽可能进行至少 1 次的再活检并行免疫组织化学检测。目前认为乳腺癌原发灶或转移灶只要有 1 次检测为 HER-2 阳性，则应进行抗 HER-2 治疗。基于此，个人认为应对本例患者行抗 HER-2 治疗。如果对既往检测结果存有疑虑，建议原手术组织标本送有条件的病理实验室复查。若按照 HER-2 阳性型乳腺癌进行治疗，在排除药物可及性的因素之外，患者在术后辅助治疗中应接受

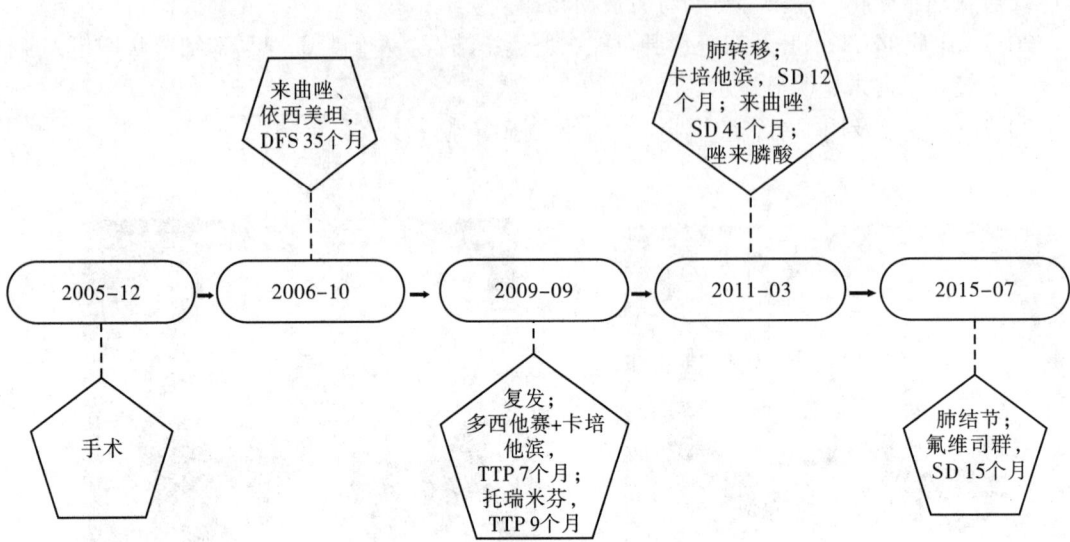

图 9-4　本例患者诊疗过程

1 年曲妥珠单抗作为抗 HER-2 治疗；在一线治疗中可选用曲妥珠单抗联合帕妥珠单抗联合多西他赛的方案，或曲妥珠单抗联合化疗药物（如多西他赛、卡培他滨、长春瑞滨等）的方案。若患者不愿接受静脉用药或不宜使用曲妥珠单抗，目前小分子抗 HER-2 药物吡咯替尼联合化疗药物卡培他滨也是可选的一线治疗方案。

本例患者在辅助治疗口服依西美坦期间出现疾病进展，在晚期数线治疗后改为来曲唑维持治疗，取得了较长的 PFS。关于甾体类和非甾体类 AI 在复发转移性乳腺癌患者中的互换问题，相关指南认为目前尚缺乏大型临床随机对照研究的结果；但结合我国临床使用中出现的药物可及性等因素，也可以综合考虑患者情况后给予合理选择。BOLERO-2 研究提出，非甾体类 AI 治疗失败后的患者推荐选用甾体类 AI 依西美坦联合依维莫司。但 AI 治疗失败后的优选方案仍是氟维司群±CDK4/6 抑制药（如 palbociclib）。

需要指出的是，复发转移性乳腺癌不可治愈，需采取"细水长流"的策略来达到"延年益寿"的目标。根据《中国晚期乳腺癌维持治疗专家共识》（2018）中的意见，维持治疗在晚期乳腺癌的全程管理治疗模式中占据重要地位，若能选择治疗有效且患者能够耐受的维持治疗药物，有可能获得更长的 PFS 和 OS。维持治疗药物的选择，应遵循有效、低毒、使用方便等原则。本例患者先后使用的多种药物，如卡培他滨、来曲唑、托瑞米芬及氟维司群等，均可以视为化疗和（或）内分泌药物的维持治疗，并且都取得了一定的疗效。

（湖南省肿瘤医院　谢　宁　欧阳取长）

【指南背景】

1.《乳腺癌 HER-2 检测指南（2014 版）》　浸润性乳腺癌中 HER-2 表达或扩增可存在异质性。虽然 *HER-2* 基因异质性的临床意义目前仍不明确，但其可导致免疫组织化学与 FISH 检测、原发灶与转移灶、穿刺标本与手术切除标本的检测结果不一致。

2.《人表皮生长因子受体 2 阳性乳腺癌临床诊疗专家共识 2016》　HER-2 阳性的定义包括免疫组织化学（+++）或 FISH 阳性。HER-2 靶向药物治疗适用于 HER-2 阳性乳腺癌患者。

3.《中国临床肿瘤学会（CSCO）乳腺癌诊疗指南（2018.V1)》 应当对所有乳腺浸润性癌进行 HER-2 状态检测。HER-2 的检测须在资质良好的病理实验室进行，包括免疫组织化学检测或 FISH 检测。当临床医师对患者既往 HER-2 检测结果存在疑虑时（如检测时间早于全国推行标准化检测，或检测机构无资质认可，或检测机构的检测经验较少等），建议重新检测并以最新结果为参考。

4.《中国晚期乳腺癌临床诊疗专家共识（2018 版）》 ①当原发灶和转移灶病理或分子检测结果不一致时，只要有 1 次 HR 和（或）HER-2 阳性，就应推荐相应的内分泌治疗和（或）抗 HER-2 治疗；②对于既往内分泌治疗失败后的晚期乳腺癌患者，可选择 TAM、托瑞米芬、AI、氟维司群、氟维司群联合 palbociclib 等 CDK4/6 抑制药、AI 联合 palbociclib、依维莫司联合 AI、依维莫司联合 TAM、依维莫司联合氟维司群、孕激素类药等治疗。

5.《中国晚期乳腺癌维持治疗专家共识》（2018） 维持治疗用于接受规范一线化疗（通常 6~8 个疗程）后达到疾病控制（包括 CR、PR 和 SD）的晚期乳腺癌患者，通过延长药物治疗时间，控制肿瘤进展，达到缓解症状、改善生活质量、提高 PFS 的目的。维持治疗需要兼顾疗效、安全性与经济因素。因此，在一线化疗有效的前提下，选用其中一种适合长期使用、方便、安全又经济的药物进行维持治疗是目前推荐的方案之一。

（湖南省肿瘤医院 谢 宁 欧阳取长）

【循证背景】

1. 一项全国多中心 II 期临床研究 在该研究纳入的 128 例受试者中，卡培他滨联合针对 HER-1、HER-2、HER-4 三靶点的吡咯替尼在 HER-2 阳性晚期乳腺癌中的表现较为突出。试验组（吡咯替尼联合卡培他滨方案）的 ORR 率为 78.5%，优于对照组（拉帕替尼联合卡培他滨方案）的 57.1%（$P=0.01$）；在总体人群的 PFS 方面，试验组为 18.1 个月，远超对照组的 7.0 个月（$P<0.0001$）。亚组分析结果也提示，无论既往是否使用过曲妥珠单抗，试验组的 PFS 均显著优于对照组（$P<0.01$）。基于此，吡咯替尼获批用于既往未接受或接受过曲妥珠单抗的复发或转移性乳腺癌患者。

2. BOLERO-2 研究（III期） 该研究的数据证实，内分泌治疗联合依维莫司能为来曲唑或阿那曲唑治疗失败的 HR 阳性晚期乳腺癌患者带来临床获益。依维莫司联合依西美坦组的中位 PFS 为 7.8 个月，显著长于安慰剂联合依西美坦组的 3.2 个月（$HR=0.45$，95%CI：$0.38\sim0.54$，$P<0.0001$）。针对亚洲人群的亚组分析显示，与安慰剂联合依西美坦组相比，依维莫司联合依西美坦组的 PFS 改善也达 1 倍（8.48 个月 $vs.$ 4.14 个月，$HR=0.56$，$P<0.05$），ORR 和临床受益率也占优，提示对于亚洲曾接受过 AI 治疗失败的 HR 阳性晚期乳腺癌患者，依维莫司联合依西美坦疗效确切。

3. PALOMA-3 研究 该研究对比氟维司群联合 palbociclib 和氟维司群联合安慰剂治疗既往接受过内分泌治疗后进展的 HR 阳性、HER-2 阴性晚期乳腺癌患者。最新结果显示，氟维司群联合 palbociclib 组对比氟维司群联合安慰剂组显著延长 PFS，mPFS 分别为 11.2 个月和 4.6 个月（$HR=0.497$，95%CI：$0.398\sim0.620$，$P<0.000001$）。OS 中位随访时间为 44.8 个月，60% 的数据成熟（521 例患者中，310 例死亡）。氟维司群联合 palbociclib 组和氟维司群联合安慰剂组的 mOS 分别为 34.9 个月和 28.0 个月（$HR=0.81$，95%CI：$0.64\sim1.03$，$P=0.09$），OS 绝对获益 6.9 个月。在预先分层的内分泌敏感亚组里（占到整体人群的 79%），接受氟维司群联合 palbociclib 组和氟维司群联合安慰剂组治疗的 mOS 分别为 39.7 个月和 29.7 个月（$HR=0.72$，95%CI：$0.55\sim0.94$），OS 绝对获益达到 10 个月。

（湖南省肿瘤医院 谢 宁 欧阳取长）

【核心体会】

对于本例患者，临床需考虑关于 HER-2 再检测的问题，重视晚期乳腺癌内分泌药物的选择、维持治疗在乳腺癌治疗中的重要性。

（湖南省肿瘤医院　谢　宁　欧阳取长）

参 考 文 献

[1] Lonning PE，Bajetta E，Murray R，et al. Activity of exemestane in metastatic breast cancer after failure of nonsteroidal aromatase inhibitors：a phase II trial. J Clin Oncol，2000，18（11）：2234-2244.

[2] Bertelli G，Garrone O，Merlano M，et al. Sequential treatment with exemestane and non-steroidal aromatase inhibitors in advanced breast cancer. Oncology，2005，69（6）：471-477.

[3] Robertson JF，Llombart-Cussac A，Rolski J，et al. Activity of fulvestrant 500 mg versus anastrozole 1 mg as first-line treatment for advanced breast cancer：results from the FIRST study. J Clin Oncol，2009，27（27）：4530-4535.

[4] Ellis MJ，Llombart-Cussac A，Feltl D，et al. Fulvestrant 500 mg Versus Anastrozole 1 mg for the First-Line Treatment of Advanced Breast Cancer：Overall Survival Analysis From the Phase II FIRST Study. J Clin Oncol，2015，33（32）：3781-3787.

[5] Robertson JFR，Bondarenko IM，Trishkina E，et al. Fulvestrant 500 mg versus anastrozole 1 mg for hormone receptor-positive advanced breast cancer（FALCON）：an international，randomised，double-blind，phase 3 trial. Lancet，2016，388（10063）：2997-3005.

[6] Binghe Xu，Fei Ma，Quchang Ouyang，et al. Abstract PD3-08：A randomized phase II trial of pyrotinib plus capecitabine versus lapatinib plus capecitabine in patients with HER2-positive metastatic breast cancer previously treated with taxanes，anthracyclines，and/or trastuzumab. Cancer Reseacher，2017，78（4）：1538.

[7] Yardley DA，Noguchi S，Pritchard KI，et al. Everolimus plus exemestane in postmenopausal patients with HR+breast cancer：BOLERO-2 final progression-free survival analysis. Advances in therapy，2013，30（10）：870-884.

[8] Turner NC，Slamon DJ，Ro J，et al. Overall Survival with Palbociclib and Fulvestrant in Advanced Breast Cancer. N Engl J Med，2018，379（20）：1926-1936.

病例10 三阴性乳腺癌患者新辅助化疗期间出现局部进展

黄胜超 张远起 梁忠铿 陈韦彰 李建文[*]

广东医科大学附属医院

【病史及治疗】

➢ 患者，女性，62岁，已绝经，已婚已育，无乳腺癌家族史。

➢ 2017-11-03患者因发现右侧乳房肿块1个月于外院住院。专科查体发现，右侧乳房内上象限可扪及1个肿块，大小约4.5 cm×2.0 cm，质硬，边界欠清，右侧腋窝可扪及多个肿大淋巴结，较大者约2.4 cm×1.3 cm。2017-11-06患者行右侧乳腺肿块穿刺活检术。穿刺病理示右侧乳腺浸润性导管癌。免疫组织化学示ER（−）、PR（−）、Ki-67（约30%＋）、CerbB-2（−）。诊断为右侧乳腺癌（$cT_2N_1M_0$，ⅡB期，三阴型）。2017-11-11、2017-12-02给予患者2个疗程新辅助化疗，方案为EC（E，表柔比星，150 mg；C，环磷酰胺，900 mg）。2个疗程EC方案后患者自觉右侧乳房疼痛加剧，查体及复查彩超均提示右侧乳腺癌肿块增大，考虑肿瘤进展。2017-12-22外院更改化疗方案为卡铂（300 mg)+多西他赛（110 mg），1个疗程后肿块仍在增大，并且红肿明显。

➢ 2017-12-29患者转诊至广东医学大学附属医院。查体发现，右侧乳房红肿，可触及1个大小约15.0 cm×13.0 cm的肿块，占据了整个乳房，尚可推动，无压痛，皮温不高；右侧腋窝可触及多个肿大淋巴结，部分融合成团，较大者约4.5 cm×3.0 cm。

➢ 2018-01-02重新对患者进行穿刺活检，病理示右侧乳腺浸润性导管癌（Ⅲ级）。免疫组织化学示ER（−）、PR（−）、Ki-67（约60%＋）、CerbB-2（−）。皮肤活检组织未见癌细胞。

➢ 2018-01-23、2018-02-22、2018-03-18给予患者3个疗程NP（N，长春瑞滨，40 mg，第1、8天；P，顺铂，40 mg，第1~3天）方案化疗。

【辅助检查】

➢ 2018-01-02乳腺彩超示右侧乳房低回声团，较大者前后径为3.8 cm；右侧腋窝可见多个肿大淋巴结，较大者约4.3 cm×2.5 cm。

➢ 2018-01-02 PET-CT（图10-1）检查示右侧乳腺癌，合并右侧腋窝及右内乳区淋巴结转移。

➢ 2018-01-02 BRCA1/2检测示良性突变。

【本阶段小结】

本例患者在行新辅助化疗期间出现疾病进展，可以行手术治疗或更换化疗方案。但其肿瘤进

---

* 通信作者，邮箱：982688169@qq.com

展迅速，并且抗感染治疗无效，临床考虑为炎性乳腺癌，若此时行手术治疗极易发生局部复发。重新进行病理活检，并行局部红肿皮肤切检，免疫组织化学仍提示三阴性乳腺癌。虽然皮肤活检未见癌侵犯，仍不能排除炎性乳腺癌。目前，已经有大量循证依据证明铂类药物在三阴性乳腺癌化疗中的疗效，虽然本例患者的 *BRCA1/2* 基因无突变，但仍可考虑铂类的联合化疗方案。本例患者仅用过 1 次卡铂治疗，而且剂量不足，可以考虑使用疗效更好的顺铂。其在行 NP 方案 1 个疗程化疗后，皮肤发红的范围缩小，第 3 个疗程化疗后，疗效评估 PR。

图 10-1　2018-01-02 PET-CT

【病史及治疗续一】

➤ 2018-04-12 患者行右侧乳腺癌根治术+右侧背阔肌 Kiss 皮瓣整形修复术（图 10-2)+右侧腋窝淋巴结清扫术。术后病理示右侧乳腺组织数团散在分布的异型细胞，结合免疫组织化学结果考虑为癌细胞团，其余大部分为坏死组织；右乳乳头及周围皮肤未见癌；皮肤切缘未见癌；右侧腋窝淋巴结可见癌转移（2/7)，右胸第 2 组淋巴结送检未见癌转移（0/8)，右胸第 3 组、右胸肌间淋巴结送检为纤维脂肪组织，未见癌。术后诊断为右侧乳腺癌（ⅡA 期，三阴型）。患者术后恢复良好（图 10-3 至图 10-4)。

➤ 2018-05-11、2018-06-03、2018-06-24 患者行 NP 方案化疗。拟完成 6 个疗程 NP 方案后，行放疗，放疗后行卡培他滨强化治疗。

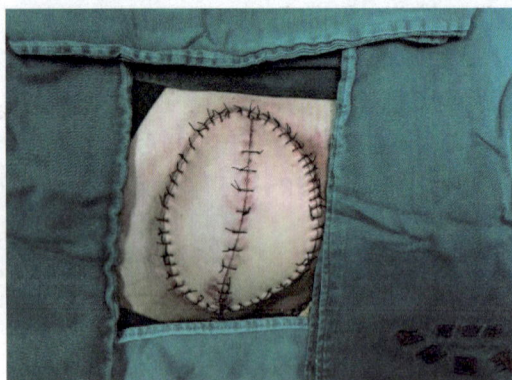

图 10-2　右侧背阔肌 Kiss 皮瓣整形修复术

注：利用背阔肌 Kiss 皮瓣修复右侧胸壁创面

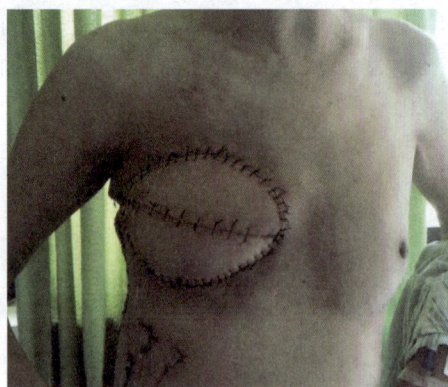

图 10-3　患者术后第 3 天

【本阶段小结】

本例患者经过 3 个疗程 NP 方案化疗后，腋窝淋巴结缩小明显，乳腺肿块缩小较慢，但周围皮

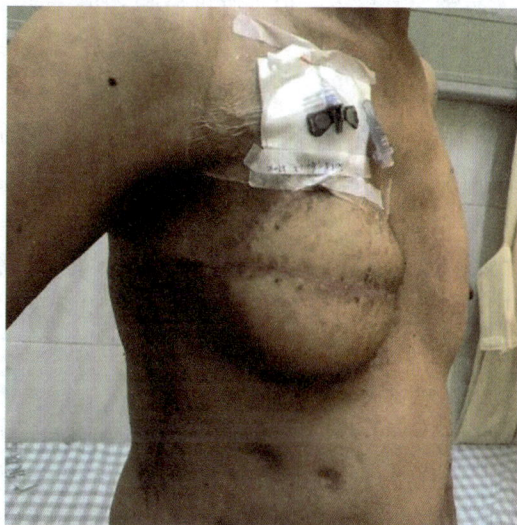

图 10-4　患者术后 2 个月

肤无红肿，局部有破溃，结合影像学考虑为肿瘤坏死，经多学科会诊讨论，认为若要改善患者生活质量、防止病情再次进展，可以选择手术。由于 3 个疗程 NP 方案化疗后患者肿块仍然较大，皮肤切缘要足够宽，术中快速病理证实皮肤切缘无肿瘤侵犯，患者术后胸壁缺损范围较大，单纯随意皮瓣及常规背阔肌皮瓣无法修复创面，且患者曾行剖宫产及腹部脂肪少，选择腹部皮瓣也不合适，故选择了背阔肌 Kiss 皮瓣，其能修复胸壁缺损，背部供区也能一期缝合。患者术后一期愈合，不延误后续治疗。

【专家点评】

本例患者起病时为 $cT_2N_1M_0$、ⅡB 期，根据相关指南推荐，对于起病分期晚（肿块>5 cm 或腋窝淋巴结转移）或类型特殊的乳腺癌患者（如 HER-2 阳性或三阴性），建议首选新辅助化疗。目的有二：其一为服务于手术，新辅助化疗可缩小肿瘤体积，同时或分别达到降期、保乳、保腋的目的；其二为服务于治疗敏感性信息的判断，医师可通过新辅助化疗了解肿瘤组织对化疗药物的敏感程度等。本例患者的分子分型为三阴性乳腺癌，接受新辅助化疗是合理的选择。对于化疗方案的选择，相关指南推荐优先选择同时包含蒽环类和紫杉类的治疗方案。除在新辅助化疗期间疾病进展外，建议按预设周期足疗程做完化疗后再进行手术。本例患者在新辅助化疗期间先接受了 2 个疗程的 EC 方案化疗，疾病进展。在更换为多西他赛+卡铂方案 1 个疗程后，肿块仍继续增大。此时该如何选择后续的治疗方案是较为棘手的问题。由于不能排除炎性乳腺癌的可能，此时可选择继续行系统性内科治疗。三阴性乳腺癌的 DNA 损伤修复存在一定缺陷，对 DNA 双链断裂药（如铂类和拓扑异构酶Ⅰ、Ⅱ抑制药）较为敏感。目前，关于铂类在三阴性乳腺癌新辅助治疗中的价值已有多项临床研究做了探讨。结合本例患者仅用过 1 次含卡铂且卡铂剂量不足的实际情况，此时改用 NP 方案继续行新辅助化疗也是可以考虑的。结合后续治疗效果来看，本例患者达到了 PR，也顺利地完成了手术。

本例患者拟在完成 6 个疗程 NP 方案化疗及放疗后行卡培他滨强化治疗是有一定依据的。日本和韩国学者联合发起的 CREATE-X 研究表明，辅助卡培他滨可以延长 HER-2 阴性及经新辅助化疗后非 pCR 患者的 DFS 和 OS,同时也可给三阴性乳腺癌亚组患者带来生存的改善。尽管 CREATE-X 研究试验条件与本例患者的实际情况有出入,但也有可借鉴之处。

(湖南省肿瘤医院 谢 宁 欧阳取长)

本例患者为局部晚期三阴性乳腺癌新辅助化疗期间出现局部进展的患者,整体治疗较为规范,近期疗效达到了预期目的,远期疗效有待进一步随访观察。总结本例患者诊疗过程,存在以下几个值得探讨的问题。

1. 病理诊断 本例患者初诊时腋窝淋巴结肿大,根据《中国抗癌协会乳腺癌诊治指南与规范(2017 版)》,考虑行穿刺活检以明确病理类型和分子分型,有效指导下一步治疗。淋巴结转移与否,可以为新辅助治疗后手术处理腋窝病灶的方式提供重要参考。若阳性淋巴结与原发病灶的分子分型有差异时,将会为系统治疗方案提供更多的选择。

2. 新辅助化疗的方案 在药物选择上,新辅助治疗作为初始治疗应积极追求近期有效率,"效不更方,无效必改"体现了治疗中疗效评估的重要性及方案动态调整的必要性。本例患者在初始给予 2 个疗程 EC 方案后,临床疗效评估为 PD,更换为多西他赛+卡铂方案,但治疗中明显没有足量用药,肿瘤体积明显增大,再次更换为 NP 方案,在临床疗效评估有效的情况下,没有最大化延续降期的效果,中转了手术治疗。本例患者 EC 方案的应用可以考虑剂量密集型,根据 GeparTrio 等研究的结论,在短周期内考虑更换治疗方案时应慎重,精准的疗效评估是前提。结合 GeparSixto、CALGB40603 等研究的结论,考虑本例患者 EC 方案无效后更改为多西他赛+卡铂方案,在剂量和疗程均不足的情况下,疗效评估为 PD,此时卡铂并没有表现出明显优势,即使考虑耐药,参考 GeparSepto 等研究的结论,对于无 *BRCA1/2* 基因突变的患者,也可以考虑白蛋白紫杉醇联合顺铂的治疗方案。在 NP 方案临床显效并且患者耐受性良好的情况下,局部病灶没有达到完整切除(R0)的条件时,后期的术后病理也反证原发病灶的退缩不明显是局部坏死的体现,结合美国 NCCN 指南和《中国抗癌协会乳腺癌诊治指南与规范(2017 版)》,应该继续延长有效治疗方案的疗程,以达到更好的降期,为后期的手术治疗降低难度。同时,一旦近期有效率达到可以行根治性手术后,新辅助化疗就要转变为与辅助治疗相同的治疗目的,即减少复发、延长 DFS,从这个意义上讲,更有效的方案必须足量、足疗程应用。本例患者在新辅助治疗后未达到 pCR,结合 CreatE-X 研究的结论,应用卡培他滨强化术后辅助治疗可以提高疗效,充分体现了新辅助治疗作为疗效筛选平台以指导制订辅助治疗策略的优势。

3. 新辅助化疗的疗效评估 2 个疗程 EC 方案后,结合本例患者的主诉(右乳疼痛加剧,体格检查及彩超),得出肿瘤进展的结论,评估方式单一,可以考虑行乳腺 MRI 或再穿刺活检以排除癌灶坏死等可能导致临床疗效低估的可能,避免更换了本来有效及可能带来进一步获益的治疗方案。新辅助治疗是动态的过程,治疗期间的疗效评估是治疗策略是否转换的依据,目前的疗效评估主要依赖 RECIST 或世界卫生组织(World Health Organization,WHO)系统的评估,需积极研究并探索基于分子影像评估、治疗期间动态固体/液体活检、病理残留肿瘤评估和内环境变化等方法的动态个体化评估体系。

4. 新辅助化疗的手术时机 对于新辅助化疗的疗程选择和手术时机的把握,目前还有许多争议。本例患者新辅助化疗的目的不是 pCR,而是为了提高手术切除率,在有效的方案达到肿瘤降期的目的时,需要严密监测可能出现进展的时点,选择合适的手术时机,尤其要注意避免不必要地延长有效治疗,因为其可能导致出现继发性耐药,使本来已经降期的肿瘤再次进展,延误最佳的手术切除时机。

5. 新辅助化疗后手术治疗方式的选择 新辅助化疗后根据系统治疗的疗效不同,手术方式的选择范围相对统一。本例患者由于炎性癌灶的广泛性和破溃等因素，选择了改良根治术联合背阔肌 Kiss 皮瓣整形修复术，术中完整的癌灶整体切除及快速病理对皮肤切缘无肿瘤侵犯的确认，保证了手术治疗的成功，为后续进一步辅助治疗赢得了时间。

本例患者总体来说是治疗成功的案例，对三阴性乳腺癌新辅助化疗方案的调整及手术治疗方式的选择提供了非常大的参考价值，能够指导临床医师给予患者提供更加规范的临床治疗。

（福建医科大学附属协和医院　韩忠华　宋传贵）

【指南背景】

1.《中国临床肿瘤学会（CSCO）乳腺癌诊疗指南（2018. V1）》 对于部分初始使用 AT（A，多柔比星；T，紫杉醇）方案效果欠佳的患者，可选择 NP 方案序贯治疗（ⅠB）。目前，铂类在术前化疗中的地位仍待确定，已有少量研究显示铂类可以提高三阴性乳腺癌患者术前化疗的 pCR 率，但由于缺乏随机对照Ⅲ期临床研究的数据，并不常规推荐含铂类方案作为三阴性乳腺癌的优选方案。对于经术前新辅助化疗后未达 pCR 的三阴性乳腺癌患者，根据术前分期、病理细胞学分级，经充分考虑后，可给予术后辅助卡培他滨治疗。

2.《中国抗癌协会乳腺癌诊治指南与规范（2017 版）》 临床应根据新辅助治疗结束后的疗效决定随后的辅助化疗方案，对于未达到 pCR 的患者，特别是三阴性乳腺癌患者，可追加适当的辅助化疗。

3. 2018 年美国 NCCN 指南（第 4 版） 对于三阴性乳腺癌和接受紫衫类、烷类、蒽环类药物标准新辅助化疗后肿瘤残存的患者，可推荐卡培他滨辅助治疗。

（湖南省肿瘤医院　谢　宁　欧阳取长）

1.《中国抗癌协会乳腺癌诊治指南与规范（2017 版）》 新辅助治疗前应确认肿大的区域淋巴结是否为乳腺癌转移，可通过穿刺获得病理证实。

2. 2018 年美国 NCCN 指南（第 3 版） 目前，推荐患者完成既定的新辅助治疗疗程，即便肿瘤退缩明显，也应完成原计划疗程（除非不能耐受）。

（福建医科大学附属协和医院　韩忠华　宋传贵）

【循证背景】

1. CALGB40603 研究 该研究将患者按 2×2 方案随机分组，分别接受每周紫杉醇共 12 个疗程治疗，同步剂量强化蒽环类药物/环磷酰胺治疗，加或不加贝伐单抗每 2 周共 9 个疗程治疗，或加用卡铂每 3 周共 4 个疗程治疗。该研究主要终点为乳腺 pCR，次要终点为乳腺和腋窝 pCR。结果表明，添加卡铂（60% vs. 46%，$P=0.0018$）或贝伐单抗（59% vs. 48%，$P=0.0089$）均可提高乳腺肿瘤 pCR 率；对于乳腺肿瘤和腋窝转移淋巴结，仅卡铂（54% vs. 41%，$P=0.0029$）提高 pCR 率，添加贝伐单抗虽然提高乳腺和腋窝 pCR 率，但差异无统计学意义（44% vs. 52%，$P=0.057$）。同时添加卡铂和贝伐单抗，乳腺肿瘤 pCR 率可达 67%。但伴随卡铂和（或）贝伐单抗添加的同时，治疗相关的毒性反应也明显加重。

2. GeparSixto 研究 该研究纳入三阴性乳腺癌和 HER-2 阳性符合新辅助化疗患者 595 例，所有患者给予紫杉醇联合脂质体多柔比星新辅助化疗 18 周，HER-2 阳性患者接受曲妥珠单抗和拉帕替尼，三阴性乳腺癌患者接受贝伐单抗，根据三阴性乳腺癌及 HER-2 阳性状况按 1:1 比例随机给予卡铂治疗。结果显示，关于全组 3 年 DFS 率，紫杉醇联合脂质体多柔比星组（PM）和紫杉醇联合脂质体多柔比星+卡铂组（PMCb）分别为 81.0% 和 84.7%（$P=0.3115$）；关于 HER-2 阳性患者的 3 年 DFS 率，PM 和 PMCb 分别为 86.7% 和 83.4%（$P=0.3719$）；关于三阴性乳腺癌患者的 3 年 DFS 率，PM 和 PMCb 分别为 76.1% 和 85.8%（$HR=0.56$，$P=0.035$）。其中存在 *gBRCA* 突变者，PM 和 PMCb 分别为 50.0% 和 61.5%（$P=0.413$）；gBRCA 野生型，PM 和 PMCb 分别为 33.1% 和 50.8%（$P=0.005$）。

3. WSG-ADAPT-TN 研究　该研究探讨白蛋白紫杉醇+卡铂和白蛋白紫杉醇+吉西他滨新辅助化疗联合蒽环类辅助化疗对三阴性乳腺癌的生存影响。共纳入 336 例患者，3 年随访结果显示，pCR 是三阴性乳腺癌患者无事件生存（event free survival，EFS）和 OS 的强预测因素（均 $P<0.01$）。白蛋白紫杉醇+吉西他滨组和白蛋白紫杉醇+卡铂组 3 年 EFS 率相似（77.6% *vs.* 80.8%），白蛋白紫杉醇+卡铂组 3 年 OS 率高于白蛋白紫杉醇+吉西他滨组（92.2% *vs.* 84.7%，$P=0.09$）。该研究结果为早期三阴性乳腺癌患者个体化化疗方案的优化提供了前瞻性依据。

4. CREATE-X 研究　该研究探讨卡培他滨辅助治疗用于术前新辅助化疗未达 pCR 患者的疗效与安全性。结果显示，对于新辅助治疗未达 pCR 或淋巴结阳性的 HER-2 阴性早期乳腺癌患者，术后给予卡培他滨 6~8 个疗程加强辅助治疗能显著提高 5 年 DFS 率（74.1% *vs.* 67.6%，$HR=0.70$，$P=0.01$）和 OS 率（89.2% *vs.* 83.6%，$HR=0.59$，$P=0.01$）。三阴性乳腺癌患者卡培他滨组 PFS 率为 69.8%，安慰剂为 56.1%（$HR=0.58$，95% CI：0.39~0.87），OS 率为 78.8% 和 70.3%（$HR=0.52$，95% CI：0.30~0.90）。

5. GEICAM/CIBOMA 研究（Ⅲ期）　该研究纳入 876 例早期三阴性乳腺癌患者，入组标准为淋巴结阳性或淋巴结阴性但肿瘤>1.0 cm，均已经接受了手术和标准化疗。所有患者按 1:1 比例随机分组，接受 8 个疗程卡培他滨治疗或观察。主要终点为 DFS，次要终点为 OS 和亚组分析。该研究平均随访时间为 7.34 年，卡培他滨组 5 年 DFS 率为 79.6%，观察组为 76.8%（$HR=0.79$，95% CI：0.61~1.03，$P=0.082$），卡培他滨组 5 年 DFS 有一定获益趋势，但无统计学差异。两组间 5 年 OS 率相似，卡培他滨组为 86.2%，观察组 85.9%（$HR=0.92$，95% CI：0.66~1.28，$P=0.623$）。前瞻性计划的亚组分析显示，接受卡培他滨治疗的非基底类疾病患者在统计学上有显著的生存优势。卡培他滨组 5 年 DFS 率为 82.6%，观察组为 72.9%（$HR=0.53$，95% CI：0.31~0.91，$P=0.020$）。卡培他滨组 5 年 OS 率为 89.5%，观察组 79.6%（$HR=0.42$，95% CI：0.21~0.81，$P=0.007$）。

（湖南省肿瘤医院　谢　宁　欧阳取长）

1. GeparTrio 研究　该研究所有受试者先进行了 2 个疗程的多西他赛+多柔比星+环磷酰胺（TAC）新辅助化疗，然后进行疗效评估，根据化疗方案是否有效采用不同的治疗方案，对有效者尝试增加化疗疗程数以强化疗效，对无效者则切换到"非交叉耐药"的长春瑞滨+卡培他滨（NX）方案继续治疗。对 TAC 无效的患者随机分成两组，其中一组继续使用 4 个疗程的 TAC 方案，另一组换成没有交叉耐药的 NX 方案。对 TAC 有效的患者（B 型超声测定肿瘤缩小 50% 以上者）随机再接受 4 个疗程或 6 个疗程 TAC 治疗，HER-2 阳性者均未接受曲妥珠单抗治疗。结果表明，对于初始治疗无效的患者，如果继续使用原方案仍有有效的可能，但是即使换为没有交叉耐药的方案，仍然有很大可能无效。故医师应根据新辅助化疗的疗效进行化疗方案的调整，有助于改善患者的 DFS 和 OS，这对于指导新辅助化疗的临床应用具有重要意义。

2. GeparSixto 研究　该研究随机分配三阴性乳腺癌患者在新辅助化疗中接受紫杉醇+多柔比星+贝伐单抗，联合或不联合卡铂治疗。结果显示，加用卡铂可以提高 pCR 率（53% *vs.* 37%，$P=0.005$）。

3. CALGB40603 研究　该研究在三阴性乳腺癌新辅助治疗方案蒽环类+紫杉类的基础上加用

卡铂。结果显示，三阴性乳腺癌患者的 pCR 率从 44% 显著提高至 60%（$P=0.0018$）。联合卡铂组与标准治疗组的 pCR 率分别为 54% 和 41%（$P=0.0029$）。

4. GeparSepto 研究　该研究比较了白蛋白紫杉醇周疗和紫杉醇周疗序贯 EC（表柔比星+环磷酰胺）方案在早期乳腺癌新辅助治疗中的疗效和安全性。结果表明，白蛋白紫杉醇对比紫杉醇，前者使患者的 pCR 明显提升，在三阴性乳腺癌中这一疗效差异更加明显，两组 pCR 率分别为 48% 和 26%（$P<0.0001$）。

5. CreatE-X 研究　该研究的结果表明，新辅助治疗后未达到 pCR 的 HER-2 阴性乳腺癌患者应用卡培他滨辅助治疗可以显著改善 DFS 及 OS，5 年 DFS 率提高 6.3%，OS 率提高 5.4%，效果良好。

（福建医科大学附属协和医院　韩忠华　宋传贵）

【核心体会】

HER-2 阴性乳腺癌新辅助化疗优先选择同时包含蒽环类和紫杉类的治疗方案。含铂类方案并非优选，但也可作为新辅助化疗方案的选择。对于术前新辅助化疗未达 pCR 的患者，建议行 6~8 个疗程术后辅助卡培他滨治疗。

（湖南省肿瘤医院　谢　宁　欧阳取长）

对于局部晚期三阴性乳腺癌新辅助化疗期间出现局部进展的患者，准确评估疗效、根据疗效调整方案及足量、足疗程完成有效治疗是获得近期疗效的关键。

（福建医科大学附属协和医院　韩忠华　宋传贵）

参 考 文 献

[1] Von Minckwitz G, Loibl S, Schneeweiss A, et al. Early survival analysis of the randomized phase II trial investigating the addition of carboplatin to neoadjuvant therapy for triple-negative and HER-2-positive early breast cancer（GeparSixto）. Cancer Res February, 2016, 76（4 Suppl）：49.

[2] Sikov WM, Berry DA, Perou CM, et al. Impact of the addition of carboplatin and/or bevacizumab to neoadjuvant once-per-week paclitaxel followed by dose-dense doxorubicin and cyclophosphamide on pathologic complete response rates in stage II to III triple-negative breast cancer：CALGB 40603. J Clin Oncol, 2015, 33（1）：13-21.

[3] Hu XC, Zhang J, Xu BH, et al. Cisplatin plus gemcitabine versus paclitaxel plus gemcitabine as first-line therapy for metastatic triple-negative breast cancer（CBCSG006）：a randomized, open-label, multicenter, phase 3 trial. Lancet Oncol, 2015, 16（4）：436-446.

[4] Masuda N, Lee SJ, Ohtani S, et al. Adjuvant capecitabine for breast cancer after preoperative chemotherapy. N Engl J Med, 2017, 376（22）：2147-2159.

[5] Sikov WM, Berry DA, Perou CM, et al. Impact of the addition of carboplatin and/or bevacizumab to neoadjuvant once-per-week paclitaxel followed by dose-dense doxorubicin and cyclophosphamide on pathologic complete response rates in stage II to III triple-negative breast cancer：CALGB 40603（Alliance）. J Clin Oncol, 2015, 33（1）：13-21.

[6] Von Minckwitz G, Schneeweiss A, Loibl S, et al. Neoadjuvant carboplatin in patients with triplenegative and HER2-positive early breast cancer（GeparSixto；GBG 66）：a randomised phase 2 trial. Lancet Oncol, 2014, 15（7）：747-756.

[7] Petrelli F, Coinu A, Borgonovo K, et al. The value of platinum agents as neoadjuvant chemotherapy in triple-negative breast cancers：a systematic review and meta-analysis. Breast Cancer Res Treat, 2014, 144（2）：

223-232.

［8］Gluz O，Nitz U，Liedtke C，et al. Impact of 12 weeks nab-paclitaxel+carboplatin or gemcitabine followed by anthra-cycline administration according to pCR in triple-negative early breast cancer：Survival results of WSG-ADAPT-TN phase Ⅱ trial. J Clin Oncol，2018，36（15 suppl）：573.

［9］中国抗癌协会乳腺癌专业委员会. 中国抗癌协会乳腺癌诊治指南与规范（2017 版）. 中国癌症杂志，2017，27（9）：695-760.

［10］von Minckwitz G，Kümmel S，Vogel P，et al. Neoadjuvant vinorelbine capecitabine versus docetaxel-doxorubicin-cy-clophosphamide in early nonresponsive breast cancer：Phase Ⅲ randomized GeparTrio trial. J NatlCancer Inst，2008，100：542-551.

［11］Furlanetto J，Jackisch C，Untch M，et al. Efficacy and safety of nab-paclitaxel 125 mg/m^2 and nabpaclitaxel 150 mg/m^2 compared to paclitaxel in early high-risk breast cancer. Results from the neoadjuvant randomized Gepar-Septo study（GBG 69）. Breast Cancer Res Treat，2017，163（3）：495-506.

病例11　HR 阳性晚期乳腺癌规范化治疗

刘　芳　刘红光*

南华大学附属第一医院

【病史及治疗】

➢ 患者，女性，58 岁，已绝经。既往无特殊病史，无乳腺癌家族史。

➢ 2016-03 患者因发现左侧乳腺肿块 2 周入院。查体发现，左侧乳房外上象限 1 点钟位置可扪及 1 个大小约 2.0 cm×1.0 cm 的肿块，局部无压痛，边界尚清，质稍硬，活动度差。右侧乳房、双侧腋窝及双锁骨上下未扪及肿大淋巴结。

【辅助检查】

➢ 2016-03 乳腺+腋窝 B 超示左侧乳腺低回声实性肿块及结节，BI-RADS 4C。

➢ 2016-03 乳腺钼靶（图 11-1）示左侧乳腺外上区占位，BI-RADS 4C；左侧腋窝淋巴结增大；右侧乳腺外上区改变，BI-RADS 4C。

➢ 2016-03 乳腺增强 MRI（图 11-2）示左侧乳腺外上及外下占位，BI-RADS 4C；左侧腋窝淋巴结肿大；双侧乳腺增生；右侧乳腺结节，乳腺导管内癌不除外。

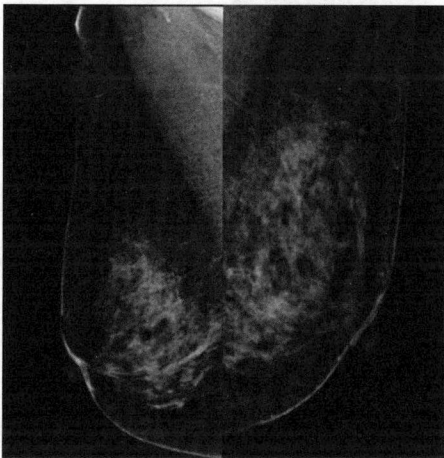

图 11-1　2016-03 乳腺钼靶

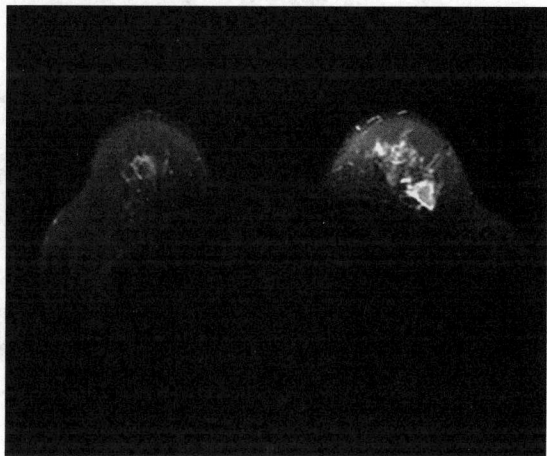

图 11-2　2016-03 乳腺增强 MRI

➢ 2016-03 患者行左侧乳腺癌改良根治术+右侧乳腺病灶区段切除。术中证实左侧乳腺为单发

* 通信作者，邮箱：lhguang2006@126.com

癌灶，右侧乳腺为纤维腺瘤。术后病理示左侧乳腺浸润性小叶癌Ⅱ级，肿块大小约 2.5 cm×1.5 cm ×1.5 cm，外上、外下、内上、内下及基底切缘均未见癌，乳头及皮肤未见癌，腋窝淋巴结见癌转移（4/12）。3 组淋巴结见癌转移（1/1）。肌间沟淋巴结脂肪组织未见癌。右侧乳腺腺病，合并纤维腺瘤。免疫组织化学示 ER（约 97%＋）、PR（约 3%＋）、HER-2（0）、Ki-67（约 30%＋）、P53（±）、E-钙黏附素（E-cadherin，E-cad）（+++）。诊断为左侧乳腺浸润性小叶癌Ⅱ级（$pT_2N_2M_0$，ⅢA 期，Luminal B 型）。

➤ 2016-03 患者术后行 EC（4 个疗程）-D（4 个疗程）（E，表柔比星；C，环磷酰胺；D，多西他赛；每 3 周为 1 个疗程）方案辅助化疗。

➤ 2016-08 患者行术后辅助放疗。照射野为左侧胸壁（50cGy/25 次）+左侧锁骨上区淋巴引流区（50cGy/25 次），序贯来曲唑内分泌治疗。

【本阶段小结】

本例患者左侧乳腺外上及外下占位，MRI 提示左侧乳腺多灶癌可能。左侧腋窝淋巴结肿大，钼靶考虑双侧乳腺癌。拟行双侧乳腺肿块及腋窝淋巴结肿块粗针穿刺活检术，依据病理行新辅助化疗。本例患者得知"双侧乳腺癌"可能性大后，拒绝穿刺活检，要求尽快行手术治疗，没有保乳或重建意愿，术前患者行胸、腹部 CT，锁骨上淋巴结 B 超，骨显像排除远处转移。根据患者及其家属意愿，未给予新辅助化疗。本例患者术后诊断为左侧乳腺浸润性小叶癌Ⅱ级（$pT_2N_2M_0$，ⅢA 期，Luminal B 型），根据 2016 年美国 NCCN 指南，术后给予辅助化疗、放疗及内分泌治疗。

【病史及治疗续一】

➤ 2017-03 患者来曲唑治疗期间诉"腰痛"，行颅脑+颈椎+胸椎+腰椎增强 MRI（图 11-3），提示 T_9 椎体信号异常伴周围软组织轻度增厚，考虑转移瘤可能性大。

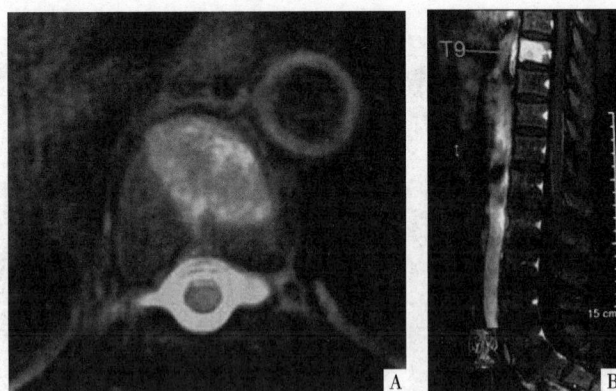

图 11-3　2017-03 T_9 增强 MRI

注：A. 轴位；B. 矢状位

➤ 2017-03 胸部增强 CT 示 T_9 椎体改变，结合病史，考虑转移瘤可能性大。

➤ 2017-03 基因检测结果示 PI3KCA 基因突变，BRCA 阴性，CYP2D6 纯合突变，TAM 耐药。

➤ 2017-03 患者诊断为左侧乳腺浸润性小叶癌术后内分泌原发性耐药骨转移。患者乳腺癌单病灶骨转移，AI 用药 1 年内出现原发性耐药，建议给予化疗或氟维司群联合依维莫司±局部放疗。患者及其家属拒绝行放化疗，同时考虑到依维莫司的不良反应，选择使用氟维司群 500 mg（肌内注射，每4周1次）单药，并给予唑来膦酸4 mg（静脉滴注，每4周1次）抗骨转移。

【本阶段小结】

对于HR阳性乳腺癌，辅助内分泌治疗时间<2年复发，为内分泌原发性耐药。本例患者术后放化疗后出现内分泌原发性耐药合并单病灶骨转移，可给予化疗或内分泌+靶向治疗方案，若为多发性骨转移则不强调骨病灶放疗。因本例患者拒绝化疗，且已出现AI耐药，故给予氟维司群±局部放疗。目前研究提示，若肿瘤负荷较轻，且没有内脏转移时，氟维司群不良反应低，能发挥更大的作用。和本例患者及其家属沟通后选择氟维司群单药，并给予唑来膦酸抗骨转移，暂不行放化疗。

【病史及治疗续二】

➤ 2017-03 患者开始行氟维司群单药治疗，治疗后诉腰痛症状好转。

➤ 2017-06 患者行氟维司群单药3个月后出现胸痛症状，复查胸椎MRI（图10-4），提示T_9椎体左前部分异常信号，考虑转移瘤进展。患者仍拒绝行化疗。

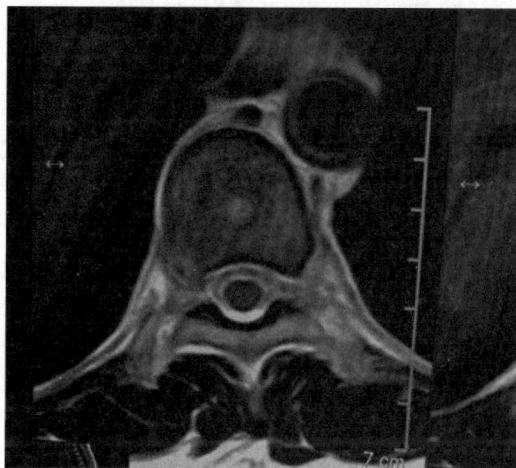

图11-4　2017-06 T_9 MRI（轴位）

➤ 2017-06 患者行胸椎骨转移瘤^{60}Co外照射（特殊照射）治疗后，胸痛好转。同期在给予氟维司群500 mg（肌内注射，每4周1次）治疗的基础上加用依维莫司5 mg（口服，每天1次），使用依维莫司维持治疗期间，每天使用漱口水减少口腔炎症，同时监测间质性肺炎发生情况。同时继续给予唑来膦酸抗骨转移。

【本阶段小结】

本例患者出现内分泌治疗原发性耐药，给予氟维司群单药3个月后疾病进展。MANTA研究的最新结果提示，氟维司群+依维莫司对比氟维司群单药，可显著延长PFS（12.3个月 *vs.* 5.4个月）。MANTA研究显示，对于AI治疗失败且存在内分泌耐药风险的患者，氟维司群联合依维莫司的PFS可达12.3个月，显著高于BOLERO-2研究中非甾体类AI治疗失败后，依西美坦联合依维莫司6.9个月的中位PFS，氟维司群成为依维莫司的最佳拍档。因此，本例患者在给予氟维司群单药治疗基础上加用依维莫司，同时单发骨转移病灶给予^{60}Co 外照射（特殊照射）治疗。

【病史及治疗续三】

➤ 2017-08 患者行氟维司群+依维莫司治疗 5 个月后，胸痛症状明显好转。

➤ 2018-01 患者行氟维司群+依维莫司治疗 10 个月后，胸痛症状基本消失，上腹部出现饱胀感，胃镜诊断提示慢性糜烂性胃炎恶变可能。

➤ 2018-02 患者行氟维司群+依维莫司治疗 11 个月后复查 PET-CT。结果发现，右侧髂骨、坐骨高代谢，考虑为骨转移；左侧耻骨及 T_7 棘突高代谢，可疑骨转移；T_9 及右肩部高代谢，考虑治疗后肿瘤明显抑制。胃大弯增厚，考虑胃癌（原发或转移）可能。同期行胃镜活检确诊为乳腺癌胃转移。免疫组织化学示细胞角蛋白 3（cytokeratin 3，CK3）（+++）、CK7（+++）、ER（+）、PR（-）、乳腺球蛋白（mammoglobin）（++）、囊泡病液体蛋白 15（gross cystic disease fluid protein 15，GCDFP-15）（灶性+）、锌指转录因子 3（GATA3）（+++）。

➤ 2018-02 确认患者出现骨转移进展及乳腺癌胃转移后，强烈建议其选择化疗，但患者自觉服用氟维司群+依维莫司后，胸痛症状已基本消失，仅有轻度口腔溃疡，未出现间质性肺炎表现，腹部饱胀感并未明显加重，拒绝更改治疗方案，继续使用原方案氟维司群+依维莫司内分泌治疗，并继续给予唑来膦酸抗骨转移。同时使用 B 超评估胃大弯厚度（18 mm），每月复查胃部 B 超，未见明显变化。

【本阶段小结】

尽管有标准根治手术、标准放疗、公认比较有效的化疗及内分泌治疗方案，但由于存在原发性耐药，小部分患者药物治疗其实是无效的，这类患者容易出现远处转移灶。本例患者在标准治疗后出现了骨转移及胃转移，给予氟维司群+依维莫司后，患者自觉症状控制较好。因患者拒绝行化疗，故治疗上继续行氟维司群+依维莫司方案。

【病史及治疗续四】

➤ 2018-05 患者行氟维司群治疗 14 个月后，胃部饱胀感加重，复查胃部 B 超示胃大弯厚度较前增厚，同时 CEA 较前增高，考虑疾病进展，再次建议患者行化疗，拟行 NX 或 GX（G，吉西他滨；X，卡培他滨）方案。患者因自身体质差，对化疗抵触情绪严重，拒绝行静脉化疗，故停用内分泌治疗，改用卡培他滨 1.5 g（口服，每天 2 次）化疗，并继续给予唑来膦酸抗骨转移。

【专家点评】

根据相关指南，对于起病分期偏晚（肿块>5 cm，腋窝淋巴结转移）或类型特殊（如 HER-2 阳性或三阴性）的乳腺癌患者，建议首选术前新辅助化疗。目的有二：其一为服务于手术，新辅助化疗可缩小肿瘤体积，同时或分别达到降期、保乳、保腋的目的；其二为服务于治疗敏感性信息的判断，医师可通过新辅助化疗了解肿瘤组织对化疗药物的敏感程度等。本例患者存在腋窝淋巴结转移，建议新辅助化疗比较合理。

本例患者为绝经后患者，术后病理提示为 HER-2 阴性、Luminal B 型乳腺癌，给予标准的术后辅助化疗、辅助放疗及来曲唑辅助内分泌治疗。但其在服用来曲唑未满 1 年时就出现骨痛，进一步检查诊断为左侧乳腺癌骨转移。对于无内脏危象的 HR 阳性、HER-2 阴性乳腺癌患者，各大指南均推荐内分泌治疗作为一线治疗方案。根据本例患者辅助内分泌用药时长，考虑其对来曲唑原发性耐药，并且其有骨痛症状，此时一线给予氟维司群±CDK4/6 抑制药或换用非甾体类 AI 依西美坦联合 mTOR 抑制药依维莫司等都是可选的内分泌治疗方案，同时可给予双膦酸盐类药物治疗骨转移；如果急需缓解疼痛症状，也可行单药化疗并辅助局部放疗。本文作者向患者建议行基因检测是值得鼓励的，检测发现有 *PI3KCA* 基因突变，尽管针对 *PI3KCA* 基因突变的靶向药物［如 BKM120（buparlisib）与 alpelisib］尚不可及，但 BELLE-2 和 BELLE-3 研究提示，buparlisib 联合氟维司群较氟维司群单药在 HR 阳性、HER-2 阴性的晚期乳腺癌患者中可延长 PFS。BELLE-2 研究最新报道，buparlisib 联合氟维司群还有延长 OS 的趋势。SOLAR-1 研究的主要终点分析也显示，在 *PIK3CA* 基因突变的患者中，氟维司群联合 alpelisib 较氟维司群单药可显著延长患者的 PFS。故基因检测可为患者的个体化治疗提供了方向和思路。

本例患者在经过氟维司群单药治疗 3 个月后出现新发骨转移病灶，在患者不愿行化疗的情况下，使用氟维司群联合依维莫司治疗，在密切关注并积极预防可能的不良反应时，取得了长达 7 个月的 PFS，应该说是较为成功的处理。参考 PrECOG0102 研究和 MANTA 研究的结果，对于 AI 耐药的 ER 阳性晚期乳腺癌患者，氟维司群+依维莫司显示出了较好的疗效。本例患者出现胃转移及骨转移再次进展后给予的治疗属于晚期三线治疗，已无标准方案可循，可鼓励其参与合适的临床研究或试行既往未使用过的药物和（或）组合。本例患者不愿接受静脉化疗，选用卡培他滨单药口服化疗是可行的。恶性肿瘤胃肠道转移较为少见，其中最常见者来源于乳腺癌，且浸润性小叶癌较浸润性导管癌更易转移至胃肠道。明确乳腺来源还是胃来源的肿瘤，分子标志物可参考肿瘤细胞免疫组织化学相关指标 CK（+）、ER（+）、HER-2（+）、E-cad（-）、白细胞共同抗原（leukocyte common antigen，LCA）（-）、CD20（-）、CD3（-）、髓过氧化物酶（myeloperoxidase，MPO）（-）、Ki-67 阳性率、P53（-）、恶性黑色素瘤相关抗原（HMB45）（-）。如乳腺癌的标志物 mammaglobin（+）、GCDFP-15（+）、甲状腺转录因子 1（thyroid transcription factor 1，TTF-1）（-），对于判断乳腺癌来源的准确性更高。

（湖南省肿瘤医院　谢　宁　欧阳取长）

【指南背景】

1.《中国临床肿瘤学会（CSCO）乳腺癌诊疗指南（2018. V1）》　满足以下条件之一者可选择术前新辅助药物治疗：①肿块较大（>5 cm）；②腋窝淋巴结转移；③HER-2 阳性；④三阴性乳腺癌；⑤有保乳意愿，但因肿瘤大小与乳房体积比例大而难以保乳者。

2. ABC4　内分泌治疗是 HR 阳性患者的优选治疗方案。对于存在内脏转移的患者，除非有内分泌耐药的顾虑或疾病需要快速缓解，可使用其他治疗方案。

（湖南省肿瘤医院　谢　宁　欧阳取长）

【循证背景】

1. CONFIRM 研究　该研究在证实氟维司群 500 mg 的疗效优于 250 mg 的基础上，还证实了在经 AI 治疗后复发转移的亚组患者中，氟维司群 500 mg 治疗组相较于 250 mg 治疗组，PFS 可以延长 1 倍（5.8 个月 *vs.* 2.9 个月，*HR* = 0.65）。

2. BELLE-2 研究　该研究为一项随机、双盲、安慰剂对照的 III 期多中心研究，按照 1 : 1 的比例将患者分为 buparlisib 联合氟维司群（576 例）组和安慰剂联合氟维司群（571 例）组。主要研究终点为总人群的 PFS、主要人群（已知 PI3K 通路活性状态的患者）和 PI3K 通路激活患者的 PFS。结果表明，buparlisib 组和安慰剂组患者的中位 PFS 分别为 6.9 个月和 5.0 个月（*HR* = 0.78，95%*CI*：0.67~0.89，*P* = 0.000 21）。在已知 PI3K 通路活性状态的患者中（851 例），两组的中位 PFS 分别为 6.8 个月和 4.5 个月（*HR* = 0.80，95%*CI*：0.68~0.94，*P* = 0.0033）。在 PI3K 通路激活的患者中（372 例），两组的中位 PFS 分别为 6.8 个月和 4.0 个月（*HR* = 0.76，95%*CI*：0.60~0.97，*P* = 0.014）。

3. BELLE-3 研究　该研究为一项随机、双盲、安慰剂对照的 III 期临床研究，共纳入 432 例 HR 阳性、HER-2 阴性局部晚期或转移性乳腺癌患者。所有患者在内分泌治疗或 mTOR 抑制药治疗时或治疗后均出现进展；大多数患者（每组 99%）接受过依维莫司治疗，只有少数患者接受了 ridaforolimus 治疗。所有患者随机分为 buparlisib 联合氟维司群组（289 例）和安慰剂联合氟维司群组（143 例）。结果表明，buparlisib 组的中位 PFS 为 3.9 个月，而安慰剂组为 1.8 个月（*HR* = 0.67，95%*CI*：0.53~0.84，*P* = 0.0003）。buparlisib 在 *PIK3CA* 基因突变的患者中更有效。发生突变的患者中位 PFS 为 buparlisib 组 4.2 个月，安慰剂组 1.6 个月（*HR* = 0.46，95%*CI* 0.29~0.73，*P* = 0.000 31）。PI3K 抑制药与氟维司群联合应用于绝经后 HR 阳性、HER-2 阴性局部晚期或转移性乳腺癌患者，可以显著改善其 PFS，但高毒性将成为 buparlisib 应用于临床的巨大挑战。

4. SOLAR-1 研究　该研究入组 572 例绝经后 ER 阳性、HER-2 阴性晚期乳腺癌患者，所有患者在接受 AI 治疗的过程中或治疗后出现疾病复发或进展，肿瘤组织检测明确 *PIK3CA* 状态。该研究分为 2 个队列，队列 1 入组 *PIK3CA* 基因突变的患者 341 例，队列 2 入组 *PIK3CA* 基因非突变患者 231 例，2 个队列的患者均随机按 1∶1 比例分配接受氟维司群联合 alpelisib 和氟维司群单药治疗直至疾病进展或不可耐受毒性。主要终点分析显示，在 *PIK3CA* 基因突变的患者中，氟维司群联合 alpelisib 对比氟维司群单药，可显著延长患者的 PFS，中位 PFS 分别为 11.0 个月和 5.7 个月（*HR* = 0.65，95%*CI*：0.50~0.85，*P* = 0.000 65）。独立评估委员会评估的研究结果与研究者评估的一致，两组的中位 PFS 分别为 11.0 个月和 3.7 个月（*HR* = 0.48，95%*CI*：0.32~0.71）。亚组分析结果显示，在所有亚组中均观察到显著一致的疗效，氟维司群联合 alpelisib 方案的 PFS 更优。

5. PrECOG0102 研究（II 期）　该研究将氟维司群±依维莫司用于 AI 治疗耐药的绝经后 HR 阳性、HER-2 阴性晚期乳腺癌患者。结果显示，氟维司群+依维莫司较氟维司群单药，可显著延长 PFS，两组的 mPFS 分别为 10.4 和 5.1 个月（*HR* = 0.60，95%*CI*：0.40~0.92，*P* = 0.02）。

6. MANTA 研究（II 期）　该研究探讨氟维司群联合不同给药方式的新型 mTOR 抑制药 vistusertib 或联合依维莫司或氟维司群单药治疗 ER 阳性转移性乳腺癌患者的疗效。主要终点为 PFS。结果显示，氟维司群联合依维莫司较氟维司群联合 vistusertib（持续给药）可显著延长 PFS，中位 PFS 分别为 12.3 个月和 7.6 个月（*HR* = 0.63）；较氟维司群单药亦可显著延长 PFS（12.3 个月 *vs.* 5.4 个月，*HR* = 0.63）。

（湖南省肿瘤医院　谢　宁　欧阳取长）

【核心体会】

病理分子分型是乳腺癌诊治的关键，应在条件允许的情况下尽可能地获取组织标本病理信息。

在晚期乳腺癌的内分泌治疗中，氟维司群可单药使用，也可与其他多种药物联合，具有较为重要的地位。

（湖南省肿瘤医院　谢　宁　欧阳取长）

参 考 文 献

［1］Early Breast Cancer Trialists' Collaborative Group（EBCTCG）. Aromatase inhibitors versus tamoxifen in early breast cancer：patient-level meta-analysis of the randomised trials. Lancet，2015，386（10001）：1341-1352.

［2］Mwinyi J，Vokinger K，Jetter A，et al. Impact of variable CYP genotypes on breast cancer relapse in patients undergoing adjuvant tamoxifen therapy. Cancer Chemother Pharmacol, 2014, 73 (6): 1181-1188.

[3] Gampenrieder SP, Rinnerthaler G, Greil R. SABCS 2016: systemic therapy for metastatic breast cancer. Memo, 2017, 10 (2): 86-89.

[4] Zhang Q, Shao Z, Jiang Z, et al. Fulvestrant 500 mg vs 250 mg in postmenopausal women with estrogen receptor-positive advanced breast cancer: a randomized, double-blind registrational trial in China. Oncotarget, 2016, 7 (35): 57301-57309.

[5] Baselga J, Im SA, Iwata H, et al. Buparlisib plus fulvestrant versus placebo plus fulvestrant in postmenopausal, hormone receptor-positive, HER2-negative, advanced breast cancer (BELLE-2): a randomised, double-blind, placebo-controlled, phase 3 trial. Lancet Oncol, 2017, 18 (7): 904-916.

[6] Campone M, Im SA, Iwata H, et al. Buparlisib plus fulvestrant versus placebo plus fulvestrant for postmenopausal, hormone receptor-positive, human epidermal growth factor receptor 2-negative, advanced breast cancer: Overall survival results from BELLE-2. Eur J Cancer, 2018, 103: 147-154.

[7] Di Leo A, Johnston S, Lee KS, et al. Buparlisib plus fulvestrant in postmenopausal women with hormone-receptor-positive, HER2-negative, advanced breast cancer progressing on or after mTOR inhibition (BELLE-3): a randomised, double-blind, placebo-controlled, phase 3 trial. Lancet Oncol, 2017, 19 (1): 87-100.

病例 12　HER-2 阳性乳腺癌肝转移 1 例

赵艳姣　尹清云　刘新兰[*]

宁夏医科大学总医院肿瘤医院

【病史及治疗】

➢ 患者，女性，48 岁，未停经。

➢ 2014-06-10 患者因左侧乳房肿块行左侧乳腺癌改良根治术。术后病理示左侧乳腺非特殊型浸润性导管癌，组织学分级为 Ⅲ 级，癌灶大小直径约 2.0 cm；左侧腋窝淋巴结见癌转移（3/19）。免疫组织化学结果如下：①ER，阳性癌细胞数 10%，阳性着色强度（+）；②PR（−）；③Cerb-B-2（+++）；④Ki-67 阳性癌细胞数 60%，阳性着色强度（+++）。

➢ 2014-07 至 2014-09 患者术后因经济原因拒绝行曲妥珠单抗靶向治疗，故行密集型 AC-T 方案化疗 8 个疗程。2014-09 至 2014-10 患者行左侧锁骨区野及胸壁野放疗，放疗剂量为左侧胸壁野 DT 50Gy/25 次，锁骨区野 DT 50Gy/25 次。2014-11 患者开始行 TAM 内分泌治疗。

【辅助检查】

➢ 2015-03-23 胸部 CT（图 12-1）示肝右叶低密度灶。

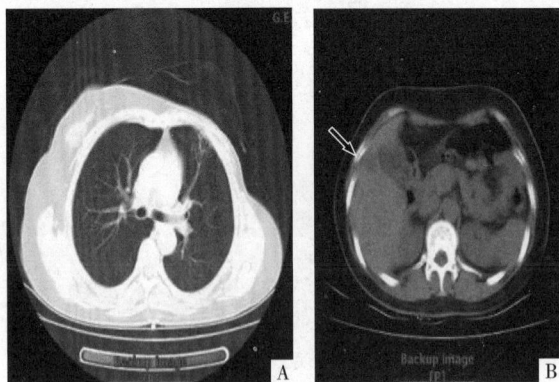

图 12-1　2015-03-23 胸部 CT
注：A. 肺窗；B. 纵隔窗

➢ 2015-04-07 上腹部 MRI（图 12-2）示肝右叶外侧包膜下及前段可见小圆形低密度灶，大

* 通信作者，邮箱：nxliuxinlan@163.com

小约 1.1 cm×1.2 cm，增强后边缘明显强化，符合转移瘤。

> 2015-04 患者 CEA、CA153、盆腹腔彩超、胸部 CT、骨显像及脑 MRI 均正常。

> 2015-04 患者拒绝行肝转移灶穿刺活检。

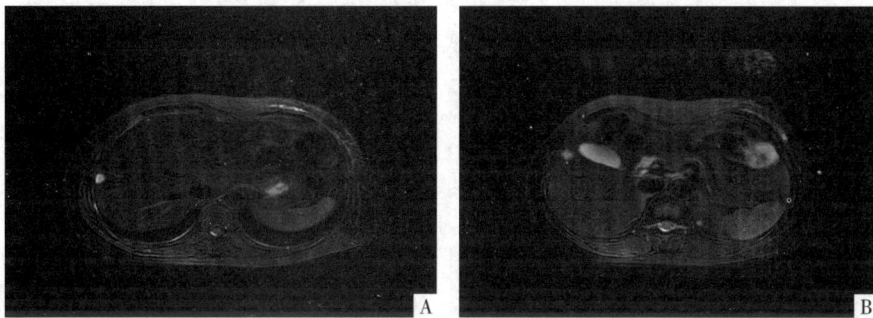

图 12-2　2015-04-07 上腹部 MRI（肝右叶外侧包膜下及前段）

注：A. 肝右叶外侧包膜下；B. 肝右叶前段

【病史及治疗续一】

> 2015-04 至 2015-09 患者行"多西他赛+卡培他滨+曲妥珠单抗"方案治疗 6 个疗程。

> 2015-06-11 患者行该方案 2 个疗程后复查上腹部 MRI［肝右前叶（胆囊旁）转移灶］（图 12-3），与 2015-04-07 片比较，肝右前叶（胆囊旁）病灶较前明显缩小（1.3 cm→0.4 cm），肝右前叶近包膜下病灶消失，疗效评估 PR。2015-08-06 患者行 4 个疗程后，上腹部 MRI（图 12-3）示肝右前上段叶病灶较前基本消退，疗效评估 PR。2015-10-08 患者行 6 个疗程后，上腹部 MRI（图 12-3）示肝右前上段叶病灶较前完全消失，疗效评估 CR。

> 2015-04-07、2015-06-11、2015-08-06、2015-10-08 上腹部 MRI 示肝右叶外侧包膜下转移灶逐渐缩小并消失（图 12-4）。

【本阶段小结】

对于 HR 阳性、HER-2 阳性复发转移性乳腺癌患者，优先考虑化疗联合曲妥珠单抗治疗。本例患者术后 TAM 内分泌治疗半年即出现肝转移，系内分泌治疗原发性耐药。肝右叶出现 2 个转移灶，按照晚期乳腺癌治疗原则，应行转移灶穿刺活检，重新明确 HR 及 HRE-2 表达状态，但本例患者拒绝穿刺活检。临床上，无论是原发灶还是转移灶，只要有一处 HER-2 阳性，即可行抗 HRE-2 靶向治疗。CHAT 研究对比 HTX 方案（H，曲妥珠单抗；T，多西他赛；X，卡培他滨）和 HT 方案在 HRE-2 阳性晚期乳腺癌一线治疗中的疗效与安全性。结果显示，前者 PFS 较后者延长 5.1 个月（17.9 个月 *vs.* 12.8 个月，*P*=0.0449），中位 TTP 延长 5.0 个月（18.6 个月 *vs.* 13.6 个月，*P*=0.0328），且 HTX 方案与 HT 方案安全性相当。结合本例患者，一线制订 HTX 方案化疗 6 个疗程，总体疗效评估 CR。

《中国晚期乳腺癌临床诊疗专家共识（2016 版）》及《中国晚期乳腺癌维持治疗专家共识》（2017）均指出，延长一线化疗时间可延长疾病控制时间，并可能延长 OS。故建议一线治疗应用至疾病进展或出现不可耐受的毒性。联合化疗有效后可考虑单药维持治疗，根据患者的毒性反应及耐受情况，选用原联合方案中的 1 个药物进行维持，优先考虑选择使用方便、耐受性好的药物，

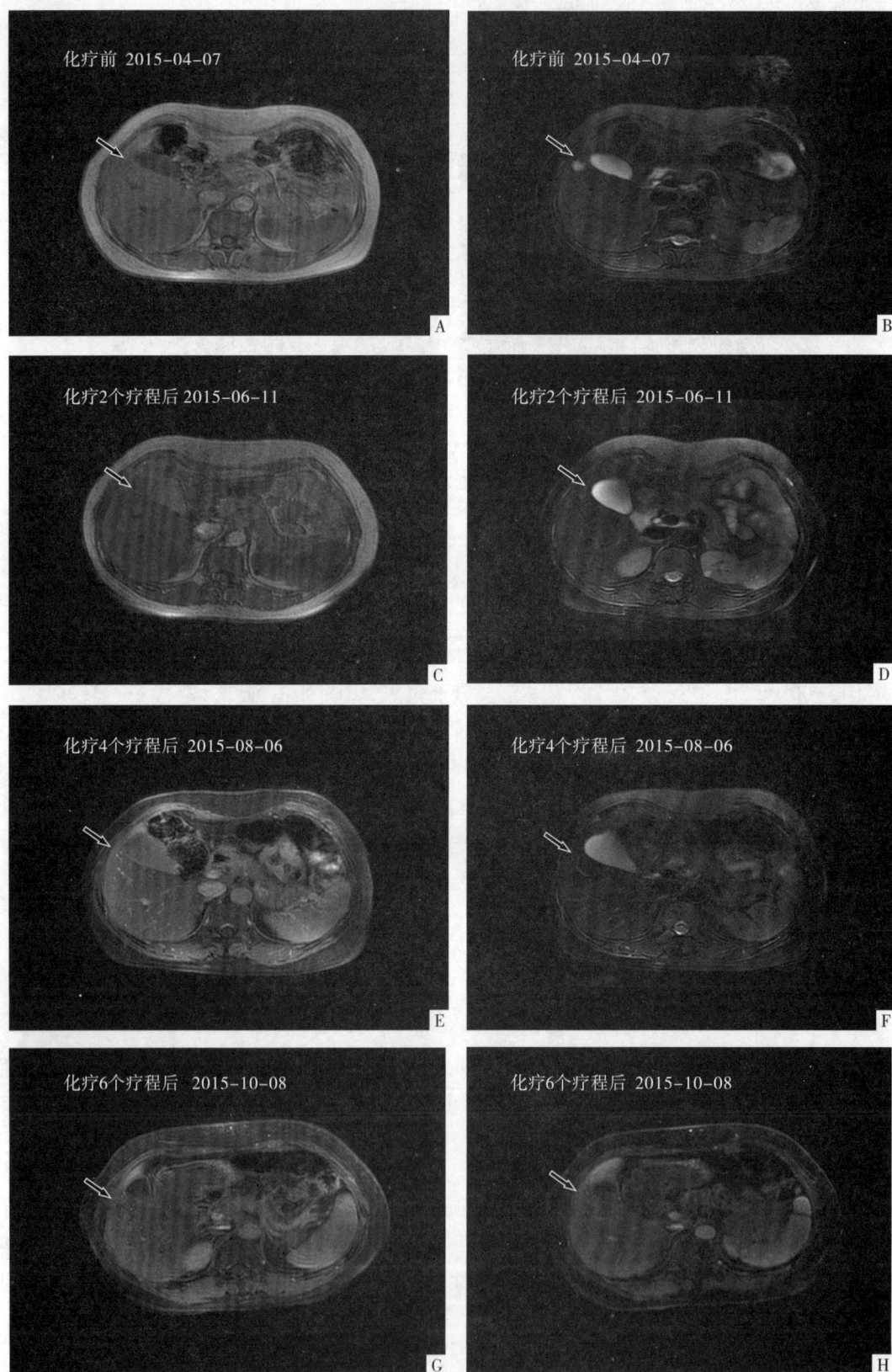

图 12-3　2015-04-07、2015-06-11、2015-08-06、2015-10-08 上腹部 MRI［肝右前叶（胆囊旁）转移灶］
注：A、C、E、G. 表示平扫片；B、D、F、H. 表示增强片

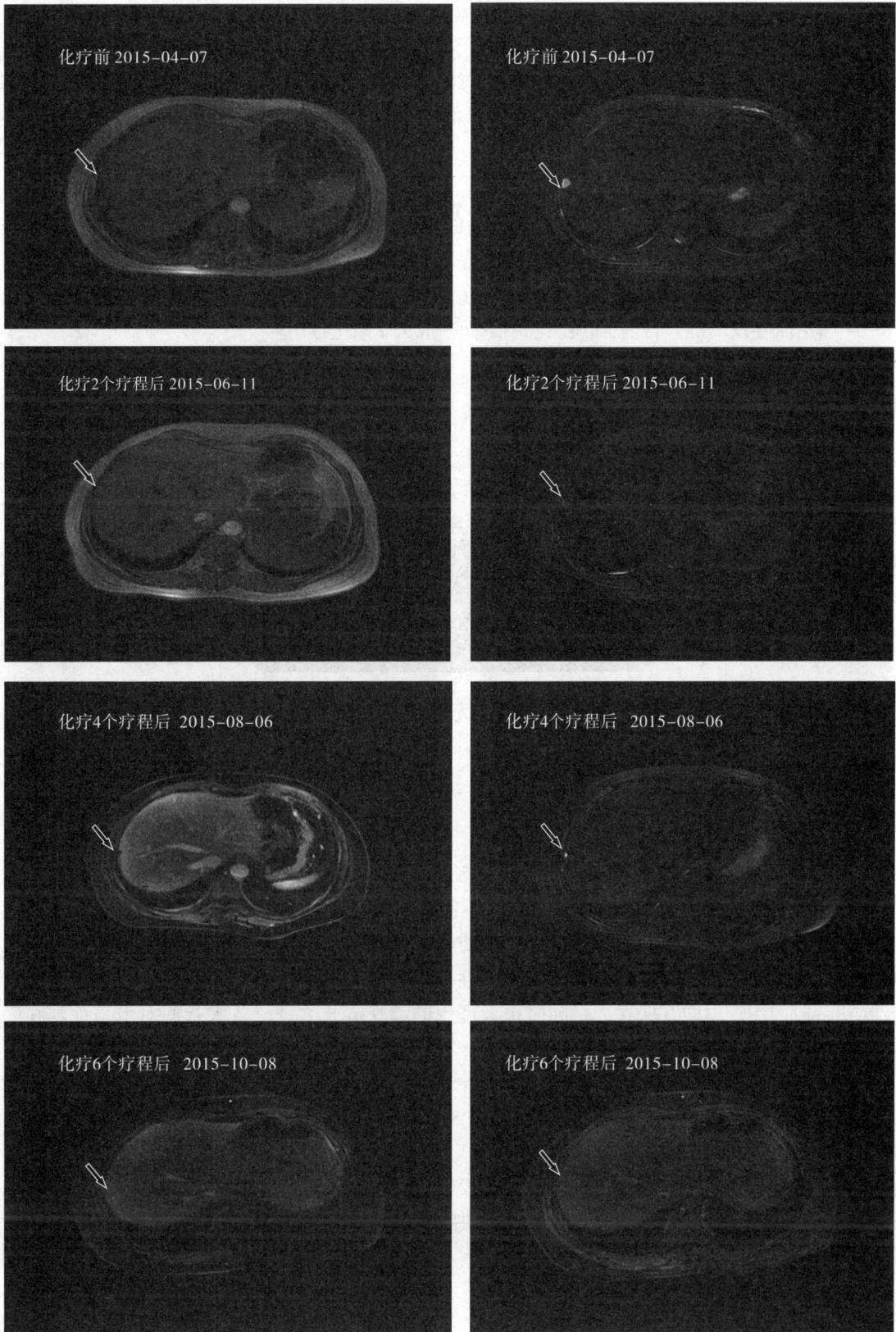

图 12-4　2015-04-07、2015-06-11、2015-08-06、2015-10-08 上腹部 MRI（肝右叶外侧包膜下转移灶）
注：A、C、E、G. 表示平扫片；B、D、F、H. 表示增强片

如卡培他滨等。一项比较不同单药在晚期乳腺癌患者中的疗效和安全性的系统性回顾研究显示，卡培他滨单药的疾病控制率显著高于长春瑞滨、脂质体多柔比星及吉西他滨。因此，本例患者于 2015-10 至 2017-09 行卡培他滨+曲妥珠单抗方案维持治疗，期间定期复查，肝右叶转移灶未再出现，CEA、CA153、盆腹腔彩超、心脏彩超、胸部 CT、骨显像及脑 MRI 均正常。

【病史及治疗续二】

➢ 2017-09-05 患者出现了与卡陪他滨相关的Ⅲ级手足综合征（图 12-5）。暂停卡培他滨口服，给予对症治疗。患者Ⅲ级手足综合征好转后，给予卡培他滨（500 mg，口服，每天 3 次）节拍化疗、曲妥珠单抗靶向维持治疗。2018-03 患者全面复查未见肿瘤客观证据，疗效评估 CR。2018-04 停用曲妥珠单抗。目前，仍继续口服卡陪他滨节拍化疗中。

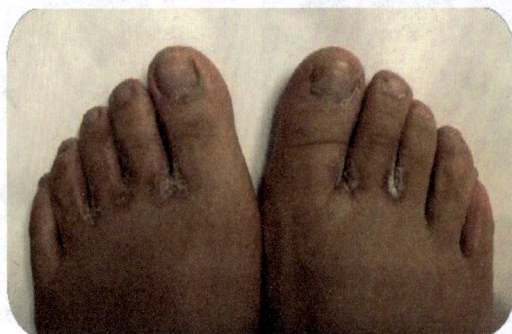

图 12-5　2017-09-05 Ⅲ级手足综合征

【本阶段小结】

本例患者在卡培他滨+曲妥珠单抗方案一线治疗期间，出现了Ⅲ级手足综合征。《中国晚期乳腺癌维持治疗专家共识》（2017）指出，对于不需要肿瘤快速缓解、难以耐受常规剂量维持化疗的患者，可以考虑节拍化疗，适合节拍化疗的药物应为高效、低毒且使用方便的口服制剂。节拍化疗相较于标准化疗，是有较好耐受、较少毒性、同等疗效的治疗方式。其在乳腺癌新辅助、辅助及晚期阶段的治疗中均有探索，是肿瘤患者理想的治疗方式之一。各大指南对卡培他滨在晚期乳腺癌节拍化疗中的剂量没有统一标准。Fedele 等发表在 *EJC* 的 *Efficacy and safety of low dose mentronomic chemotherapy with capecitabine in heavily pretreated patients with matastatic breast cancer* 一文中给出了卡培他滨单药方案（500 mg，口服，每天 3 次）。结果显示，疾病控制率达 86.20%，中位 TTP 达 7 个月，OS 达 17 个月。《中国抗癌协会乳腺癌诊治指南与规范（2017 版）》建议曲妥珠单抗可在疾病达 CR 后 2~3 年暂停抗 HER-2 治疗。因此，本例患者于 2017-10 行卡培他滨（500 mg，口服，每天 3 次）治疗至今，曲妥珠单抗静脉滴注至 2018-04 停药，2018-03 患者最后 1 次全面复查，疗效评估 CR。

本例患者诊疗过程见图 12-6。

【专家点评】

本例患者为绝经前 ER 阳性、HER-2 阳性、Luminal B 型中年女性患者。术后行密集型 AC-T 方案化疗、放疗及 TAM 辅助治疗，未接受标准曲妥珠单抗治疗。辅助内分泌治疗期间出现肝转

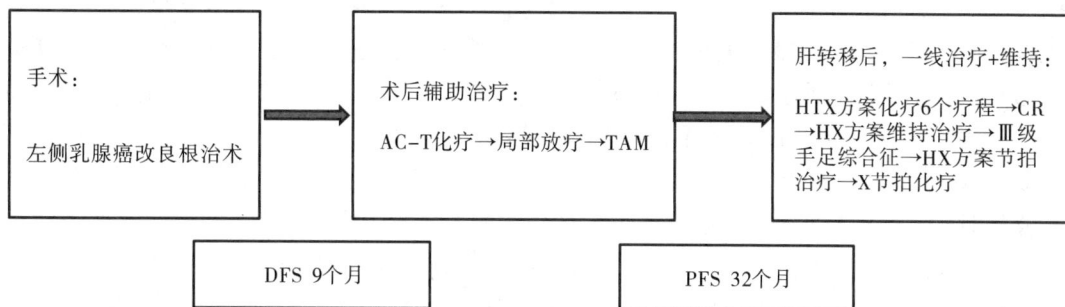

图 12-6　本例患者诊疗过程

移。未行转移灶穿刺活检确认病理类型。给予曲妥珠单抗+多西他赛+卡培他滨一线治疗 6 个疗程后疗效评估 CR，后给予曲妥珠单抗+卡培他滨治疗，期间因Ⅲ度手足综合征，卡培他滨改节拍化疗。曲妥珠单抗治疗 3 年后停用，现卡培他滨节拍化疗。

本例患者具有以下几点值得探讨。

1. 考虑到本例患者为 HER-2 阳性乳腺癌患者，乳腺肿块最大直径为 2.0 cm 且有淋巴结转移，故应给予术后辅助曲妥珠单抗治疗来降低复发风险。

2. 对于 HER-2 阳性晚期乳腺癌患者，一线治疗首选帕妥珠单抗、曲妥珠单抗双靶联合紫杉类药物为基础的方案，但当时帕妥珠单抗在中国尚未上市。其他可选方案包括 T-DM1 及曲妥珠单抗联合紫杉醇或多西他赛。在曲妥珠单抗联合紫杉醇的同时也可加用卡铂进一步提高疗效。曲妥珠单抗也可联合长春瑞滨、卡培他滨等其他化疗药物。对于 HR 阳性、HER-2 阳性晚期乳腺癌患者，如果其能从抗 HER-2 联合化疗的一线治疗中明显获益，在停止化疗后可以考虑使用抗 HER-2 治疗联合内分泌治疗作为维持治疗。

3. 在一线化疗有效的前提下，选用其中一种适合长期使用、方便、安全又经济的药物进行维持治疗是目前推荐的方案之一，可选卡培他滨等。而使用卡培他滨单药节拍化疗，疗效与传统化疗方案相似，且耐受性明显提高。节拍维持治疗的真正价值尚有待大规模的临床研究证实。

4. 在抗 HER-2 治疗达 CR 的患者中，抗 HER-2 治疗的最佳持续时间尚不明确，需要综合患者的治疗毒性、疾病负荷和治疗成本等考虑。对于某些患者，在达到 CR 后数年内停止抗 HER-2 治疗或许是可行的，但具体的时间间隔需要更多的临床研究给予答案。

（复旦大学附属肿瘤医院　王碧芸）

本例患者为 HER-2 阳性晚期乳腺癌患者，由于其辅助治疗期间没有选择含曲妥珠单抗的辅助治疗方案，故即使辅助治疗选择剂量密集型 AC-T 方案，DFS 也仅为 9 个月。本例患者辅助治疗后的临床结局符合 HER-2 阳性乳腺癌的生物学特性。

作为初始复发转移的晚期乳腺癌患者，除了需要全面的影像学检查评估外，转移灶的活检和分子检测十分重要，可以进一步明确患者的分子类型，为一线解救治疗策略和方案的制订提供重要、完整的信息。特别是当复发转移与其初始的生物学类型不符合的时候，可以为乳腺癌转移提供确切的依据，并了解乳腺癌生物学特性的改变（存在异质性或分子检测误差），也可排除其他肿瘤的转移。本例患者尽管一线治疗的 PFS 较长，符合预期，但是由于没有转移灶的活检与检测，其后续内分泌治疗的疗效不确定；因为其原发灶的 ER 表达率和强度低，且 PR 阴性，因此转移灶的 ER、PR 表达显得十分重要，一旦其在化疗联合曲妥珠单抗治疗后不能耐受，可以更换为"内分泌治疗+曲妥珠单抗"。

晚期乳腺癌的一线治疗策略应根据患者的生物学特性（分子分型等）和临床特点（DFS、转移灶分布与负荷、是否有内脏转移与内脏危象等）制订。本例患者尽管是 HER-2 阳性晚期乳腺癌患者，但是肿瘤负荷较小，仅为无症状的肝转移性结节，故选择了含曲妥珠单抗的方案。对于 HER-2 阳性晚期乳腺癌一线治疗的基本策略是"紫杉类+曲妥珠单抗"，只有在肿瘤负荷大、伴有内脏转移的时候，才选择曲妥珠单抗联合双化疗药物的方案，如 CHAT 研究中的"多西他赛+卡培他滨+曲妥珠单抗"，尽管能提高 PFS，但是和 US Oncology 研究（紫杉醇+卡铂+曲妥珠单抗）一样，OS 没有改善，只有 CLEOPATRA 研究（帕妥珠单抗+曲妥珠单抗+多西他赛）同时改善了 PFS 和 OS。本例患者由于 DFS 仅 9 个月，故选择"紫杉类+曲妥珠单抗"也不是最佳选择，可以选择其他单药联合曲妥珠单抗（如长春瑞滨等）。

（浙江省肿瘤医院　王晓稼）

【指南背景】

1. 2018 年美国 NCCN 指南　HER-2 阳性乳腺癌的一线推荐药物为曲妥珠单抗联合帕妥珠单抗联合多西他赛或紫杉醇。其他可选择的方案包括 T-DM1、曲妥珠单抗联合紫杉醇±卡铂、曲妥珠单抗联合多西他赛/长春瑞滨/卡培他滨。

2. ABC4 指南　对于 HR 阳性、HER-2 阳性晚期乳腺癌患者，当一线治疗选择化疗联合靶向治疗时，可考虑将内分泌治疗联合靶向治疗作为维持治疗，尽管目前该策略还未在随机临床试验中得到证实，但临床经验及内分泌药物的安全性均使得其成为一个合理的选择。

3.《中国晚期乳腺癌临床诊疗专家共识（2018 版）》　对于辅助治疗未使用过曲妥珠单抗或曲妥珠单抗治疗结束后超过 1 年复发转移的 HER-2 阳性晚期乳腺癌患者，曲妥珠单抗联合化疗的疗效和安全性均优于拉帕替尼联合化疗。一线抗 HER-2 治疗首选曲妥珠单抗联合帕妥珠单抗和紫杉类药物，除了联合紫杉醇、多西他赛以外，也可联合其他化疗药物。抗 HER-2 治疗的最佳持续时间尚不明确，如果没有出现疾病进展或不可耐受的毒性，曲妥珠单抗治疗可持续使用至疾病进展，HR 阳性患者可以考虑曲妥珠单抗联合内分泌维持治疗。如果治疗后肿瘤完全缓解数年，也可考虑暂时中断治疗，待复发后再考虑曲妥珠单抗治疗。

4.《中国临床肿瘤学会（CSCO）乳腺癌诊疗指南（2018. V1）》　患者接受曲妥珠单抗联合化疗时，有效化疗应持续至少 6~8 个疗程，使用时间同时取决于药物对肿瘤的效果和患者对化疗的耐受程度。化疗停止后，建议继续曲妥珠单抗维持治疗。如果患者获得完全缓解，HER-2 靶向治疗持续时间应权衡治疗毒性、经济负担等情况，也可以在疾病完全缓解后 2~3 年，部分患者暂停抗 HER-2 治疗，疾病再度进展后可恢复使用以前曾获益的抗 HER-2 药物治疗。

（复旦大学附属肿瘤医院　王碧芸）

可参考 ABC4 指南、《中国晚期乳腺癌临床诊疗专家共识（2018 版）》《中国临床肿瘤学会（CSCO）乳腺癌诊疗指南（2018. V1）》《中国抗癌协会乳腺癌诊治指南与规范（2017 版）》。

（浙江省肿瘤医院　王晓稼）

【循证背景】

CELOPATRA 研究为一项Ⅲ期临床研究，比较了帕妥珠单抗+曲妥珠单抗+多西他赛和曲妥珠单抗+多西他赛治疗 908 例 HER-2 阳性转移性乳腺癌患者的疗效。结果显示，双靶组 OS 较单靶组延长 15.7 个月（56.5 个月 *vs.* 40.8 个月，*P*<0.001），PFS 提高了 6.3 个月（18.7 个月 *vs.* 12.4 个月，*P*<0.001）。

（复旦大学附属肿瘤医院　王碧芸）

【核心体会】

在 HER-2 阳性晚期乳腺癌患者抗 HER-2 治疗达到 CR 较长时间后，考虑治疗毒性和经济负担等因素，其中某些患者可以尝试终止治疗。

（复旦大学附属肿瘤医院　王碧芸）

在晚期乳腺癌患者的治疗中，遵循指南或共识的前提是尽可能依据指南和共识完成必要的诊疗流程或要求，如相关病理、必要的分子检测、及时的检查评估等。

（浙江省肿瘤医院　王晓稼）

参 考 文 献

［1］Wardley AM，Pivot X，Morales-Vasquez F，et al. Randomized phase II trial of first-line trastuzumab plus docetaxel and capecitabine compared with trastuzumab plus docetaxel in HER2-positive metastatic breast cancer. J Clin Oncol，2010，28（6）：976-983.

［2］Fedele P，Marino A. Efficacy and safety of low dose mentronomic chemotherapy with capecitabine in heavily pretreated patients with matastatic breast cancer. European Journal of Cancer，2012，48：42-49.

［3］Giordano SH，Elias AD，Gradishar WJ，et al. NCCN Guidelines Updates：Breast Cancer. J Natl Compr Canc Netw，2018，16（5S）：605-610.

［4］Cardoso F，Senkus E，Costa A，et al. 4th ESO-ESMO international consensus guidelines for Advanced Breast Cancer（ABC 4）. Ann Oncol，2018，29（8）：1634-1657.

［5］中国抗癌协会乳腺癌专业委员会. 中国晚期乳腺癌临床诊疗专家共识（2018 版）. 中华肿瘤杂志，2018，40（9）：703-713.

［6］KSwain SM，Baselga J，Kim SB，et al. Pertuzumab，trastuzumab，and docetaxel in HER2-positive metastatic breast cancer. N Engl J Med，2015，372（8）：724-734.

病例 13 Luminal B 型、HER-2 阳性晚期 乳腺癌的治疗

袁春秀 尹清云 刘新兰*

宁夏医科大学总医院肿瘤医院

【病史及治疗】

➢ 患者，女性，55 岁，已绝经，孕 2 产 1，否认肿瘤家族史。

➢ 2016-02-24 患者因右侧乳房肿块 2 年余就诊。

➢ 2016-02-29 患者于外院行右侧乳腺癌改良根治术。术后病理示右侧乳腺非特殊型浸润性癌 Ⅱ级，肿块大小约 10.0 cm×7.0 cm×3.5 cm，可见脉管癌栓及神经侵犯；乳头可见癌侵及，边切缘、底切缘未见癌侵及；右侧腋窝淋巴结可见癌转移（13/25）。免疫组织化学示 ER（90%＋）、PR（－）、HER-2（＋＋~＋＋＋）、Ki-67（60%）、CD34（血管阳性）、D2-40（淋巴管阳性）、S-100（神经阳性）。

➢ 2016-03-21 至 2018-06-16 患者行术后辅助化疗 EC 方案 4 个疗程，序贯密集型 T 方案 4 个疗程；具体为表柔比星 160 mg+环磷酰胺 800 mg，序贯紫杉醇 290 mg。

➢ 2017-02（术后 1 年）患者发现左侧腋窝有 1 个结节，直径约 1.0 cm，逐渐增大至约 8.0 cm，伴左上肢肿胀、麻木、疼痛，可耐受，不影响睡眠。

➢ 2018-01-03 患者就诊于宁夏医科大学总医院肿瘤医院。入院体能评估为 ECOG 1 分，疼痛评估为数字疼痛分级法（numeric pain intensity scale，NRS）1 分。

➢ 2018-01-03 患者查体发现，生命体征平稳，左侧颈部及锁骨上触及多个肿大的淋巴结，质硬，部分融合固定，边界欠清，最大直径 1.0 cm，无压痛；左侧胸壁近腋窝处可触及 1 个大小约 9.0 cm×8.0 cm 的肿块，质硬，固定，边界尚清，无压痛；左上肢肿胀；心、肺及腹部查体未见明显异常；双下肢无水肿。

【辅助检查】

➢ 2018-01-03 CEA 16.74 μg/L，CA153 正常。

➢ 2018-01-03 甲状腺彩超示左侧锁骨上区多个淋巴结，较大者 1.0 cm×1.0 cm。

➢ 2018-01-03 乳腺彩超示左侧腋窝低回声实性肿块，大小约 10.4 cm×7.0 cm。

➢ 2018-01-03 胸部 CT（图 13-1）示左侧腋窝多发肿大淋巴结，考虑转移。

➢ 2018-01-03 全腹部增强 CT 示肝血管瘤。

➢ 2018-01-03 颈部增强 CT 示颈部间隙左侧Ⅳb 区多发肿大淋巴结，转移不除外。

➢ 2018-01-03 骨显像（图 13-2）示左侧股骨中下段骨盐代谢活跃（CT 融合图像于相应部位

显示骨皮质不均匀变薄，局部呈溶骨性改变，髓腔内见大小约 4.5 cm×3.0 cm 的软组织密度影），考虑转移。

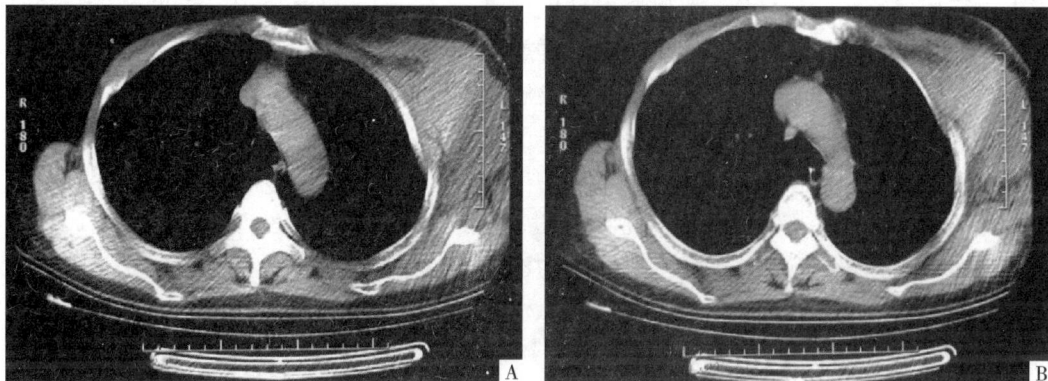

图 13-1 2018-01-03 胸部 CT

注：A、B. 均表示左侧腋窝淋巴结转移

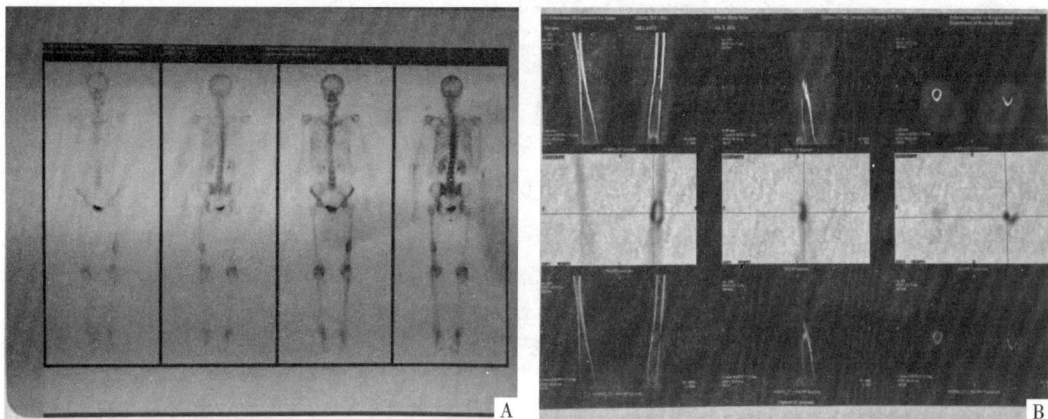

图 13-2 2018-01-03 骨显像

注：A. 治疗前左侧股骨转移，B. 骨显像 CT 融合图像

➤ 2018-01-03 乳腺钼靶、颅脑增强 MRI 均显示阴性。

➤ 2018-01-04 左侧胸壁近腋窝肿块穿刺病理示低分化癌侵及横纹肌，符合乳腺浸润性小叶癌。免疫组织化学示 ER（中等，40%+）、PR（<1%）、雄激素受体（androgen receptor，AR）（<1%）、HER-2（+++）、Ki-67（40%）、CK5/6（-）、EGFR（-）、E-cad（-）。

➤ 2018-01-08 宁夏医科大学总医院肿瘤医院会诊，乳腺原发肿瘤病理示右侧乳腺混合性癌，非特殊型浸润性癌（Ⅱ级）约占 40%，浸润性小叶癌约占 60%，癌灶大小约 10.0 cm×7.0 cm×5.0 cm。免疫组织化学示 ER（强，80%+）、PR（<1%）、AR（中等，80%+）、HER-2（+++）、Ki-67（50%）、P120（细胞膜及细胞质弱阳性）、E-cad（细胞膜弱阳性）、CK5/6（-）、EGFR（-）、谷胱甘肽 S 转移酶 π（glutathione S-transferase π，GST-π）（+）、P170（+）、DNA 拓扑异构酶 Ⅱ（TOPO-Ⅱ）（40%）、CD31（见血管内癌栓）、D2-40（见淋巴管内癌栓）、S-100（未见神经受累）。

【本阶段小结】

本例患者右侧乳腺癌诊断明确，出现左侧胸壁近腋窝病变，需要鉴别是右侧乳腺癌转移，还是新发左侧乳腺癌转移，是否存在双侧原发性乳腺癌。双侧原发性乳腺癌是指两侧乳腺同时或先后发生独立的原发性乳腺癌，是多原发癌的一种类型。目前，国内比较通行的诊断标准也是综合了国内外文献提出的，具体如下：①部位，原发癌常位于对侧乳腺外侧象限实质内；②组织学类型，双侧癌组织学类型完全不同或细胞核分化程度有明显差异；③原发性病变，原位癌或原位癌演变成浸润性导管癌；④生长方式，原发癌多为单发、浸润性生长；⑤首发术后 5 年以上，无局部复发或远处转移证据。本例患者右侧乳腺原发癌为混合性癌，有非特殊型浸润性癌成分及浸润性小叶癌成分；左侧胸壁近腋窝肿块穿刺病理为浸润性小叶癌，分期检查中乳腺彩超、钼靶及查体均未发现明确左侧乳腺占位；结合上述双侧原发性乳腺癌诊断标准，并从一元论角度考虑右侧乳腺癌左侧胸壁近腋窝病灶为转移的诊断成立。初诊时患者的临床分期为ⅢC 期，分子分型为 Luminal B 型（HER-2 阳性），术后完成辅助化疗后未行放疗、内分泌治疗及曲妥珠单抗治疗，术后 1 年出现肿瘤进展，符合病情演变。本例患者右侧乳腺原发癌灶及左侧胸壁近腋窝处转移灶 HER-2 均为阳性。根据《中国晚期乳腺癌临床诊疗专家共识（2018 版）》《中国临床肿瘤学会（CSCO）乳腺癌诊疗指南（2018. V1）》及美国 NCCN 指南，对于既往未使用过曲妥珠单抗辅助治疗的 HER-2 阳性复发转移性乳腺癌患者，以曲妥珠单抗为基础的联合化疗方案是晚期标准一线治疗方案。目前，国际上 HER-2 阳性晚期乳腺癌一线标准治疗方案为帕妥珠单抗、曲妥珠单抗双靶联合多西他赛，本例患者本阶段诊疗时帕妥珠单抗在国内未上市，故国内一线首选方案仍是曲妥珠单抗联合紫杉类药物为主。首选化疗方案包括单药或联合化疗，联合化疗通常有更高的 ORR 和 PFS。对于既往蒽环类和紫杉类治疗失败的复发转移性乳腺癌患者，可以考虑的药物有卡培他滨、长春瑞滨、吉西他滨、铂类和脂质体多柔比星等。HERNATA 研究证实，曲妥珠单抗联合长春瑞滨也能取得与曲妥珠单抗联合紫杉类药物相似的疗效。多项研究证实，在患者身体状况允许的情况下，曲妥珠单抗联合双药化疗优于联合单药化疗。综合考虑本例患者一般状况较好、肿瘤负荷大，需要迅速使肿瘤缩小，且既往使用 EC-T 方案不足 1 年就出现肿瘤进展，故一线选择 NPH（N，长春瑞滨；P，顺铂；H，曲妥珠单抗）方案。

【病史及治疗续一】

➤ 2018-01-13 至 2018-06-01 患者行 NPH 方案化疗 6 个疗程（长春瑞滨 40 mg，第 1、8 天；顺铂 40 mg，第 2、3、4 天，21 天为 1 个疗程；曲妥珠单抗，首次 8 mg/kg，之后 6 mg/kg，每 3 周 1 次），同时给予唑来膦酸（4 mg，每 28 天 1 次，静脉滴注）抑制骨破坏，以及补钙及维生素 D 的治疗。

➤ 2018-01-13 至 2018-06-01 患者化疗期间不良反应有轻度胃肠反应、Ⅱ度血液学毒性、Ⅱ度肝功能损害，对症治疗后好转。

➤ 2018-01-13 至 2018-06-01 患者 NPH 化疗 2 个疗程后，左上肢水肿及麻木、疼痛明显减轻，左侧胸壁近腋窝处肿块明显缩小，左侧颈部及锁骨上淋巴结明显缩小，疗效评估 PR；4 个疗程、6 个疗程后，左上肢水肿及麻木、疼痛缓解，左侧胸壁近腋窝处肿块继续缩小，左侧颈部淋巴结未触及肿大，左侧股骨转移灶由溶骨向成骨转变，维持 PR。

【辅助检查】

➤ 2018-01-13 胸部 CT（图 13-3）示患者化疗前左侧胸壁近腋窝肿块。

➢ 2018-06-13 胸部 CT（图 13-4）示患者化疗 6 个疗程后左侧胸壁近腋窝处肿块缩小。

➢ 2018-01-25、2018-04-24 患者行左侧股骨 X 线片（图 13-5），提示转移灶由溶骨向成骨转变。

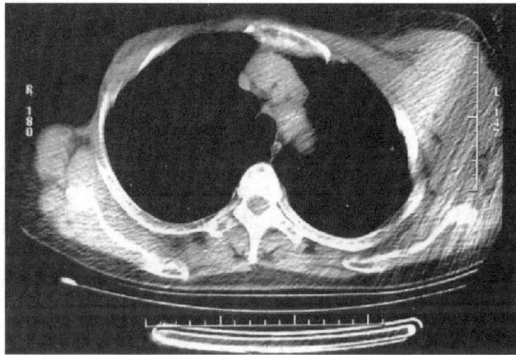

图 13-3　2018-01-13 胸部 CT

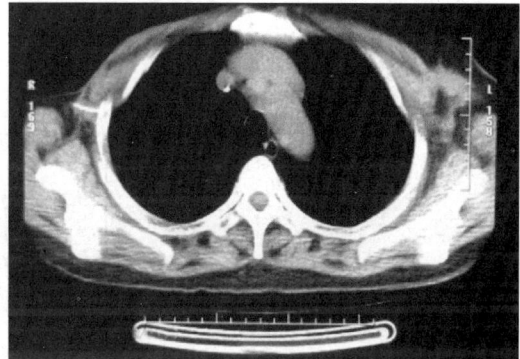

图 13-4　2018-06-13 胸部 CT

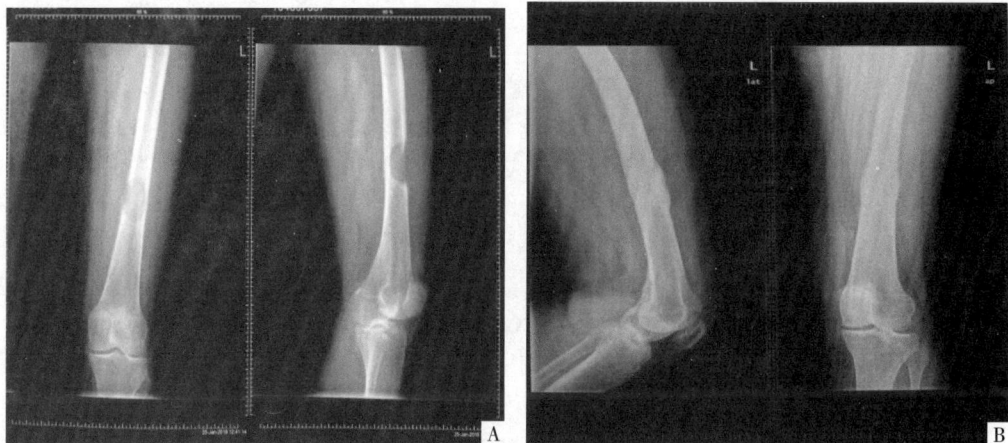

图 13-5　2018-01-25、2018-04-24 左侧股骨 X 线片

注：A. 2018-01-25 左侧股骨正侧位片；B. 2018-04-24 左侧股骨正侧位

【本阶段小结】

复发转移性乳腺癌的治疗目的为改善症状、提高生活质量、延长生存，常采取"细水长流"的策略，选择最佳的一线方案治疗，有效后考虑合理的维持治疗。维持化疗应符合单药治疗有效、相对低毒、便于长期使用的要求，如口服卡培他滨、长春瑞滨等。对于联合化疗有效的患者，可考虑选择原联合方案中的 1 个单药进行维持治疗，以尽量延长疾病控制时间。本例患者行 6 个疗程 NPH 方案化疗后疗效评估 PR，按原则选择口服长春瑞滨联合曲妥珠单抗维持治疗更为合适，但因其经济条件有限，故选择静脉长春瑞滨联合曲妥珠单抗维持治疗。对于 HR 阳性、HER-2 阳性复发转移性乳腺癌患者，抗 HER-2 治疗联合化疗病情稳定后，可停止化疗，化疗停止后可考虑使用抗 HER-2 治疗联合 AI 维持治疗。对于本例患者的后续维持治疗，根据其化疗耐受性及疗效可

考虑调整为内分泌治疗联合抗 HER-2 治疗。HER-2 靶向治疗的时间原则上可使用至患者肿瘤进展或出现不可耐受的毒性。如果患者疗效评估为 CR，抗 HER-2 治疗持续时间应权衡治疗毒性、经济负担等情况，也可以在患者疾病完全缓解后 2~3 年，部分患者暂停抗 HER-2 治疗，待病情再度进展后可恢复使用以前曾获益的抗 HER-2 药物治疗。本例患者抗 HER-2 治疗维持时间需根据其疗效、毒性反应及经济状况决定。

本例患者诊疗过程见图 13-6。

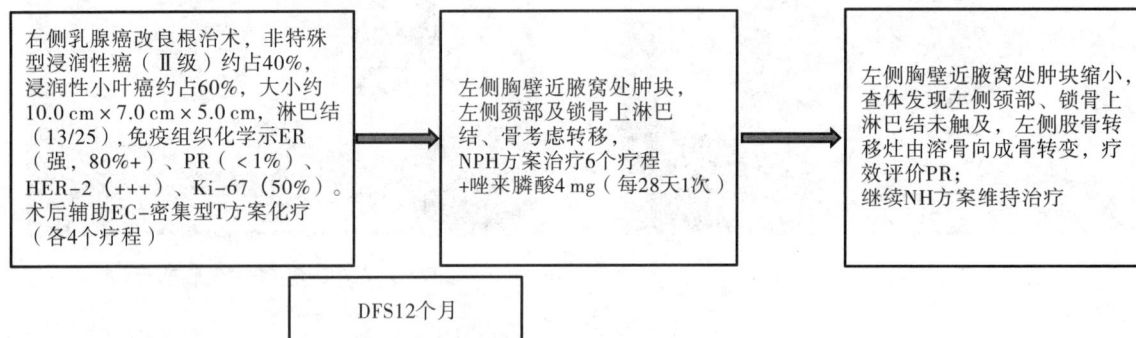

右侧乳腺癌改良根治术，非特殊型浸润性癌（Ⅱ级）约占40%，浸润性小叶癌约占60%，大小约 10.0 cm×7.0 cm×5.0 cm，淋巴结（13/25），免疫组织化学示ER（强，80%+）、PR（<1%）、HER-2（+++）、Ki-67（50%）。术后辅助EC-密集型T方案化疗（各4个疗程）

→

左侧胸壁近腋窝处肿块，左侧颈部及锁骨上淋巴结、骨考虑转移，NPH方案治疗6个疗程+唑来膦酸4 mg（每28天1次）

→

左侧胸壁近腋窝处肿块缩小，查体发现左侧颈部、锁骨上淋巴结未触及，左侧股骨转移灶由溶骨向成骨转变，疗效评价PR；继续NH方案维持治疗

DFS12个月

图 13-6　本例患者诊疗过程

【专家点评】

本例患者初诊时术后病理分期为ⅢC期，可见多个腋窝淋巴结转移（13/25），还合并有 Ki-67 较高、脉管癌栓及神经侵犯等风险因素。免疫组织化学示原发灶 HER-2（++~+++），但并未进一步行 FISH 检测，故当时不能肯定本例患者是否为 HER-2 阳性乳腺癌。本例患者术后不到 1 年时间即出现肿瘤进展，与其未接受标准的辅助治疗（仅有辅助化疗，无放疗及内分泌治疗等）是有肯定关系的。认同本文作者关于本例患者左侧胸壁近腋窝处新发病灶为转移灶的分析，根据新发病灶的 HER-2 阳性结果及病情演变情况，逆推原发灶分子分型也为 HER-2 阳性的结论是可以考虑成立的。需要指出的是，对于这种淋巴结阳性的 HER-2 阳性乳腺癌患者，辅助抗 HER-2 治疗是可以"升阶强化"的。APHINITY 研究（2017）的结果表明，曲妥珠单抗联合帕妥珠单抗双靶治疗组患者的疾病复发率与 3 年 iDFS 均优于对照组，且淋巴结阳性患者获益更明显。2017 年美国 NCCN 指南（第 3 版）首次将抗 HER-2 双靶治疗联合化疗作为淋巴结阳性、HER-2 阳性乳腺癌患者辅助治疗的可选方案之一，并沿用至今。另外，基于 ExteNET 研究的结果，对于具有高危复发风险的患者，在标准的 1 年曲妥珠单抗抗 HER-2 治疗后，继续使用 1 年来那替尼强化抗 HER-2 治疗也是可考虑的。

对于 HER-2 阳性晚期乳腺癌患者的一线治疗方案，美国 NCCN 指南推荐帕妥珠单抗与曲妥珠单抗联合紫杉类药物的三联方案，其主要证据来自 CLEOPATRA 研究的结果。帕妥珠单抗在国内刚刚上市不久，此三联方案目前在国内的使用尚有限。根据 CHAT 研究和 HERNATA 研究的结果，《中国临床肿瘤学会（CSCO）乳腺癌诊疗指南（2018. V1）》将 TXH（T，多西他赛；X，卡培他滨；H，曲妥珠单抗）方案和 NH（N，长春瑞滨；H，曲妥珠单抗）方案也都作为 ⅠA 级推荐。但根据时间推算，本例患者首次发现进展的时间在多西他赛化疗结束后 1 年内，此时再次选用紫杉类药物作为与靶向药联合的化疗药物是不适宜的。本例患者此时选用 NH 方案是恰当的，指南中并没有在此方案基础上再联用铂类的推荐，如果是从希望尽快控制疾病进展的目的出发，且预测其能够耐受可能出现的毒性反应，这种方案也未尝不可。在联合化疗结束之后，选择有效的、可耐受的化疗药物联合靶向药物维持治疗及内分泌药物联合靶向药物维持治疗都是可行的。关于抗HER-2治疗最佳持续时间的问题，《中国临床肿瘤学会（CSCO）乳腺癌诊疗指南（2018. V1）》及《中国晚期乳腺癌临床诊疗专家共识（2018版）》指出，化疗停止后，建议继续曲妥珠单抗维持治疗。如果患者获得CR，HER-2靶向治疗持续时间应权衡治疗毒性、经济负担等情况，也可以在病情完全缓解后数年（如2~3年），部分患者暂停抗HER-2治疗，疾病再度进展后可恢复使用以前曾使用获益的抗HER-2药物治疗。对于"部分患者"的界定，日本有多中心研究表明，长期完全缓解的患者可能与HR状态、转移部位（局部/远处，内脏/非内脏）等因素有关。需要注意的是，在治疗中应全程密切观察患者可能出现的毒性反应，并及时做出处理。

（湖南省肿瘤医院　谢　宁　欧阳取长）

本例患者初诊时局部病灶范围已经近10.0cm，乳头受累，且局部淋巴结转移较多，属于局部晚期乳腺癌，适合新辅助治疗后再行手术治疗。术后病理示HER-2（++~+++），应进一步完善FISH检测，指导抗HER-2治疗，也应该行辅助放疗、辅助内分泌治疗。本例患者没有选择新辅助治疗而选择了先手术治疗，且术后辅助治疗不充分，增加了其复发及转移的风险。

本例患者右侧乳腺癌术后1年，在左侧胸壁近腋窝处发现新病灶，并逐步发展，出现了上肢淋巴回流受阻及神经侵犯等相关临床症状。活检取病理提示，低分化癌侵及横纹肌，符合乳腺浸润性小叶癌。此时需明确2个问题：一是需要明确该病灶为右侧乳腺癌术后转移所致还是第二原发癌；二是若为转移癌需要明确病变范围。对于诊断，首先应关注此时左侧乳腺的相关检查是否有阳性发现，如在左侧乳房发现新发病灶，那么难题就不攻自破了。对于乳腺组织来说，乳腺增强MRI所能够提供的信息会更加客观、全面，参考价值也更大；其次应该关注新发病灶与原发病灶的病理类型比较，如果2处病灶为不同性质的病理类型，则双原发癌的可能性更大。本例病例复核右侧乳腺癌病理的结果为浸润性乳腺癌和浸润性小叶癌混合癌，左侧新发病灶病理为浸润性小叶癌，符合其中一种成分，且组化类型与之接近，这样的结果提示了肿瘤同一来源的可能，也符合肿瘤的病情进展过程。在复核原发病灶病理时，建议对导管癌部分和小叶癌部分分别进行免疫组织化学检测，其对比结果说服力可能会更大。

本例患者复发入院，进一步检查后发现除左侧颈部、腋窝、胸壁及锁骨上的病灶外，还存在左侧股骨中下段骨转移。此时患者已处于M_1期，对于Ⅳ期乳腺癌患者的治疗，指南以延长生存期、提高生活质量为目的，手术通常只是在疾病控制稳定、肿瘤可以被完整切除且其他部位病变不会在短期内威胁生命的情况下才考虑进行，手术时机的选择需考虑诸多因素后慎重决定。本例患者术后辅助治疗不充分，目前仅为对侧局部复发，远处转移为单发性骨转移，未出现重要脏器转移，预估抗HER-2治疗后肿瘤退缩的可能性很大；对于此类患者，系统治疗后局部治疗的机会是有的。建议本例患者行PET-CT检查，若评估后仍然为对侧颈部、腋窝、胸壁、锁骨上及单发性股骨转移，且后续治疗取得理想效果，疾病获得相对长期控制，在左侧病灶有局部R0切除机会的情况下，可进行手术，术后补充放疗，并对于单发性骨转移灶进行根治性放疗，这样既可控制骨不良事件的发生，也可为患者争得无瘤状态的机会。若左侧局部未能达到R0切除，也可行局部放疗。

最后，对于此类患者的一线治疗，在不考虑药物可及性及患者经济条件等因素的情况下，首选曲妥珠单抗+帕妥珠单抗联合化疗。对于HER-2阳性乳腺癌患者，为追求更高的肿瘤缓解率及TTP，应强化抗HER-2治疗的强度，而不是强化化疗。在本例患者的治疗中，因为国内市场尚不能获得帕妥珠单抗而选择曲妥珠单抗联合双药化疗的方案是可行的。对于HR阳性、HER-2阳性乳腺癌患者，复发进行一线静脉化疗联合靶向治疗获益后，可选择化疗+靶向治疗维持，也可以选择内分泌治疗+靶向治疗维持；而对于肿瘤负荷不大、治疗效果理想的患者来说，后续治疗应优先考虑内分泌治疗+靶向治疗。本例患者无论是否接受局部治疗，化疗充分后建议内分泌治疗（AI）联合靶向治疗（曲妥珠单抗）作为维持治疗，抗 HER-2 治疗可在 2~3 年后疾病达到 CR 状态下停用。对于乳腺癌骨转移患者，参照《中国临床肿瘤学会（CSCO）乳腺癌诊疗指南（2018. V1）》骨转移癌部分，建议行双膦酸盐治疗，每月 1 次，应用 2 年后若疾病控制理想，可以改为每 3 个月 1 次。

总之，乳腺癌的治疗只有在规范的前提下，才能谈精准，才能进行个体化治疗，才会给患者带来更大受益。

（中国医科大学附属第一医院　张　磊　石　晶　李建军　金　锋）

【指南背景】

1. 2018 年美国 NCCN 指南（第 3 版）　正文指出，对于 HER-2 和 HR 均为阳性且淋巴结阳性（同侧腋窝淋巴结有 1 个或多个转移灶>2 mm）的乳腺癌患者，可辅助化疗+曲妥珠单抗+帕妥珠单抗治疗，化疗完成后继续给予内分泌治疗及共 1 年的抗 HER-2 双靶治疗。注脚指出，对于 HER-2 和 HR 均为阳性且有高危复发风险（如 Ⅱ~Ⅲ 期）的乳腺癌患者，可考虑来那替尼序贯于含曲妥珠单抗的方案辅助治疗。对于先前进行帕妥珠单抗治疗的患者，辅助来那替尼治疗的获益和毒性尚无数据。

2.《中国临床肿瘤学会（CSCO）乳腺癌诊疗指南（2018. V1）》　HER-2 阳性晚期乳腺癌抗 HER-2 一线治疗Ⅰ级推荐 TXH（多西他赛+卡培他滨+曲妥珠单抗）方案（ⅠA）、NH*（长春瑞滨+曲妥珠单抗*）方案（ⅠA）。Ⅱ级推荐 TH*（多西他赛+曲妥珠单抗*）方案（ⅠB）、THP*（多西他赛+帕妥珠单抗+曲妥珠单抗*）方案（ⅠB）、XH*（卡培他滨+曲妥珠单抗*）方案（ⅡA）。

3.《中国晚期乳腺癌临床诊疗专家共识（2018 版）》　①HER-2 阳性晚期乳腺癌在曲妥珠单抗联合紫杉类药物的基础上加用帕妥珠单抗，可进一步延长患者的 PFS 和 OS。一线抗 HER-2 治疗方案首选曲妥珠单抗联合帕妥珠单抗和紫杉类药物，除了联合紫杉醇、多西他赛以外，也可联合其他化疗药物。②抗 HER-2 治疗的最佳持续时间尚不明确，如果没有出现疾病进展或不可耐受的毒性，曲妥珠单抗治疗可持续使用至疾病进展，HR 阳性患者可以考虑曲妥珠单抗联合内分泌治疗作为维持治疗。如果治疗后肿瘤完全缓解数年（2~3 年），也可考虑暂时中断治疗，待复发后再考虑曲妥珠单抗治疗。

（湖南省肿瘤医院　谢　宁　欧阳取长）

【循证背景】

1. APHINITY（LBA500）研究　该研究共纳入 4805 例早期 HER-2 阳性乳腺癌患者，随机分组，给予标准化疗+1 年曲妥珠单抗±1 年帕妥珠单抗。随访 4 年的中期分析发现，联用帕妥珠单抗组的 iDFS 高于单用曲妥珠单抗组（92.3% *vs.* 90.6%），且存在淋巴结阳性的患者获益更大（89.9% *vs.* 86.7%）。在中位随访时间达 45.4 个月时，联用帕妥珠单抗组较单用曲妥珠单抗组可降低 19% 的复发风险（$HR=0.81$，$95\%CI$：0.66~1.00）。

2. ExteNET 研究　该研究入组了 2840 例接受过 1 年曲妥珠单抗+化疗辅助治疗且无乳腺癌病灶的患者，随机接受来那替尼（$n=1420$）或安慰剂（$n=1420$）。结果显示，对于曲妥珠单抗+化疗辅助治疗的早期 HER-2 阳性乳腺癌患者，来那替尼强化治疗能够改善患者的 2 年 DFS。在

HER-2 和 HR 均阳性的亚组中，来那替尼组的 2 年 DFS 率高于安慰剂组（95.4% *vs.* 91.2%，*HR*=0.51，*P*=0.001）。

3. CLEOPATRA 研究　该研究纳入了 808 例 HER-2 阳性转移性乳腺癌患者，随机接受一线安慰剂（Pla）+曲妥珠单抗（T）+多西他赛（D）或帕妥珠单抗（Ptz）+T+D 治疗。结果显示，中位随访时间为 50 个月时，增加帕妥珠单抗可使患者的中位 PFS 从曲妥珠联合多西他赛治疗下的 12.4 个月增至 18.5 个月（增加 6.1 个月）；中位 OS 从 40.8 个月增至 56.5 个月（增加 15.7 个月）。

4. Japan Clinical Oncology Group 多中心研究　该研究纳入一线接受曲妥珠单抗治疗至少 2 年的 HER-2 阳性晚期乳腺癌患者 108 例，中位随访时间 7.7 年，108 例患者中 44 例发生进展，13 例死亡。中位 PFS 为 11.2 年，80% 以上的患者在转移 10 年后仍存活。108 位患者中，57 例达 CR，其中 27 例患者中断治疗，27 例中有 19 例基于医师的推荐中断，4 例由于不良反应中断，3 例原因不明，1 例主动要求中断。27 例中断的患者中有 4 例出现再次进展。这 27 例患者的中位持续用药时间是 5.1 年（0.9~9.3 年）。

（湖南省肿瘤医院　谢　宁　欧阳取长）

【核心体会】

HER-2 阳性乳腺癌具有高度侵袭性，易导致复发转移，缩短患者的生存时间。在国内外的各大指南中，抗 HER-2 靶向治疗都是 HER-2 过表达型乳腺癌患者治疗过程中不可或缺的一个重要环节，在治疗过程中持续抑制 HER-2 通路也应是临床医师要始终坚持的原则。对于有不同病情的 HER-2 阳性乳腺癌患者，可以采取个体化的治疗策略。

（湖南省肿瘤医院　谢　宁　欧阳取长）

参 考 文 献

［1］Andersson M, Lidbrink E, Bjerre K, et al. Phase Ⅲ randomized study comparing docetaxel plus trastuzmab with vinorelbine plus trastuzumab as first-line therapy of metastatic or locally advanced human epidermal growth factor receptor 2-positive breast cancer: The HERNATA study. J Clin Oncol, 2011, 29 (3): 264-271.

［2］Swain SM, Baselga J, Kim SB, et al. Pertuzumab, trastuzmab, and docetaxel in HER2-positive metasatic breast cancer. N Engl J Med, 2015, 372 (8): 724-734.

［3］Gunter von Minckwitz, Marion Procter, Evandro de Azambuja, et al. Adjuvant Pertuzumab and Trastuzumab in Early HER2-Positive Breast Cancer. N Engl J Med, 2017, 377: 122-131.

［4］Martin M, Holmes FA, Ejlertsen B, et al. Neratinib after trastuzumab-based adjuvant therapy in HER2-positive breast cancer (ExteNET): 5-year analysis of a randomised, double-blind, placebo-controlled, phase 3 trial. Lancet Oncol, 2017, 18 (12): 1688-1700.

病例 14 局部晚期三阴性乳腺癌新辅助化后获得病理完全缓解 1 例

李　轩　尹清云　刘新兰*

宁夏医科大学总医院肿瘤医院

【病史及治疗】

➤ 患者，女性，54岁，已绝经。否认恶性肿瘤家族史。

➤ 2017-04-10患者以"发现右侧乳房肿块40天，右侧腋窝淋巴结肿大13天"就诊。查体发现，右侧乳房外上象限1个巨大肿块（图14-1），大小约14.0 cm×12.0 cm，质硬，边界欠清，活动度差，压痛阳性，肿块近腋窝处局部溃烂、渗液，周围胸壁皮肤呈暗紫色。右侧腋窝可触及1个融合肿大淋巴结，大小约3.0 cm×2.0 cm，质硬，固定，边界不清，活动度差，压痛阳性。右上肢活动障碍。

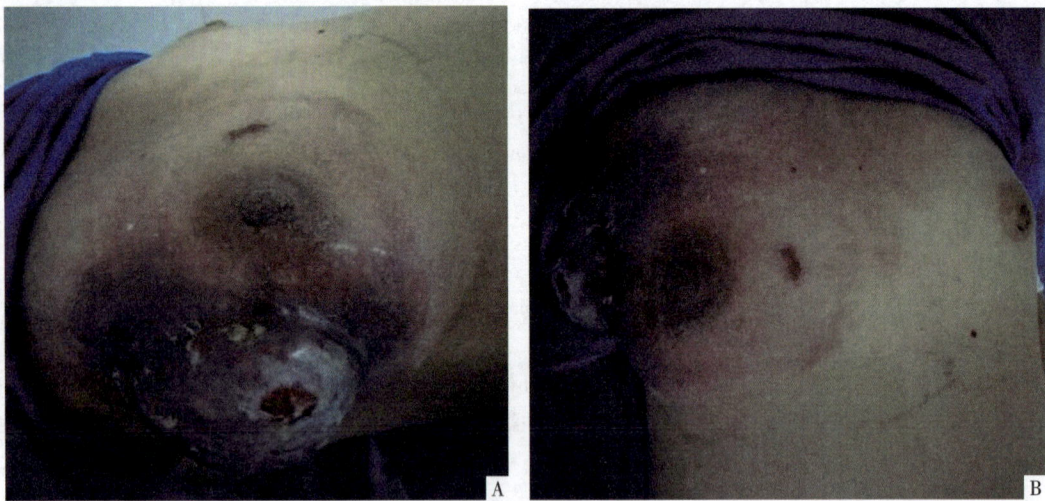

图 14-1　2017-04 初诊时乳房外观

注：A. 侧位；B. 正位

➤ 2017-04乳腺彩超（图14-2）示右侧乳房外上象限巨大实性包块（BI-RADS 5）；右侧腋窝异常形态淋巴结显示，大小约1.9 cm×1.6 cm。

➤ 2017-04胸部CT示右侧乳房巨大软组织块影，突出右侧乳房表面，侵犯乳头及乳晕处皮

* 通信作者，邮箱：nxliuxinlan@163.com

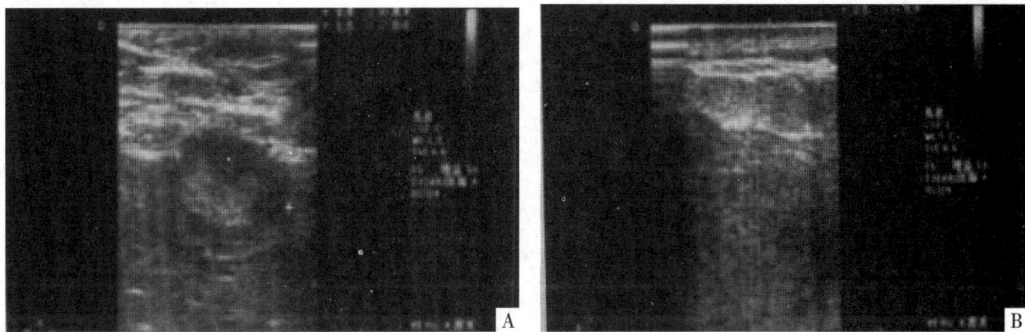

图 14-2 2017-04 乳腺彩超

注：A. 乳腺；B. 腋窝淋巴结

肤，大小约 7.8 cm×6.9 cm，伴右侧腋窝多发淋巴结肿大，考虑乳腺恶性肿瘤，右侧腋窝淋巴结转移。

➢ 2017-04 患者行穿刺活检。右侧乳腺肿块穿刺活检病理示乳腺浸润性癌，伴多灶区域坏死和多量淋巴细胞浸润。免疫组织化学示 ER（<1%）、PR（<1%）、HER-2（0）、Ki-67（约90%）。右侧腋窝淋巴结穿刺活检病理示淋巴组织中可见癌转移。

➢ 2017-04 患者辅助检查未见远处转移，诊断为右侧乳腺浸润性癌（$cT_4N_2M_0$，ⅢB期，三阴性）。患者入组陆劲松教授《紫杉醇联合顺铂对局部晚期乳腺癌患者术前化疗的临床研究》，注册号 NCT02221999，采用 TP 方案（紫杉醇 120 mg，静脉滴注，第1、8、15、22天；顺铂38 mg，静脉滴注，第1、8、15天，28天为1个疗程）新辅助化疗。第2个疗程化疗中出现重度骨髓抑制合并脓毒血症，导致化疗延期，超过临床研究的要求，故退出该临床研究。经过抗感染、升血等治疗后，患者血常规恢复正常，感染控制后继续 TP 方案化疗，但调整化疗剂量（紫杉醇 90/120 mg，静脉滴注，第1、8天；顺铂 30/30/40 mg，静脉滴注，第2~4天，21天为1个疗程），并给予粒细胞集落刺激因子（granulocyte colony stimulating factor，GCSF）预防性升血细胞治疗，顺利完成4个疗程化疗，总方案6个疗程。

【本阶段小结】

三阴性乳腺癌（TNBC）是指 ER、PR 和 HER-2 均阴性的一种特殊类型乳腺癌。TNBC 约占所有乳腺癌的 15%，其许多生物学特性与基底细胞样型乳腺癌相似，但两者之间存在某些基因表达谱和免疫表型上的差异，故不能完全等同。TNBC 对化疗敏感，但预后较差。对于局部晚期患者，新辅助化疗可以达到降期目的，使无法手术变为可手术。有研究显示，TNBC 对新辅助化疗有较好的 pCR 率，蒽环类和紫杉类药物联合或序贯治疗仍是当前的标准治疗。由于联合治疗的毒性大，目前临床多用蒽环类、紫杉类的序贯方案。EBCTCG 临床研究发现，紫杉类方案较蒽环类方案明显改善患者预后。CLGB9714 研究、ECOG1199 研究及 MD Anderson 癌症中心的一项研究均证实密集型/单周紫杉醇方案在 DFS、OS、病理缓解率上均优于三周方案。在以往的研究中，含顺铂的化疗方案也显示了良好的效果。一项单周紫杉醇联合多柔比星、顺铂与三周紫杉醇联合多柔比星的研究发现，单周组无复发生存率、无远处转移生存率及总生存率均高于三周组。

【病史及治疗续一】

➤ 2017-07-13 化疗 2 个疗程后患者右侧乳房肿块明显缩小至局部变平，大小约 3.5 cm×
2.0 cm，破溃处结痂，右侧胸壁皮肤发红消失；右侧腋窝肿大淋巴结缩小，大小约 2.0 cm×
2.0 cm；局部疼痛完全缓解，上肢活动障碍改善。

➤ 2017-07-13 化疗 2 个疗程后患者乳腺彩超（图 14-3）示原右侧乳腺结节现大小约 3.2 cm×
1.5 cm，右侧腋窝淋巴结现大小约 2.4 cm×0.9 cm。胸部 CT 示右侧乳腺外象限不规则肿块、右侧
腋窝淋巴结肿大（大小约 1.1 cm×0.8 cm）。

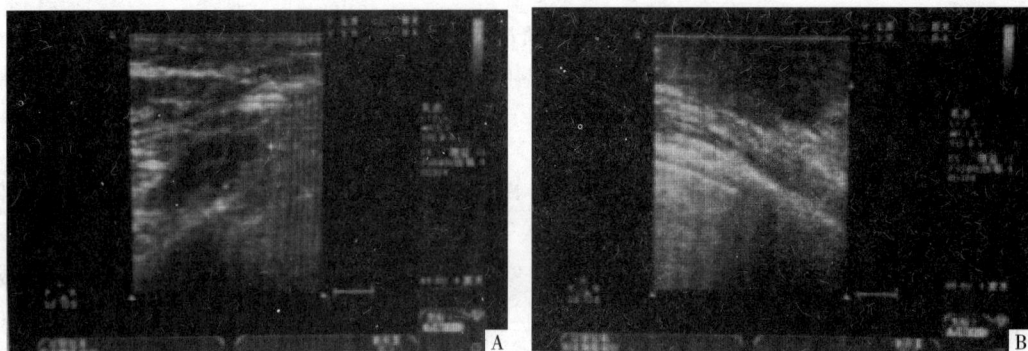

图 14-3　2017-07-13 乳腺彩超

注：A. 乳腺；B. 腋窝淋巴结

➤ 2017-10-17 化疗 6 个疗程后患者乳腺彩超（图 14-4）示原右侧乳腺结节现大小约 3.0 cm×
1.3 cm，双侧腋窝未见异常淋巴结。胸部 CT 示右侧乳腺肿块现大小约 2.5 cm×2.2 cm，双侧腋窝
淋巴结显示。总体疗效评估为 PR。

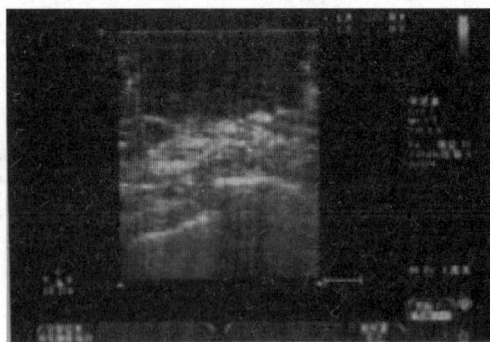

图 14-4　2017-10-17 乳腺彩超

➤ 2017-10-25 患者行右侧乳腺癌改良根治术。术后病理示乳腺组织水肿、黏液变性，间质内
可见大量组织细胞浸润和吞噬色素颗粒，未见癌细胞，根据 Miller-Payer 评分系统评分属于 G5；
手术上、下、内、外、基底切缘、乳头及皮肤未见癌细胞浸润；送检右侧腋窝淋巴结未见癌转
移（0/13）。给予患者新辅助化疗，指征参照术前分期。本例患者术前分期为 $cT_4N_2M_0$，有放疗指

征，术后按计划完成放疗，目前随访中。

【本阶段小结】

本例患者新辅助化疗后经手术病理证实 pCR。pCR 的定义有 2 种，一般是指乳腺原发灶中找不到恶性肿瘤的组织学证据或仅存原位癌成分；严格意义上是指乳腺原发灶和转移的区域淋巴结均达到 pCR。pCR 是术前化疗的有效评估手段，但应避免过度最求 pCR 而过度延长化疗周期。GeparSixto 研究及 CALGB40603 研究均表明，在蒽环类和紫杉醇基础上加用卡铂用于 TNBC 的新辅助治疗，可有效提高 pCR。在 TNBC 中，对于铂类的应用，近年来有诸多探索。但也存在疑虑，如是否提高 pCR 代表了患者预后的改善，以及如何将铂类药物与标准方案联合等问题。因此，并不是所有 TNBC 患者均能从铂类治疗中获益，把铂类引入 TNBC 的标准新辅助治疗和辅助治疗的时机尚不成熟。目前，有较多证据表明，具有 *BRCA1* 突变的 TNBC 患者更有可能从铂类治疗中获益。GeparSixto 研究的第 2 次分析结果显示，无 *BRCA1* 和 *BRCA2* 突变的 TNBC 患者加用卡铂能获得更高的 pCR 率和 DFS 率。铂类在术前化疗的地位仍待确定。目前，由于缺乏随机对照的Ⅲ期临床研究数据，并不能常规推荐含铂类的方案作为 TNBC 的优选方案。本例患者入组了临床研究，从其治疗效果看，TNBC 可能会从含铂类的方案中获益。对于新辅助化疗后患者的术后辅助治疗，TNBC 经新辅助化疗未达 pCR 的患者，根据术前分期、病理分级，充分考虑后可给予术后辅助卡培他滨治疗（2Ⅱ类证据）。本例患者术后证实为 pCR，无须术后辅助治疗。

本例患者诊疗过程见图 14-5。

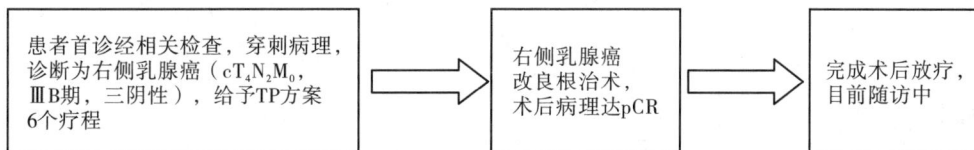

图 14-5　本例患者诊疗过程

【专家点评】

乳腺癌术前新辅助治疗的适应证为肿块较大（>5 cm）、腋窝淋巴结转移、HER-2 阳性、三阴性、有保乳意愿但肿瘤大小与乳房体积比例大难以保乳者。乳腺癌新辅助治疗的地位一直存在一定争议，但随着对其认识的逐渐加深，新辅助治疗已成为早期乳腺癌综合治疗的重要组成部分。与辅助治疗相比，虽然新辅助治疗并不会明显改善患者的生存结局，但与未达 pCR 的患者相比，能够达到 pCR 的患者存在更好的生存结局（DFS 或 OS），最常见的获益是保乳手术率的提高。另外，新辅助阶段的疗效评估也逐渐发展为个体化的"体内药敏试验平台"，成为协助临床医师制订个体化精准治疗策略、实现患者生存获益的重要评估手段或工具。KATHERINE 研究的结果也再次证明了新辅助治疗的探索之路是可行的。EBCTCG 更新的一项随访了 15 年的荟萃研究显示，同样的化疗方案，术前和术后施行可以取得相似的生存获益。GeparTrio 研究、CreateX 研究及 KATHERINE 研究从不同分子分型角度给了我们根据新辅助化疗的疗效评估对术中或术后辅助治疗方案进行调整，从而获得更好生存的理论支持。而这些重要的临床研究都选择 pCR 作为疗效评估的指标。目前，由于 pCR "全"和"无"的天生缺陷，使得"Miller-Payne 系统、残余肿瘤负荷（residual cancer burden，RCB）评估系统、Neo-Bioscore 分期系统、肿瘤浸润淋巴细胞（tumor infiltrating lymphocyte，TIL）及 Ki-67/PEPI 模型指数，甚至某些液态活检 Biomarker 等的疗效评估指标与新辅助患者复发与生存究竟有何关系"已成为乳腺癌临床实践和探索研究中关注的热点问题。

（辽宁省肿瘤医院　晓　睿　郭翔宇　孙　涛）

对于 TNBC 患者，其普遍特点是疾病进展快、转移早、预后差，但接受化疗的疗效是肯定的，《中国抗癌协会乳腺癌诊治指南与规范（2017 版）》及 2018 年美国 NCCN 指南均推荐蒽环类药物序贯紫杉类药物的密集方案为首选方案，经典方案为双周 EC 序贯双周或单周 P 方案。本例患者为局部晚期 TNBC 患者，由于加入了临床试验，进行了 6 个疗程的 TP（周疗）方案治疗，最后达到了 pCR。最近也有 Meta 分析得出结论，术前化疗达到 pCR 与患者的 DFS 及 OS 具有相关性，即达到 pCR 的患者很可能会有更好的预后。从这一点来说，本例患者的治疗是成功的。对于 TNBC 的治疗，EBCTCG 系列研究、BCIRG001 研究、BCIRG005 研究等确立了紫杉类及蒽环类药物的基石地位。在 TNT 研究、TBCRC009 研究等的结果中可以看到，含铂类的方案可能会使一部分人群获得更好的疗效。在新辅助治疗中，GeparSixto 研究及 CALGB 40603 研究的结果提示，在 BRCA 基因突变的人群中使用含铂类的方案可能会获得较高的临床缓解率。而铂类药物在 TNBC 的治疗中，由于缺乏随机对照的Ⅲ期临床研究数据，目前只是作为备选方案，现有的证据还不足以改写指南，指南中也明确说明仅在蒽环类、紫杉类药物耐药或治疗失败等某些特定情况下可以选择使用铂类药物。含铂类的方案可能会给具有 BRCA 基因突变的患者或某些接受新辅助治疗的特定人群带来更大获益，但临床对于含铂类方案的选择还应该慎重，需要等待更进一步的相关研究结果来提供循证依据。

（中国医科大学附属第一医院　陈　波）

【指南背景】

《中国临床肿瘤学会（CSCO）乳腺癌诊疗指南（2018. V1）》指出，铂类在术前化疗中的地位仍待确定。目前，已有少量研究显示，铂类可以提高 TNBC 患者术前化疗的 pCR 率。但由于缺乏随机对照的Ⅲ期临床研究数据，目前并不能常规推荐含铂类的方案作为 TNBC 的优选方案。如果临床研究方案中涉及含铂类的化疗方案，研究设计应符合科学性和伦理性。

（辽宁省肿瘤医院　晓　睿　郭翔宇　孙　涛）

【循证背景】

1. TC10994/BIG 1-00 临研究（Ⅲ期）　该研究发现，对于 Luminal 型乳腺癌患者，Luminal A 型新辅助化疗的 pCR 率为 7.5%，Luminal B 型为 15%。提示 Luminal B 型患者通过新辅助化疗可能获得较好的疗效，可考虑行新辅助化疗。Luminal A 型患者化疗敏感性欠佳，可考虑新辅助内分泌治疗。

2. NOAH 研究及 NeoSphere 研究　NOAH 研究发现，化疗联合曲妥珠单抗治疗可以显著提高患者的 pCR 率、DFS 率及 OS 率，且未见明显的心脏毒性反应。此外，NeoSphere 研究的结果显示，新辅助化疗联合曲妥珠单抗、帕妥珠单抗双靶治疗组的 pCR 明显高于曲妥珠单抗单靶治疗组的 pCR，也高于帕妥珠单抗单靶治疗组 pCR。

3. GeparSixto 研究及 CALGB 40603 研究　2 个研究均证实，对于 TNBC 的新辅助治疗，在蒽环类和紫杉醇基础上加用铂类可有效提高 pCR 率。

（辽宁省肿瘤医院　晓　睿　郭翔宇　孙　涛）

【核心体会】

宏观新辅助化疗，无论是治疗前基线的评估、治疗中方案的及时调整，以及针对残余病灶的治疗后强化，精准的疗效评估起着至关重要的作用，也是新辅助治疗工作中的重点和难点。指南不常规推荐含铂类的方案作为 TNBC 的优选新辅助方案。目前，仍考虑蒽环类和紫杉类药物为主的标准方案，但应鼓励患者入组临床试验。

（辽宁省肿瘤医院　晓　睿　郭翔宇　孙　涛）

参 考 文 献

[1] Hahnen E, Lederer B, Hauke J, et al. Germline Mutation Status, Pathological Complete Response, and Disease-Free Survival in Triple-Negative Breast Cancer: Secondary Analysis of the GeparSixto Randomized Clinical Trial. JAMA Oncol, 2017, 3 (10): 1378-1385.

[2] Denkert C, Von Minckwitz G, Brase JC, et al. Tumor-infiltrating lymphocytes and response to neoadjuvant chemotherapy with or without carboplatin in human epidermal growth factor receptor 2-positive and triple-negative primary breast cancers. J Clin Oncol, 2015, 33 (9): 983-991.

[3] Bonnefoi H, Litière S, Piccart M, et al. Pathological complete response after neoadjuvant chemotherapy is an independent predictive factor irrespective of simplified breast cancer intrinsic subtypes: a landmark and two-step approach analyses from the EORTC 10994 /BIG 1-00 phase III trial. Ann Oncol, 2014, 25 (6): 1128-1136.

[4] Gianni L, Eiermann W, Semiglazov V, et al. Neoadjuvant and adjuvant trastuzumab in patients with HER2-positive locally advanced breast cancer (NOAH). Lancet Oncol, 2014, 15 (6): 640-647.

[5] Byrski T, Huzarski T, Dent R, et al. Pathologic complete response to neoadjuvant cisplatin in BRCA1-positive breast cancer patients. Breast Cancer Res Treat, 2014, 147 (2): 401-405.

[6] Zhou L, Xu S, Yin W, et al. Weekly paclitaxel and cisplatin as neoadjuvant chemotherapy with locally advanced breast cancer: a prospective, single arm, phase II study. Oncotarget, 2017, 8 (45): 79305-79314.

病例 15　同时性双原发癌——男性乳腺癌及胆囊癌并存 1 例

黄　英　尹清云　刘新兰*

宁夏医科大学总医院肿瘤医院

【病史及治疗】

➢ 患者，男性，67 岁，否认肿瘤家族史，否认既往特殊病史。

➢ 2018-01-19 患者因左侧胸部肿块压痛 15 天就诊。专科查体发现，左侧腋窝可触及 1 个大小约 2.0 cm×1.5 cm 的肿大淋巴结；右侧腋窝未触及肿大淋巴结。双侧乳房对称，未见皮损及破溃，无局部皮肤红肿及橘皮样改变，双侧乳头无凹陷及血性溢液。左侧乳腺内下象限可触及 1 个大小约 1.0 cm×0.5 cm 的肿块，压痛阳性，形态规则，边界清晰，活动度可。右侧乳腺未触及明显肿块。

【辅助检查】

➢ 2018-01-19 乳腺超声示左侧乳头右下方见低回声占位，大小约 2.7 cm×1.0 cm×2.0 cm，边界欠清，形态不规则，右侧乳头下方未见异常回声；左侧腋窝见数个肿大淋巴结，较大者约 3.1 cm×1.4 cm，皮质回声增厚、减低，淋巴门结构呈偏心型，右侧腋窝未见异常形态淋巴结。诊断意见为左侧乳头下方低回声占位（BI-RADS 5），左侧腋窝淋巴结肿大。

➢ 2018-01-19 腹部彩超示肝、胆、胰腺、脾、双肾未见明显病变。

➢ 2018-01-19 胸部 CT（图 15-1）示左侧乳头上方欠规则结节，考虑乳腺恶性肿瘤；左侧腋窝多发淋巴结肿大，考虑转移。

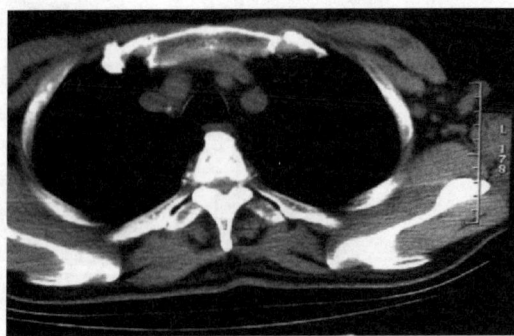

图 15-1　2018-01-19 胸部 CT

* 通信作者，邮箱：nxliuxinlan@ 163. com

【病史及治疗续一】

➤ 2018-01-24 患者在全身麻醉下行左侧乳腺肿瘤切除冷冻+乳腺癌根治术。术后病理示左侧乳腺非特殊型浸润性癌，中分化（3+2+2），部分区域呈浸润性微乳头状癌（约占 15%），合并导管原位癌（高级别、实体型、粉刺样型，可见中央带坏死，约占 10%），癌灶直径约 1.4 cm，未见脉管内癌栓，未见神经侵犯；乳头皮肤真皮层内可见浸润性癌细胞，切口皮肤未见癌；根治标本上、下、内、外、基底切缘未见癌；左侧腋窝淋巴结见癌转移（22/26）。免疫组织化学示 ER（20%+）、PR（2%+）、AR（3%+）、HER-2（0）、Ki-67（60%）。

【本阶段小结】

男性乳腺癌是一种少见的恶性肿瘤，在所有乳腺癌中的发生率约为 1%，有关治疗及预后的大型临床研究较少，目前多依据女性乳腺癌的治疗方法进行治疗。男性乳腺癌患者的发病年龄为 60~70 岁，比女性乳腺癌延迟 5~10 年。浸润性微乳头状癌（invasive micropapillary carcinoma，IM-PC）是一种少见的乳腺癌特殊类型，占乳腺癌的 3%~6%，生物学行为表现出高侵袭性、预后差等特性，且多淋巴结转移被认为是 IMPC 的主要特性，治疗方法同乳腺常见浸润性癌。本例患者结合其合并 22 个淋巴结转移、伴有微乳头状癌成分、组织学分级 II 级，根据 2017 年美国 NCCN 指南、《中国临床肿瘤学会（CSCO）乳腺癌诊疗指南（2017. V1）》、国家卫生健康委员会《乳腺癌诊治规范指南》（2017 年版），辅助化疗指征明确，术后复发危险分层属于高危，选择密集型 AC-T 方案；在完成化疗后行放疗。TAM 由 19 世纪 80 年代开始用于乳腺癌的内分泌治疗，作为一线治疗药物一直持续至今，主要用于绝经前后 ER 阳性、PR 阳性女性乳腺癌患者。在 2014 年美国 NCCN 指南中，TAM 也被推荐为 ER 阳性、PR 阳性男性乳腺癌患者的一线内分泌治疗药物。国内外的研究均提示，TAM 能明显降低男性乳腺癌的复发风险，提高 OS 率。还有研究显示，AR 阴性患者较阳性患者对 TAM 治疗更敏感。因此，建议本例患者在完成化疗及放疗后口服 TAM 片内分泌治疗。

【病史及治疗续二】

➤ 2018-03-07 患者入院，并完善相关检查。肿瘤标志物示 CEA 9.26 μg/L ↑，CA199 81.10 U/ml ↑。2018-03-08 腹部 CT（图 15-2）示胆囊底部不规则形软组织肿块，性质待定；胆囊实性占位。2018-03-12 腹部磁共振胆道水成像（MR cholangiopancreatography，MRCP）（图 15-3）示胆囊增大，壁增厚，胆囊底见不规则充盈缺损；胆囊实性占位。针对胆囊实性占位性病变，全院多学科会诊讨论后认为恶性病变可能性大，建议手术治疗。

➤ 2018-03-16 患者转入肝胆外科。2018-03-22 在全身麻醉下行经腹腔镜胆囊切除术。术后病理示胆囊低-中分化腺癌，癌组织侵及胆囊壁全层。病理科进一步会诊，胆囊标本病理示胆囊低-中分化腺癌，癌组织侵及胆囊壁全层；免疫组织化学示尾型同源盒转录因子（CDX-2）（部分+）、GATA-3（-）、GCDFP-15（-）、肌红蛋白（myoglobin，MG）（-）。乳腺癌标本病理示左侧乳腺非特殊型浸润性癌，II 级（3+2+2），合并浸润性微乳头状癌（约占 15%）；免疫组织化学示 MG（+）、GATA-3（+）、CDX-2（-）。形态学及免疫组织化学均支持乳腺癌及胆囊癌为双原发癌。

➤ 结合病史、影像学检查、手术及术后病理，患者诊断分期明确，为同时性双原发癌。左侧乳腺非特殊型浸润性癌伴 IMPC，根治术后为 $pT_4N_3M_0$、ⅢC 期、Luminal B 型（HER-2 阴性）。原发性胆囊癌分级为 $pT_3N_xM_0$。根据病情制订同时兼顾乳腺癌及胆囊癌的 CAF-TP（C，环磷酰胺；

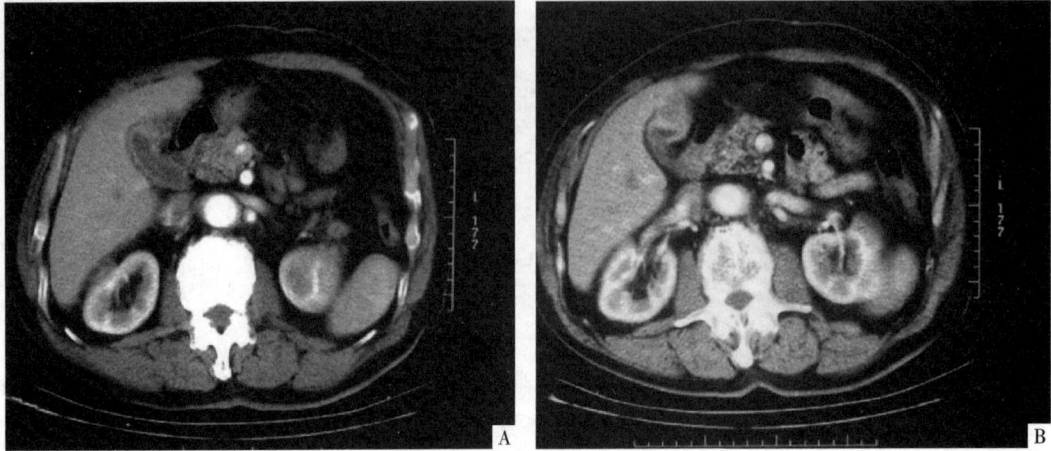

图 15-2　2018-03-08 腹部 CT

注：A. 动脉期；B. 静脉期

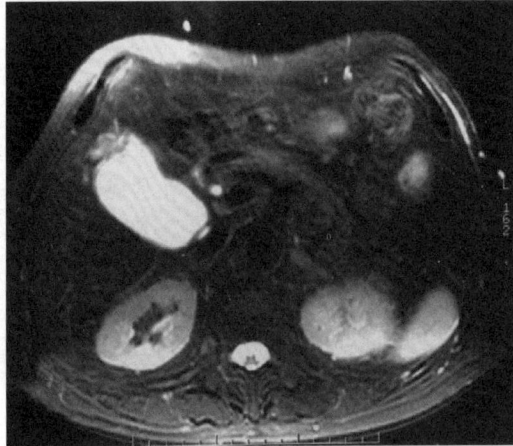

图 15-3　2018-03-12 腹部 MRCP

A，多柔比星；F，氟尿嘧啶；T，多西他赛；P，顺铂）方案化疗。患者于 2018 - 04 - 12 至 2018 - 05 - 25 完成 3 个疗程 CAF 方案化疗，期间全面复查未见肿瘤复发转移。

【本阶段小结】

双原发癌是指同一患者不同部位同时或先后发生 2 种组织学不同的原发性恶性肿瘤。双原发癌需满足以下条件：①每个肿瘤组织学上必须是恶性肿瘤；②每个肿瘤有其独特的病理形态；③肿瘤发生在不同部位，两者不相连续；④必须排除互为转移的可能性。本例患者经手术、术后病理证实为乳腺癌，在治疗乳腺癌的过程中发现胆囊实性占位，根据影像学特点考虑胆囊占位具有恶性病变征象，此时需考虑的鉴别诊断包括原发性乳腺癌胆囊转移、原发性胆囊癌乳腺转移、同时性双原发癌。乳腺癌远处转移部位多见于骨、肝、肺等部位，转移至胆囊较为少见。胆囊癌是胆道系统最常见的恶性肿瘤，尽管胆囊癌发病率相对较低，但是起病隐匿、发现晚、转移早，早期症状、体征不明显，恶性程度高，发现时多已进展，导致患者预后差，多失去手术机会，5年生存率不足10%；胆囊癌转移部位多见于肝、腹腔淋巴结等部位。不论为同时性乳腺癌合并胆囊癌，或乳腺癌单纯胆囊转移，或胆囊癌单纯乳腺转移，国内文献均罕见报道。双原发癌的预后和确诊时间及治疗方式的选择关系密切。因此，在肿瘤患者治疗后出现新病灶时，鉴别原发癌和复发癌很重要，其决定了后续治疗方式的选择。本例患者经手术、术后病理及免疫组织化学等证实为同时性乳腺癌合并胆囊癌。针对胆囊癌，本例患者仅行单纯胆囊切除术，未清扫淋巴结，目前分期至少为Ⅲ期。胆囊癌化疗总体疗效较差，目前也没有公认有效的化疗方案。常用的化疗药物为吉西他滨、氟尿嘧啶及铂类。单药化疗对胆囊癌的疗效有限。5-FU单药使用时，药物反应率仅为20%；吉西他滨单药使用时，药物反应率为36%。联合使用吉西他滨和顺铂能显著延长患者的生存时间。联合用药组的中位PFS为8个月，明显优于吉西他滨单药治疗组（5个月）。因此，选择CAF-TP方案化疗以兼顾乳腺癌及胆囊癌。男性乳腺癌的某些特性与绝经后女性乳腺癌较相似，但两者仍存在着本质区别，具体如下：①男性乳腺癌患者的发病年龄普遍较女性乳腺癌高10岁左右；②男性乳腺癌患者ER阳性率、PR阳性率较女性乳腺癌高，AR阳性率较女性乳腺癌低；③男性乳腺癌患者较女性乳腺癌患者体内雌激素水平低、雄激素水平高。男性乳腺癌患者治疗多参考女性乳腺癌治疗方法，但生存率的提高幅度却不及女性乳腺癌患者。总体评估，男性乳腺癌患者预后差，治疗期间及治疗后需定期复查、随诊。

本例患者诊疗过程见图15-4。

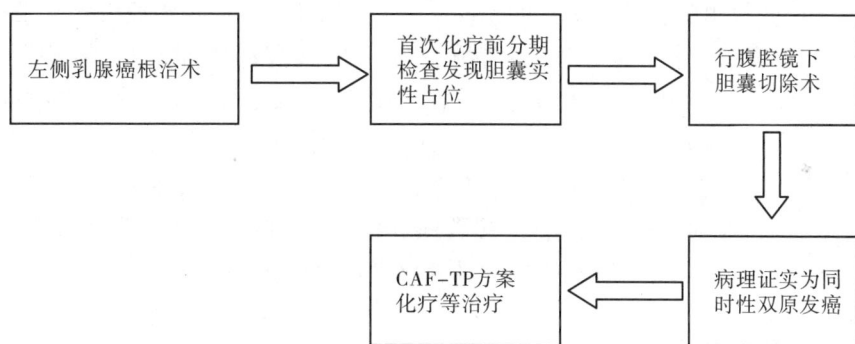

图15-4　本例患者诊疗过程

【专家点评】

男性乳腺癌临床少见，发病率在所有乳腺癌中约为1%，在男性癌症中小于1%。有文献报道，15%~20%的男性乳腺癌患者有乳腺癌或卵巢癌家族史，约10%有遗传倾向，*BRCA*2是与其相关性最强的突变基因，*BRCA*2基因突变者终生罹患男性乳腺癌的风险为5%~10%，*BRCA*1基因突变者终生罹患男性乳腺癌的风险为1%~5%，而正常人约为0.1%。其他危险因素包括年龄、种族、辐射暴露、磁场暴露、肥胖、肝病、外源性雌激素、睾丸异常等。随年龄增长，发病风险增高，其中黑人发病率均高于同年龄段白人，并且分期较晚、肿瘤较大、淋巴结转移较多、预后较差。男性乳腺癌最多见的病理类型为浸润性导管癌，其他类型包括导管原位癌、导管内乳头状癌、黏液癌、髓样癌等，临床少见。

男性乳腺癌临床表现出高侵袭性、预后差等特性，其大型临床试验及文献报道较少，治疗多参照女性乳腺癌治疗规范。男性乳腺癌患者早期可行手术治疗，化疗可提高其生存期，化疗指征包括腋窝淋巴结转移阳性、HR 阴性、肿瘤较大等。化疗方案的制订主要参考女性乳腺癌，但疗效与女性乳腺癌存在差异。男性乳腺癌放疗指征包括周围组织受侵犯（如肌肉、胸壁皮肤侵犯等）、乳晕下肿块、腋窝淋巴结广泛转移（尤其是转移淋巴结数目≥4 个）、肿瘤较大（直径≥5 cm）、术后边缘不易完全切除等。对于 HR 阳性男性乳腺癌患者，内分泌治疗是全身治疗中最重要的一环。内分泌治疗药物中研究最多、最成熟的是 TAM，常规推荐剂量为 20 mg/d（5 年）。

无论是同时性乳腺癌合并胆囊癌，或乳腺癌单纯胆囊转移，或胆囊癌单纯乳腺转移，病理学诊断和鉴别为金标准。本例患者经手术、术后病理及免疫组织化学等证实为同时性乳腺癌合并胆囊癌，诊断明确。

（辽宁省肿瘤医院　张　亮　吴　朔　孙　涛）

临床因男性乳腺癌发病率低，无大型临床试验数据支持，故多依据女性乳腺癌治疗方案进行处理。本例患者男性，67 岁，乳腺癌为 $pT_4N_3M_0$、IIIC 期、Luminal B 型（HER-2 阴性）。根据 2018 年美国 NCCN 指南，标准治疗包括手术治疗、术后辅助化疗、胸壁和区域淋巴结放疗及内分泌治疗。对于化疗方案的选择，本例患者的危险度分级为高危，以同时包含蒽环类及紫杉类的方案为首选，且应于术后 1 个月内进行第 1 次化疗。本例患者乳腺癌术后 1 个月余新发现胆囊癌，根据《胆囊癌规范化诊治专家共识（2016）》，手术是目前治疗胆囊癌最为积极有效的手段，I 类推荐行根治性切除术，即切除包括胆囊、邻近胆囊床肝组织和区域淋巴结，但本例患者仅行单纯胆囊切除术，切除范围不够彻底。本例患者术后病理证实为原发性胆囊癌，分级为 $pT_3N_xM_0$，参照 Warren 和 Gatedll 提出的多原发癌诊断标准，其胆囊癌及乳腺癌均为原发癌。根据 2019 年美国 NCCN 指南，胆囊癌患者术后辅助化疗推荐方案为 5-FU/吉西他滨联合顺铂。因此，结合本例患者乳腺癌及胆囊癌原发的情况，其术后化疗选择 CAF-TP 方案兼顾了 2 种原发肿瘤的治疗，是合理的。本例患者仅分享至 2018-05-25 3 个疗程 CAF 方案化疗后，根据《中国抗癌协会乳腺癌诊治指南与规范（2017 版）》和美国 NCCN 指南，其具有术后放疗及内分泌治疗指征，且术后放疗应在完成末次化疗后 2~4 周内开始。国内外多数据研究显示，TAM 能明显降低男性乳腺癌的复发风险，提高 OS 率，推荐 TAM 为 HR 阳性男性乳腺癌患者内分泌治疗的一线用药。

（山东大学齐鲁医院　杨其峰　孔晓丽）

【指南背景】

由于男性乳腺癌的相关数据多来源于小型临床试验，其治疗方法尚存在争议，多数情况下是参考女性乳腺癌的标准治疗方法。

2018 年美国 NCCN 指南推荐胆囊癌化疗药物包括吉西他滨、氟尿嘧啶及铂类。

（辽宁省肿瘤医院　张　亮　吴　朔　孙　涛）

1.《2017 St Gallen 早期乳腺癌国际专家共识》　专家组推荐全乳切除后的放疗用于所有≥4 个淋巴结阳性和（或）pT_3 的患者。

2. 2018 年美国 NCCN 指南（第 2 版）　对于淋巴结阳性、HR 阳性、HER-2 阴性乳腺癌患者，标准治疗包括手术治疗和术后辅助化疗、内分泌治疗。对 4 个及以上腋窝淋巴结阳性的患者，强烈建议行胸壁、锁骨上/下淋巴区域、内乳淋巴结及腋窝床任何有风险的部位照射。

3.《中国临床肿瘤学会（CSCO）乳腺癌诊疗指南（2018. V1）》　对于 HER-2 阴性高危乳腺癌患者化疗 I 级推荐 AC-T 方案，II 级推荐 TAC 方案及 FEC-T 方案。

4.《胆囊癌规范化诊治专家共识（2016）》　手术是目前治疗胆囊癌最为积极、有效的手段，彻底清除癌组织为患者提供了唯一治愈和长期生存的机会。根据根治性切除的原则（Ⅰ类推荐），根治性手术的切除范围建议 T_{1b} 以上的胆囊癌根治性切除应包括胆囊、邻近胆囊床肝组织（肝切缘距胆囊 2.0~3.0 cm 以上）和区域淋巴结。

5. 2019 年美国 NCCN 指南（第 1 版） 术后化疗建议吉西他滨+顺铂联合疗法，基于氟嘧啶或其他基于吉西他滨的化疗方法。

（山东大学齐鲁医院 杨其峰 孔晓丽）

【循证背景】

1. 手术治疗 Martin-marcuartu 等的研究结果显示，21 例男性乳腺癌患者中 15 例行前哨淋巴结活检，阳性 9 例。因此认为，前哨淋巴结活检可避免不必要的腋窝清扫，以及减少并发症的发生。

2. 化疗 化疗可提高男性乳腺癌患者的生存期。化疗指征包括腋窝淋巴结转移阳性、HR 阴性、肿瘤较大等。化疗方案的制订主要参考女性乳腺癌，对肿瘤直径>1.0 cm、无淋巴结转移者采用以蒽环类为主的方案，对有腋窝淋巴结转移者给予蒽环联合紫杉醇的方案。

3. 放疗 男性乳腺癌放疗指征包括周围组织受侵犯（如肌肉、胸壁皮肤侵犯等）、乳晕下肿块、腋窝淋巴结广泛转移（尤其是转移淋巴结数目≥4 个）、肿瘤较大（直径≥5 cm）、术后边缘不易完全切除等。

4. 内分泌治疗 Rushton 等对接受辅助 TAM 治疗的 HR 阳性女性乳腺癌、男性乳腺癌患者各 72 例进行分析，发现男性乳腺癌患者中位 DFS、OS 分别为 93 个月和 124 个月，女性乳腺癌患者分别为 127 个月和 117 个月，预后均较好。研究结果显示，在 5 年标准 TAM 治疗的基础上延长治疗时间至 10 年，可进一步降低复发率和病死率。

（辽宁省肿瘤医院 张 亮 吴 朔 孙 涛）

1. M. D. Andersoncohort 回顾性研究（$n=156$） 该研究汇总 156 例 1944—2001 年在 M. D. Anderson Cancer Center 诊治的男性乳腺癌患者，探讨辅助激素治疗对男性患者总体生存率的影响。最终结果表示，术后辅助激素治疗的总体生存率更高。

2. SEER data 回顾性研究（$n=512$） 该研究汇总 512 例 2003—2004 年男性乳腺癌病例。结果显示，接受 TAM 治疗能明显降低病死率，而 AI 不能明显降低病死率。

3. 一项德国回顾性研究（$n=257$） 该研究分析了 257 例 HR 阳性男性乳腺癌患者，均来自德国人口癌症登记处。中位随访时间 42.2 个月。结果显示，AI 与 TAM 相比，病死风险增加 1.5 倍（$HR=1.55$，$95\%CI$：$1.13\sim2.13$，$P=0.007$）。与 AI 相比，用病死辅助治疗后男性乳腺癌的总体存活率明显更好。

4. EORTC 回顾性研究（$n=1483$） 该研究汇总了 1483 例 1990—2010 年 9 个国家 93 家研究中心的男性乳腺癌患者。统计分析结果显示，男性患者大多数为 ER 阳性、PR 阳性、AR 阳性、HER-2 阴性、Luminal B 型。对于 ER、PR、AR 高表达的患者，能观察到更好的 OS 和 RFS。OS / RFS 与 HER-2 状态、Ki-67、免疫组织化学亚型和分级之间无关联。对于增加睾酮释放，影响下丘脑-垂体负反馈，AI 与单用 TAM 相比，除非与药物去势或外科睾丸切除术联合使用，否则应避免使用 AI。

（山东大学齐鲁医院 杨其峰 孔晓丽）

【核心体会】

男性乳腺癌是行 *BRCA* 基因检测的适应证，特别是对于合并第二原发癌（尤其是胆囊癌、胰腺癌或结直肠癌等）及有恶性肿瘤家族史的患者。

（辽宁省肿瘤医院　张　亮　吴　朔　孙　涛）

对于双原发癌患者，术后应结合 2 种原发癌的特点综合制订治疗方案。对于 HR 阳性男性乳腺癌患者，术后化疗后应选择辅助内分泌治疗，推荐使用 TAM 作为一线用药。

（山东大学齐鲁医院　杨其峰　孔晓丽）

参 考 文 献

[1] Siegel R, Naishadham D, Jemal A. Cancer statistics, 2013. CA Cancer J Clin, 2013, 63 (1)：11-30.

[2] Giordano SH, Perkins GH, Broglio K, et al. Adjuvant systemictherapy for male breast carcinoma. Cancer, 2005, 104 (11)：2359-2364.

[3] Zhou FF, Xia LP, Wang X, et al. Analysis of prognostic factorsin male breast cancer：a report of 72 cases from a single institution. Chin J Cancer, 2010, 29 (2)：184-188.

[4] Wenhui Z, Shuo L, Dabei T, et al. Androgen receptor expression in male breast cancer predicts inferior outcome and poor re-sponse to tamoxifen treatment. Eur J Endocrinol, 2014, 171 (4)：527-533.

[5] Silvestri V, Barrowdale D, Mulligan AM, et al. Male breast cancer in BRCA1 and BRCA2 mutation carriers：pathology data from the Consortium of Investigators of Modifiers of BRCA1/2. Breast Cancer Res, 2016, 18 (1)：15.

[6] Hallamies S, Pelttari LM, Poikonen-Saksela P, et al. CHEK2c. 1100delC muttion is associated with an increased risk for male breast cancer in Finnish patient population. BMC Cancer, 2017, 17：620.

[7] Di Lauro L, Pizzuti L, Barba M, et al. Efficacy of chemotherapy in metastatic male breast cancer patients：a retrospective study. J Exp Clin Cancer Res, 2015, 34：26.

[8] Sanguinetti A, Polistena A, D'Ermo G, et al. Male breast cancer in the twenty-first century：what's new? Ann Ital Chir, 2014, 85 (5)：570.

[9] Shin JY, Kachnic LA, Hirsch AE. The impact of race in male breast cancer treatment and outcome in the United States：a population-based analysis of 4279 patients. Int J Breast Cancer, 2014, (2014)：685842.

[10] Hayest G. Pharmacologic treatment of male breast cancer. Expert Opin Pharmacother, 2009, 10 (15)：2499-2510.

[11] Matin-Marcuartu JJ, Alvarez-Perezm RM, Sousa Vaquerojm JM, et al. Selective sentinel lymph node biopsy in male breast cancer. Rev Esp Med Nucl Imagen Mol, 2017, 18 (6)：210-215.

[12] Rushton M, Kwong A, Visram, H, et al. Treatment outcome for male breast cancer：a single-centre retrospective case-control study. Curr Oncol, 2014, 21 (3)：400-407.

[13] Hershman DL, Tsui J, Meyer J, et al. The change from brand-name to generic aromatase inhibitors and hormone therapy adherence for early-stage breast cancer. J Natl Cancer Inst, 2014, 106 (11)：s3-s4.

[14] Earl HM, Vallier AL, Hiller L, et al. Effects of the addition of gemcitabine, and paclitaxel-first sequencing, in neoadjuvant sequential epirubicin, cyclophosphamide, and paclitaxel for women with high-risk early breast cancer (Neo-tAnGo)：an open-label, 2x2 factorial randomised phase 3 trial. The Lancet Oncology, 2014, 15：201-212.

[15] Jordan VC. Tamoxifen as the first targeted long-term adjuvant therapy for breast cancer. Endocrine-related cancer, 2014, 21：235-246.

[16] Gnant M, Harbeck N, Thomssen C. St. Gallen/Vienna 2017：A Brief Summary of the Consensus Discussion about Escalation and De-Escalation of Primary Breast Cancer Treatment. Breast care, 2017, 12：102-107.

[17] 李斌，刘辰，姜小清. 胆囊癌规范化诊治专家共识（2016）. 临床肝胆病杂志, 2017, 33 (4)：611-620.

[18] Giordano SH, Perkins GH, Broglio K, et al. Adjuvant systemic therapy for male breast carcinoma. Cancer, 2005, 104：2359-2364.

[19] Harlan LC, Zujewski JA, Goodman MT, et al. Breast cancer in men in the United States：a population-based study

of diagnosis, treatment, and survival. Cancer, 2010, 116: 3558-3568.

[20] Eggemann H, Ignatov A, Smith BJ, et al. Adjuvant therapy with tamoxifen compared to aromatase inhibitors for 257 male breast cancer patients. Breast cancer research and treatment, 2013, 137: 465-470.

[21] Cardoso F, Bartlett JMS, Slaets L, et al. Characterization of male breast cancer: results of the EORTC 10085/TB-CRC/BIG/NABCG International Male Breast Cancer Program. Annals of oncology: official journal of the European Society for Medical Oncology, 2018, 29: 405-417.

病例 16 乳腺癌非典型肝转移 1 例

吕 燕 尹清云 刘新兰*

宁夏医科大学总医院肿瘤医院

【病史及治疗】

➤ 患者，女性，42岁，未绝经，孕2产2，否认肿瘤家族史。

➤ 2018-01-15 患者因发现右侧乳房肿块2个月就诊。

➤ 2018-01-25 患者行右侧乳腺癌改良根治术。术后病理示右侧乳腺浸润性小叶癌（多形性小叶癌）伴小叶原位癌，局部合并乳腺中-高级别导管原位癌（原位癌组织约占癌组织的60%），浸润性癌的癌灶直径约为5.0 cm，未见血管内癌栓和神经侵犯，可见淋巴管内癌栓；上、下、内、外切缘未见癌；右侧腋窝淋巴结见癌转移（50/50）。免疫组织化学示 ER（50%+）、PR（80%+）、HER-2（+++）、AR（80%+）、Ki-67（10%）。

【辅助检查】

➤ 2018-01-04 手术前腹部彩超示肝弥散性病变。

➤ 2018-02-08 腹部彩超示肝形态比例失常，左右叶比例失调，包膜不光整，实质回声弥散性增粗、不均匀，呈龟背样改变。诊断为肝弥散性病变（血吸虫病不除外）。

➤ 2018-02-27 全腹 CT（图 16-1）示肝硬化；肝右叶见2个类圆形低密度影，考虑转移可能性大；多个椎体见多发斑片状高密度影，考虑骨转移。

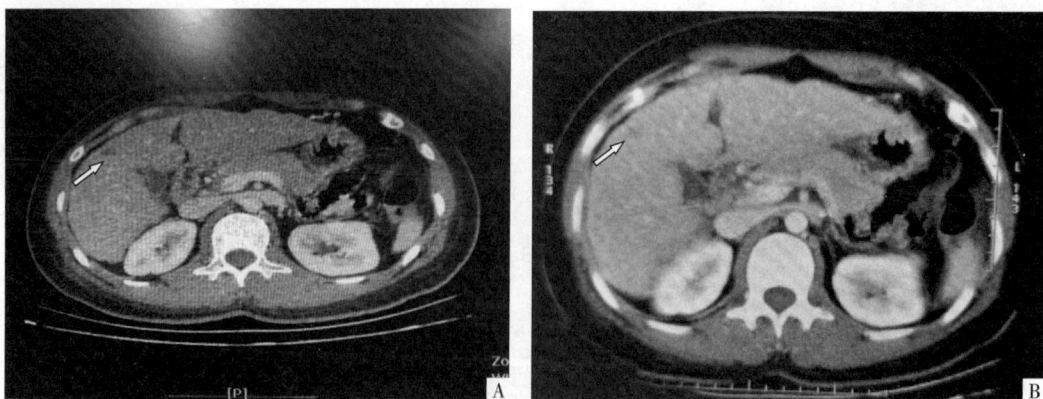

图 16-1 2018-02-27 全腹 CT
注：A. 平扫；B. 动脉期

➢ 2018-03-01 电子胃镜示胃多发小溃疡，性质待定；贲门炎、慢性萎缩性胃窦炎。胃体、胃角活检病理示黏膜组织低分化腺癌，结合病史及免疫组织化学［CK7（+）、CK20（-）、Villin（-）、ER（<1%）、PR（<1%）、HER2（+++）、Ki-67（20%）］，符合乳腺浸润性小叶癌转移。

➢ 2018-03-02 骨显像（图16-2）示胸骨体、右侧肩胛下角、多根肋骨、椎体骨盐代谢活跃，考虑转移可能。

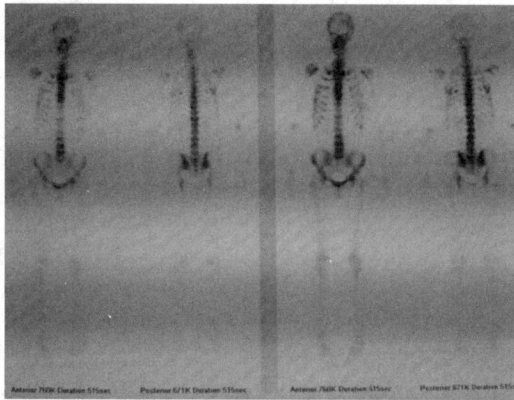

图16-2　2018-03-02 骨显像

➢ 2018-03-05 上腹部 MRI（图16-3）示右侧乳房术后改变；肝内多发片斑片状长 T_1、长 T_2 信号灶，边界不清，增强后可见不均匀强化，考虑转移；多发椎体信号异常，考虑转移。

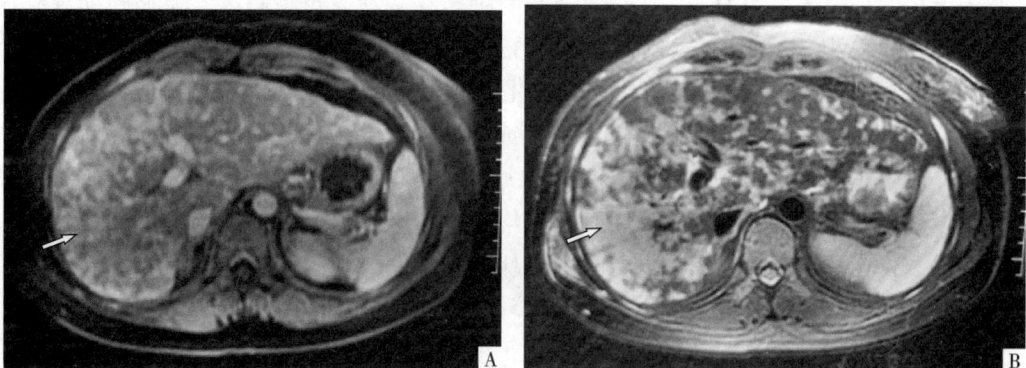

图16-3　2018-03-05 上腹部 MRI
注：A. 增强扫描期可见肝多发片状不均匀强化病灶；B. T_2WI 示肝多发长 T_2 信号灶，边界不清

➢ 2018-03-05 肝病灶穿刺活检病理示肝组织及转移性恶性组织，结合免疫组织化学［CK7（+）、CK20（-）、Villin（-）、GATA-3（+）、ER（-）、PR（+++，30%）、HER-2（+++）、Ki-67（20%）］，来源于乳腺。

➢ 2018-03-08 化疗前肿瘤标志物示 CEA 44.65 μg/L，CA153 300.00 U/ml。

【本阶段小结】

本例患者术前及术后腹部彩超均提示肝弥散性病变。术后腹部 CT 示肝硬化及肝右叶类圆形低密度影，考虑转移可能。进一步完善上腹部 MRI，可见肝内多发片状异常信号灶，考虑转移。针对肝内异常病灶行穿刺活检病理，证实为乳腺癌肝转移。通过术前及术后相关检查可以看出，本例患者肝转移病灶在影像学上的表现与一般乳腺癌肝转移明显不同。肝转移性肿瘤病灶的大小、数目和表现差别较大，但以多发病灶为特点。CT 表现为平扫期绝大多数的转移灶为低密度，伴有脂肪肝时病灶可为等密度或高密度。增强后的表现主要有以下几种：①增强动脉期和门脉期病灶均表现为边缘强化，多数转移灶为此种强化方式；②动脉期病灶部分强化和整个病灶强化；③延迟期，一般动脉期加门脉期的双期扫描即可满足病灶检出和定性的需要，如果在增强扫描过程中发现病灶与肝实质之间密度接近而不能确定时，延迟扫描是非常有帮助的；④"牛眼征"表现为病灶中心低密度，周围的环状增强带最外层呈增强不明显的低密度带，低于肝实质密度。MRI 表现为转移性肝癌在 T_1WI 和 T_2WI 上的信号变化多种多样；病灶呈圆形或卵圆形，单发或多发。T_1WI 上多为中等的低信号，T_2WI 上为中等高信号。转移性肝癌的典型表现为"靶征"或"牛眼征"，即在 T_2WI 上病灶中心可见更高信号，表明含水量增加、坏死或伴有出血等；在 T_1WI 上表现为中心更低信号。对于一些富血供的转移灶，因血管成分多，在 T_2WI 上也可为极高信号。

本例患者腹部彩超多次提示肝弥散性病变，虽然其全腹 CT 在肝右叶见 2 个类圆形稍低密度灶，但增强后其强化程度减低，而上腹部 MRI 提示肝实质信号不均匀，肝内多发片状线状异常信号，并没有看到明显的圆形或类圆形病灶及常见的转移特点。因其术前腹部彩超提示肝弥散性病变，术后经 B 超引导性肝穿刺活检证实为乳腺癌肝转移，故在临床影像学发现阳性病灶不典型时，争取行病理学检查确诊，为患者治疗提供帮助。

本例患者首诊即为晚期乳腺癌。晚期乳腺癌的治疗目的为延长生存期、提高生活质量、延缓肿瘤转移速度。本例患者虽为 HR 阳性，但合并内脏转移，肿瘤负荷较大，遵循晚期乳腺癌治疗的原则，选择化疗。根据《中国抗癌协会乳腺癌诊治指南与规范（2017 版）》、2017 年美国 NCCN 指南及循证证据，与单药化疗相比，联合化疗通常有更好的 ORR 和 PFS，但联合化疗的毒性较大且生存获益有限，故需要使肿瘤迅速缩小或症状迅速缓解的患者选择联合化疗，以耐受性和生活质量作为优先考虑因素的患者选择单药化疗。考虑本例患者合并肝、骨、胃转移，故选择联合化疗。本例患者术后病理及转移灶穿刺病理均提示 HER-2 阳性，对于 HER-2 阳性、HR 阳性转移性乳腺癌，优先考虑曲妥珠单抗联合化疗。H0648g 研究和 M77001 研究均证实，在紫杉类基础上联合曲妥珠单抗治疗能够显著提高 PFS 和 OS，确立了曲妥珠单抗联合紫杉类一线标准治疗的地位。而曲妥珠单抗联合紫杉醇加卡铂，疗效优于曲妥珠单抗联合紫杉醇。结合本例患者术后病理及转移灶穿刺病理，制订紫杉醇+洛铂+曲妥珠单抗方案化疗，选用抗肿瘤活性强、毒性较低的第 3 代洛铂。

【病史及治疗续一】

> 2018-03-09 至 2018-06-04 患者一线治疗行 TCbH 方案化疗 4 个疗程（T，紫杉醇 120 mg，静脉滴注，第 1、8 天；Cb，洛铂 46 mg，静脉滴注，第 2 天；H，曲妥珠单抗，首次 8 mg/kg，以后 6 mg/kg，每 21 天 1 次）；并给予唑来膦酸 4 mg，静脉滴注，每 28 天 1 次，抗骨转移；同时配合钙片及维生素 D 治疗。2018-04-23 患者化疗 2 个疗程后，CEA 较化疗前明显降低，44.65→8.83 μg/L；CA153 较化疗前明显降低，300.00→61.79 U/ml。

> 2018-04-23 胸部 CT 示胸骨体、肩胛骨、肋骨、胸腰椎体内多发点状高密度影，与

2018-02-27 全腹 CT 比较，病灶未见增多、增大。

➢ 2018-04-25 上腹部 MRI（图 16-4）示肝内多发片状异常信号灶，较 2018-03-05 上腹部 MRI 病灶范围明显缩小。

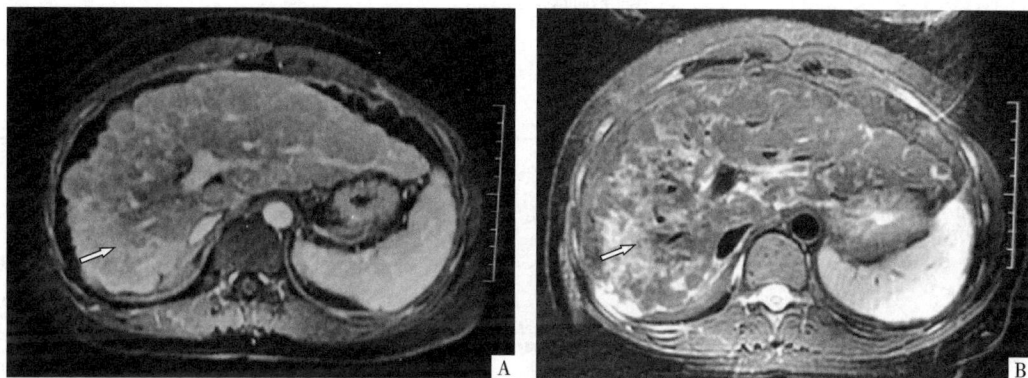

图 16-4　2018-04-25 上腹部 MRI（化疗 2 个疗程后）
注：A. 增强扫描期可见肝多发片状不均匀强化病灶；B. T_2WI 示肝多发长 T_2 信号灶，边界不清

➢ 2018-06-04 患者化疗 4 个疗程后，CEA 较 2 个疗程后明显降低，8.83→5.14 μg/L；CA153 恢复正常。

➢ 2018-06-04 胸部 CT 示胸骨体、肩胛骨、肋骨、胸腰椎体内多发点状高密度影，与 2018-04-23 胸部 CT 比较，病灶未见增多、增大。

➢ 208-06-07 上腹部 MRI（图 16-5）示肝内多发片状异常信号灶，较 2018-04-26 病灶范围减小。

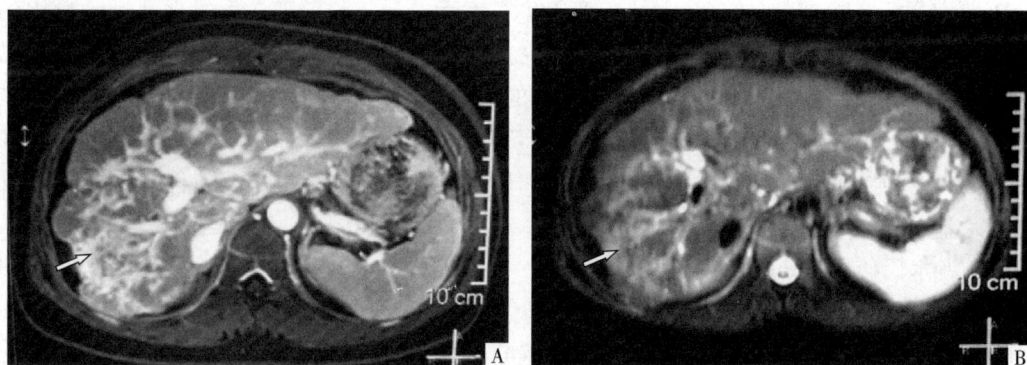

图 16-5　2018-06-07 上腹部 MRI（4 个疗程后）
注：A. 增强扫描期可见肝多发片状不均匀强化病灶；B. T_2WI 示肝多发长 T_2 信号灶，边界不清

【本阶段小结】

复发转移性乳腺癌很难治愈，需要采取"细水长流、延年益寿"的策略，一线最佳方案化疗有效后应考虑合理的维持治疗。对于联合化疗有效的患者，如果因不良反应不能继续耐受联合化

疗，可以考虑原联合方案中 1 个单药进行维持治疗，以尽量延长疾病控制时间。维持化疗的理想选择，应该是单药治疗有效、相对低毒、便于长期使用，如口服卡培他滨等。HR 阳性乳腺癌患者的后续治疗还可以选择内分泌治疗作为维持治疗。本例患者为绝经前女性，乳腺癌原发灶病理提示 HR 阳性且表达率较高、HER-2 阳性，待完成既定 TCbH 方案化疗 6~8 个疗程后，可给予 OFS 联合 AI 内分泌治疗，同时给予曲妥珠单抗靶向治疗。

本例患者诊疗过程见图 16-6。

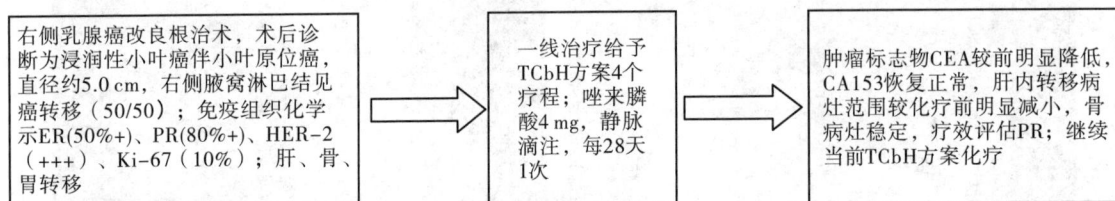

右侧乳腺癌改良根治术，术后诊断为浸润性小叶癌伴小叶原位癌，直径约5.0 cm，右侧腋窝淋巴结见癌转移（50/50）；免疫组织化学示ER(50%+)、PR(80%+)、HER-2（+++）、Ki-67（10%）；肝、骨、胃转移 → 一线治疗给予TCbH方案4个疗程；唑来膦酸4 mg，静脉滴注，每28天1次 → 肿瘤标志物CEA较前明显降低，CA153恢复正常，肝内转移病灶范围较化疗前明显减小，骨病灶稳定，疗效评估PR；继续当前TCbH方案化疗

图 16-6　本例患者诊疗过程

【专家点评】

本例患者为Ⅳ期乳腺癌肝转移患者，在未明确肝病灶的情况下就进行了乳腺癌改良根治术。目前，对于Ⅳ期患者行手术切除原发灶的价值还不明确。有若干研究已经发表或正在进行。面对上述情况主要有 2 种策略：一种是开始就手术；另一种是在全身病情控制稳定的情况下，为缓解原发灶局部症状而进行的手术。2018 年美国 NCCN 指南（第 2 版）、ABC4 指南及《中国抗癌协会乳腺癌诊治指南与规范（2017 版）》均指出，只有当全身药物治疗取得很好的疗效、其他转移部位无致命危险且原发灶手术切缘干净时，才可以考虑姑息性的局部治疗。关于Ⅳ期患者手术切除原发灶是否可获益，代表性的 2 个前瞻性研究分别为来自土耳其和印度的研究。土耳其的 MF07-01 研究提示，短期随访（36 个月）两组生存率无差异，长期随访后发现手术治疗组的中位生存显著优于非手术治疗组；亚组分析发现，肿瘤生物学行为较好的转移性乳腺癌患者（如 ER 阳性、HER-2 阴性、单发性骨转移、年龄<55 岁的患者）可以从初始接受手术治疗中得到显著的生存获益。印度的研究提示，初治Ⅳ期患者手术切除组与非手术组的 OS 无差异，分别为 18.8 个月和 20.5 个月（$P=0.60$），且年龄、ER 状态、HER-2 状态、转移部位及转移部位数目在亚组分析中两组无差异。

本例患者术后使用 TCbH（卡铂替换为洛铂）方案治疗，为晚期一线全身治疗。由于帕妥珠单抗当时尚未在中国上市，根据《中国临床肿瘤学会（CSCO）乳腺癌诊疗指南（2018. V1）》，推荐 HER-2 阳性晚期乳腺癌患者首选曲妥珠单抗联合化疗。CHAT 研究证实，对于能够耐受双药化疗的患者，曲妥珠单抗联合多西他赛加卡培他滨疗效优于曲妥珠单抗联合多西他赛。此外，一项Ⅲ期临床研究提示，曲妥珠单抗联合紫杉醇和卡铂在 HER-2 阳性晚期乳腺癌中的疗效优于曲妥珠单抗加紫杉醇。目前，本例患者给予 4 个疗程紫杉醇+洛铂+曲妥珠单抗治疗后，疗效评估 PR。建议根据 RESIST1.1 进行规范疗效评估，并在影像学截图上将靶病灶大小标注出来。

（复旦大学附属肿瘤医院　王碧芸）

这是 1 例首诊Ⅳ期绝经前 HER-2 阳性、HR 阳性乳腺癌患者。初诊时明确病理诊断、分子分型及分期诊断是制订合理治疗方案的基础，可以避免不必要或时机不恰当的手术。

本例患者年轻，肿瘤负荷大，原发灶与转移灶 HER-2 均为阳性，HR 表达则存在异质性，一线治疗应在抗 HER-2 基础上联合化疗。根据美国 NCCN 指南、ABC4 指南，HER-2 阳性转移性乳腺癌首选曲妥珠单抗+帕妥珠单抗的双靶方案联合多西他赛化疗，即 THP 方案。CLEOPATRA 研究证实，对于既往未经治疗的 HER-2 阳性局部晚期或转移性乳腺癌患者，THP 方案与 TH 方案相比，THP 方案在显著延长 PFS 的同时，OS 也得到了改善，可成为此类患者的一线标准治疗方案。考虑到当时帕妥珠单抗在我国的可及性，根据《中国临床肿瘤学会（CSCO）乳腺癌诊疗指南（2018.V1）》，将 TXH 方案作为 I 级推荐。依据为 CHAT 研究，该研究发现 TXH 方案较 TH 案显著提高了 TTP 和 PFS，1 年及 2 年 OS 也有提高（但统计学差异不显著）。

本例患者给予"TCbH"方案（应为 PCH 方案，TCbH 为多西他赛+卡铂+曲妥珠单抗）并非最佳选择。在 HER-2 阳性局部晚期或转移性乳腺癌一线治疗的研究中，双靶的 THP 方案疗效最佳，而在曲妥珠单抗的单靶方案中，TH 的中位 TTP 和中位 OS 达到了 11.7 个月和 31.2 个月（M77001 研究），优于曲妥珠单抗联合紫杉醇或 AC 方案（H0648g 研究）的 7.4 个月和 25.1 个月。在 US Oncology 研究中，与 PH 方案（紫杉醇+曲妥珠单抗）相比，PCH（紫杉醇+卡铂+曲妥珠单抗）方案显著提高了 ORR 和 PFS，但 OS 获益不显著。因此，在 THP 双靶方案之前，TH 方案一度成为 HER-2 阳性局部晚期或转移性乳腺癌的一线标准方案。

（北京大学首钢医院　莫雪莉）

【指南背景】

1. 2018 年美国 NCCN 指南（第 2 版）　对于同时有转移灶和原发灶的乳腺癌患者，首选治疗方案是系统性治疗。系统性治疗后的姑息性局部治疗目前仍需进一步的证据支持。当全身药物治疗取得很好的疗效、其他转移部位无致命危险且原发灶手术切缘干净时，才可以考虑姑息性的局部治疗。对于 HER-2 阳性晚期乳腺癌患者，可考虑帕妥珠单抗+曲妥珠单抗+紫杉醇。

2. ABC4 指南　初治Ⅳ期患者局部治疗不增加其总体生存获益，但部分患者（如单纯性骨转移患者）可能从局部治疗中获益。姑息性手术主要适用于需要缓解症状的患者。

3.《中国抗癌协会乳腺癌诊治指南与规范（2017 版）》　局部治疗（如手术和放疗）在初治为Ⅳ期乳腺癌患者中的价值还不明确。只有当全身药物治疗取得很好的疗效时，才可考虑姑息性的局部治疗，以巩固全身治疗的效果。

4.《中国临床肿瘤学会（CSCO）乳腺癌诊疗指南（2018.V1）》　目前，国内一线治疗 HER-2 阳性复发转移性乳腺癌优先考虑曲妥珠单抗联合化疗。

（复旦大学附属肿瘤医院　王碧芸）

【循证背景】

1. MF07-01 研究（$n=274$）　该研究入组 274 例未治疗的初治Ⅳ期乳腺癌患者，随机分为手术治疗组和未手术治疗组，两组后续均接受系统性治疗。短期随访（36 个月）结果显示，两组生存率无差异；长期随访后发现，手术治疗组的中位生存时间显著优于非手术治疗组（46 个月 *vs.* 37 个月，$HR=0.66$，$P=0.005$），两组的 5 年 OS 率分别为 41.6% 和 24.4%。亚组分析提示，肿瘤生物学行为较好的转移性乳腺癌患者（如 ER 阳性、HER-2 阴性、单发性骨转移、年龄<55 岁）可以从初始接受手术治疗中得到显著的生存获益。

2. NCT00193778 研究（$n=350$）　该研究入组 350 例初治Ⅳ期患者，随机分为手术治疗组和未手术治疗组，术前允许接受 6 个疗程的化疗。结果显示，随访 17 个月，手术治疗组和未手术治疗组的 OS 无差异，分别为 18.8 个月和 20.5 个月（$P=0.60$），2 年生存率分别为 40.8% 和

43.3%。年龄、ER 状态、HER-2 状态、转移部位和转移部位数目亚组分析两组无差异。

3. CHAT 研究（$n=222$） 该研究入组 HER-2 阳性晚期乳腺癌患者 222 例，随机分为曲妥珠单抗+多西他赛+卡培他滨组（HTX）和曲妥珠单抗+多西他赛组（HT）。结果显示，HTX 组较 HT 组显著提高疗效及生存时间。

4. 一项Ⅲ期临床研究（$n=196$） 该研究入组 HER-2 阳性晚期乳腺癌患者 196 例，随机分为曲妥珠单抗+紫杉醇组（TP）和曲妥珠单抗+紫杉醇+卡铂组（TPC）。结果显示，TPC 组能显著延长患者的 PFS 及 ORR，毒性反应可耐受。

（复旦大学附属肿瘤医院　王碧芸）

【核心体会】

乳腺癌根治术前应进行全面检查，在排除其他部位转移后再行手术。

（复旦大学附属肿瘤医院　王碧芸）

乳腺癌诊断时准确的病理分型和临床分期是制订合理治疗方案的前提。

（北京大学首钢医院　莫雪莉）

参 考 文 献

[1] Slamon DJ, Leyland-Jones B, Shak S, et al. Use of chemotherapy plus a monoclonal antibody against HER2 for metastatic breast cancer that overexpresses HER2 N Engl J Med, 2001, 344 (11)：783-792.

[2] Marty M, Cognetti F, Maraninchi D, et al. Randomized phase Ⅱ trail of the efficacy and safety of trastuzumab combined with docetaxel in patients with human epidermal growth factor receptor 2-positive metastaic breast cancer administered as first-line treatment：the M7701 study group. J Clin Oncol, 2005, 23 (19)：4265-4274.

[3] Robert N, Leyland- Jones B, Asmar L, et al. Randomized phase Ⅲ study of trastuzumab, paclitaxel, and carboplatin compared with trastuzumab and paclitaxel in women with HER-2 overexpressing metastatic breast cancer. N Engl J Med, 2015, 372 (8)：724-734.

[4] 中国抗癌协会乳腺癌专业委员会. 中国抗癌协会乳腺癌诊治指南与规范（2017 版）. 中国癌症杂志, 2017, 27 (9)：695-760.

[5] Soran A, Ozmen V, Ozbas S, et al. Early follow up of a randomized trial evaluating resection of the primary breast tumor in women presenting with de novo stage Ⅳ breast cancer；Turkish study（protocol MF07-01）. Cancer Research, 2013, 73 (24)：34.

[6] Badwe R, Hawaldar R, Nair N, et al. Locoregional treatment versus no treatment of the primary tumour in metastatic breast cancer：an open-label randomised controlled trial. Lancet Onology, 2015, 16 (13)：1380-1388.

[7] Wardley AM, Pivot X, Morales-Vasquez F, et al. Randomized Phase Ⅱ Trial of First-Line Trastuzumab Plus Docetaxel and Capecitabine Compared With Trastuzumab Plus Docetaxel in HER2 -Positive Metastatic Breast Cancer. J Clin Oncol, 2010, 28 (6)：976-983.

病例 17　右侧乳腺癌术后合并左侧肾上腺占位 1 例

吕　叶　尹清云　刘新兰*

宁夏医科大学总医院肿瘤医院

【病史及治疗】

➤ 患者，女性，42 岁，未绝经，无肿瘤家族史。

➤ 2017-01 患者因发现左侧腋窝进行性增大肿块 1 年就诊。乳腺 B 超示左侧乳腺外上象限可见 1 个大小约 2.0 cm×1.5 cm 的肿块，边界清楚，形态不规则，呈分叶状。患者于 2017-01-19 行左侧乳腺癌改良根治术。术后病理示左侧乳腺非特殊型浸润性癌，Ⅰ级，合并乳腺导管内癌，总癌灶直径约 2.1 cm，其中浸润性癌组织成分约占 80%，导管内癌组织成分约占 20%。免疫组织化学示 ER（90%，+++）、PR（70%，+++）、CerbB-2（0）、Ki-67（25%）。腋窝淋巴结未见癌转移（0/10）。

【辅助检查】

➤ 2017-02 CEA、CA153 正常。

➤ 2017-02 血浆醛固酮、肾素、皮质醇检测均正常。

➤ 2017-02-16 全腹增强 CT（图 17-1）示左侧肾上腺内侧支可见类圆形结节影，大小约 1.9 cm×1.6 cm，边界清楚，边缘光滑，可见轻度强化，考虑转移不除外；肝左叶点状钙化，肝多发囊肿。

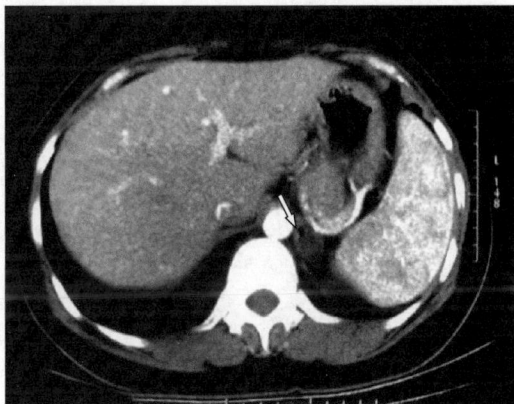

图 17-1　2017-02-16 全腹增强 CT

* 通信作者，邮箱：nxliuxinlan@163.com

➢ 2017-02-21 上腹部 MRI（图 17-2）示左侧肾上腺结节，呈等 T_1、稍长 T_2 信号，大小约 1.5 cm×1.2 cm，增强后逐渐强化表现，考虑转移；肝多发小囊肿。

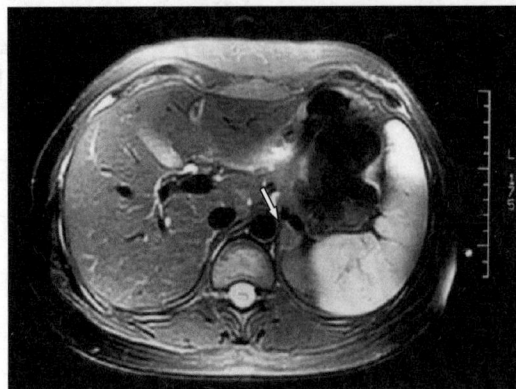

图 17-2　2017-02-21 上腹部 MRI

➢ 2017-03-03 双肾上腺 CT（图 17-3）示左侧肾上腺区可见小类圆形低密度影，大小约 2.0 cm×1.2 cm，增强后轻度强化，考虑转移瘤。

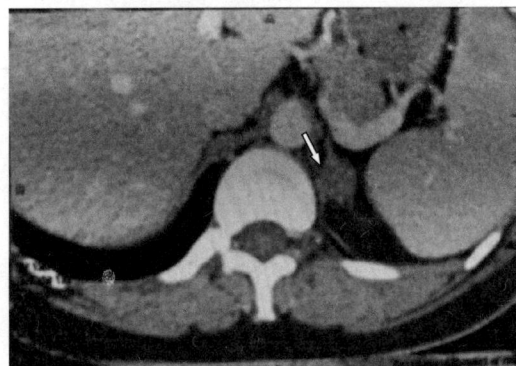

图 17-3　2017-03-03 双肾上腺 CT

【病史及治疗续一】

➢ 2017-03-03 至 2017-05-20 患者行吡柔比星（90 mg，第 1 天，静脉滴注）+环磷酰胺（800 mg，第 2 天，静脉滴注）辅助化疗 4 个疗程。期间出现轻度胃肠反应及Ⅳ度骨髓抑制。

【本阶段小结】

乳腺癌的常见转移部位包括骨、淋巴结、肝、肺和脑等组织，肾上腺转移少见。近年来，随着影像学诊断技术的提高，CT 和 MRI 在乳腺癌患者的复查中得到广泛使用，肾上腺转移的发现率不断升高。有研究显示，在尸检时，由全身各部位癌转移至肾上腺的发病率为 26%～50%，其中以肺癌、乳腺癌、淋巴瘤、甲状腺癌、胃肠道癌多见，但肾癌、肝癌引起者亦非少见。Abrams 等的研究显示，肾上腺转移癌为乳腺癌来源的占 54%。Lain 和 Lo 统计了 30 年共 464 例肾上腺转移癌患者。结果显示，仅有 2.9% 的患者来源于乳腺癌。因此，在乳腺癌患者复查时，影像学检查提示的肾上腺肿块应警惕转移性癌。

肾上腺转移癌多无症状，仅有少数患者因大部分肾上腺组织受侵而出现肾上腺功能不全的症状。Lenert 等报道了 81 例肾上腺恶性肿瘤患者，均行肾上腺占位切除。结果发现，其中 42 例为转移性。Yun 等报道了 34 例恶性肿瘤伴肾上腺占位，仅 18 例病理或随访证实为转移。因此，单靠病史误诊的概率约为 50%，随访十分重要。肾上腺肿块大小和结构随时间变化，同时伴有其他部位转移者，或出现双侧肾上腺占位，则诊断为肾上腺转移癌的准确性大幅提高。

肾上腺转移癌多可通过影像学检查（如 CT 和 MRI 等）进行诊断，并可与其他肾上腺原发病进行鉴别。在 CT 检查中，对于肾上腺良恶性病灶的鉴别主要基于病灶的大小、形态、密度及使用造影剂后的变化情况。肾上腺良性病灶通常较小（<3 cm），呈圆形或椭圆形，密度均匀且 CT 值≤10HU；恶性病灶则相反。在使用造影剂后，良性病灶洗脱更迅速，故延迟衰减值将有助于鉴别肾上腺腺瘤和转移癌。有研究显示，CT 检查对肾上腺肿块的敏感性为 96%～98%，特异性为 61%～92%，准确性为 81%～96%。同样，MRI 也能通过形态和信号强度对肾上腺良恶性肿块进行鉴别，MRI 检查的敏感性、特异性和准确性分别为 89%、99% 和 94%。另有研究显示，^{18}F-氟代脱氧葡萄糖（^{18}F-luorodeoxyglucose，^{18}F-FDG）PET-CT 检查也是鉴别肾上腺转移癌的有效方法。虽然针吸穿刺或手术切除肾上腺肿块的病理学检查是诊断肾上腺转移癌的金标准，但是由于其创伤大、风险高、难度大而在临床工作中较少采用。原发癌的病理和生物学行为的特点是诊断肾上腺转移癌的重要依据。根据原发癌的病理特征、影像学典型表现，结合肾上腺肿块随时间变化或伴有多器官转移的特点，大多可以明确诊断。

本例患者分期早，肾上腺占位为单侧，病灶较小，且无其他部位转移情况，如为肾上腺转移，与早期生物学行为特点不符，临床也不除外肾上腺腺瘤可能。本例患者当时乳腺癌术后仅 1 个月，拒绝再次手术治疗，故先给予术后辅助化疗，密切观察左侧肾上腺结节的变化。

【病史及治疗续二】

> 2017-06-12 患者化疗结束后复查，CEA、CA153 正常。

> 2017-06-12 全腹 CT（图 17-4）示左侧肾上腺小类圆形低密度影，大小约 1.5 cm×1.5 cm，增强后轻度强化，考虑转移瘤，较化疗前变化不大；肝内多发小囊肿。

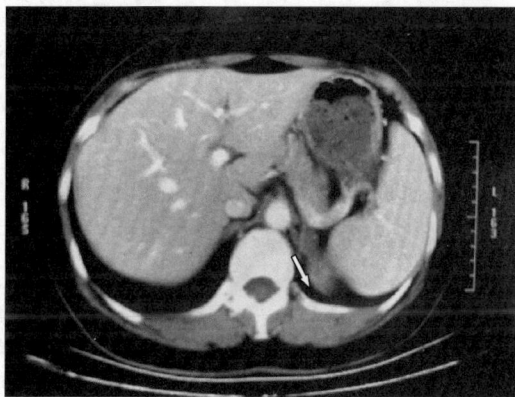

图 17-4　2017-06-12 全腹 CT

> 2017-07-04 患者行经后腹膜腔镜下左侧肾上腺肿瘤切除术。术中见肿瘤位于左侧肾上腺内

侧，大小约 2.0 cm×2.0 cm，分离过程中见肾上腺肿瘤与肌肉组织粘连。术后病理示左侧肾上腺皮质腺瘤。免疫组织化学示 S-100（灶性+）、Syn（+）、嗜铬素 A（CgA）（－）、黑色素瘤抗原（Melan-A）（+）、Ki-67（1%）、抑制素-α（inhibin-α）（部分+）、CKpan（－）。

【本阶段小结】

本例患者完成了术后辅助化疗 4 个疗程，复查左侧肾上腺占位较化疗前无明显变化，经腹腔镜手术证实左侧肾上腺占位为肾上腺皮质腺瘤。故建议其后续开始 TAM 辅助内分泌治疗。

本例患者诊疗过程见图 17-5。

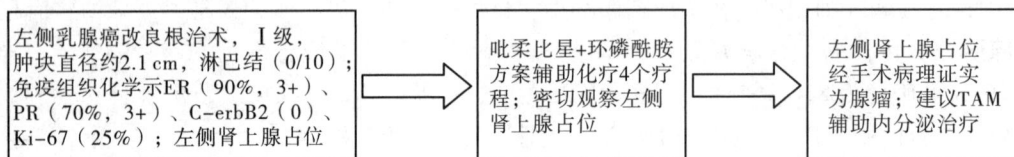

图 17-5　本例患者诊疗过程

【专家点评】

本例患者属于 HER-2 阴性、Luminal B 型乳腺癌患者，术后病理为浸润性癌合并导管内癌。按照美国 NCCN 指南及《AJCC 癌症分期手册》（第 8 版）分期，应当测量浸润癌直径大小作为 T 分期的标准，但文中未确切提及；按术前影像学检查为 $cT_1N_0M_0$、ⅠA 期。根据美国 NCCN 指南，本例患者可行前哨淋巴结活检为优选手术方式，以避免淋巴结清扫所带来的术后淋巴水肿等相关并发症。本例患者 HR 阳性，HER-2 阴性，无淋巴结转移，按照美国 NCCN 指南，可行 21 基因检测，评估复发风险评分（recurrence score，RS）分值以决定是否行辅助化疗。TAILORx 研究的结果提示，在 21 基因评分为 11~25 分的乳腺癌患者中，辅助内分泌治疗的效果并不差于化疗联合辅助内分泌治疗。关于内分泌治疗的时长，近几年陆续报道了 aTTom 、ATLAS、IDEAL、MA17R 和 SOLE 等研究，结果显示，在完成 5 年内分泌治疗后继续延长内分泌治疗的确可以降低复发概率，但是如何把握时长，寻求一个最适宜的内分泌治疗时间仍未能达成共识。并且内分泌治疗所产生的不良反应对患者造成的影响也是医师不能忽视的问题。本例患者无高危因素，在辅助内分泌治疗中可行 TAM 治疗，如果在治疗过程中发生绝经，可更换 AI 治疗。本例患者术后复查发现左侧肾上腺占位，是否为转移灶对其整体治疗策略的制订存在很大影响。在这种情况下，尽早取得病理结果是最佳选择。此外，在术后辅助治疗的选择上，早期 US9735 研究比较了 TC 方案与 AC 方案用于乳腺癌辅助化疗的疗效。该研究入组了较多的低、中危患者（共入组 1016 例，其中 909 例患者腋窝淋巴结转移≤3 个，719 例患者 HR 阳性）。结果显示，TC 方案的 PFS 和 OS 有所提高。因此，目前对于部分低、中危且需要接受辅助化疗，尤其是存在蒽环类心脏毒性隐患的患者，可以优先选择 TC 方案辅助化疗。

（辽宁省肿瘤医院　孙　涛）

【指南背景】

1. 2018 年美国 NCCN 指南（第 1 版）　对于 HR 阳性、HER-2 阴性乳腺癌患者，肿瘤直径>0.5 cm 应考虑 21 基因检测，RS<18 分行辅助内分泌治疗，RS≥31 分行化疗，RS 处于 18~

31 分进行综合评估。

2.《中国临床肿瘤学会（CSCO）乳腺癌诊疗指南（2018. V1）》 对于 HER-2 阴性乳腺癌的辅助化疗分层为复发风险较低的患者，符合淋巴结 1~3 个（Luminal A 型）、Ki-67 高表达（≥30%）、≥T₂、年龄<35 4 个危险因素之一，Ⅰ类推荐 AC（ⅠA）、TC（ⅠA）。

（辽宁省肿瘤医院　孙　涛）

【循证背景】

1. SOFT 研究 该研究使用 OFS 联合 TAM 对比 TAM 5 年治疗，DFS 未达统计学差异，研究中预设的术后无辅助化疗亚组多为淋巴结阴性。亚组分析结果显示，从 OFS 联合内分泌治疗中获益有限。

2. ATLAS 研究 该研究纳入 12 894 例早期乳腺癌患者，已完成 5 年 TAM 治疗，随机分为继续治疗 5 年组和停止治疗组。结果显示，10 年 TAM 能进一步减少复发风险、病死率和全因病死率。主要的额外获益是降低乳腺癌确诊后的第 2 个 10 年的病死率。

3. aTTom 研究 该研究入组了 6953 例乳腺癌患者，随访 9 年后发现，延长 5 年 TAM 治疗可明显降低乳腺癌复发率（28% *vs.* 32%，$P=0.003$）；但同时也发现，延长 TAM 治疗组的子宫内膜癌发生率明显增高。

（辽宁省肿瘤医院　孙　涛）

【核心体会】

对于术后辅助治疗期间发现肾上腺等不常见占位的患者，是否为转移灶对其整体治疗策略的制订存在很大影响。在这种情况下，尽早取得病理结果是最佳选择，可有效指导下一步治疗。

（辽宁省肿瘤医院　孙　涛）

参 考 文 献

[1] Borst MJ, Ingold JA. Metastatic patterns of invasive lobular versus invasive ductal cal'cinolna of the breast. Surgery, 1993, 114 (4): 637-641.

[2] Bumpers HL, Hassett JM Jr, Penetrante RB, et al. Endocrineorgan metastases in subjeets with lobular carcinoma of the breast. Arch Surg, 1993, 128 (12): 1344-1347.

[3] AbramsIL, Spire R, Goldstein N. Metastases in eal'einolna: analysis of 10130 autopsied cases. Cancer, 1950, 3: 74-85.

[4] Lam KY, Lo CY. Metastatic tumours ofthe adrenal glands: a 30-year experience in a teaching hospital. Clin Endocrinol (Oxf), 2002, 56 (1): 95-101.

[5] Lenert JT, Barnett CC Jr, Kudelka AP. et al. Evaluation andsurgical resection of adrenal masses in patients with a history ofextra-adrenal malignancy. Surgery, 2001, 130 (6): 1060-1067.

[6] Yun M, Kim W, Alnafisi N, et al. 18 F-FDG PET in characterizing adrenal lesions detected on CT or MRI. J Nucl Med, 2001, 42 (12): 1795-1799.

[7] Kamiyama T, Fukukura Y, Yoneyama T, et al. Distinguishing adrenal adenomas from nonadenomas: combined use of diagnostic parameters of unenhanced and short 5 minute dynamic enhanced CT protocol. Radiology, 2009, 250 (2): 474-481.

[8] Boland GW, Iee MJ, Gazelle GS, et al. Characterization of adrenal masses using unenhanced CT: an analysis of the CT literature. AJR Am J Roentgenol, 1998, 171 (1): 201-204.

[9] Honigschnabl s, Gallo S, Niedede B, et al. How accurate is MR imaging in eharacterisation of adrenal masses: update of a long term study. Eur J Radiol, 2002, 41 (2): 113-122.

病例 18　绝经前 HR 阳性双侧乳腺癌 1 例

罗忆泓　朱　玮*

复旦大学附属中山医院

【病史及治疗】

➤ 患者，女性，43 岁，未停经，孕 1 产 1，ECOG 0 分。月经史、个人史、家族史无特殊。既往否认高血压、糖尿病、冠心病史。

➤ 2017-03-24 患者因发现左侧乳房肿块 3 天至复旦大学附属中山医院就诊。查体发现，双乳外形对称；左侧乳房外上象限可扪及直径约 1.0 cm 的肿块，边界尚清，活动度可，无明显压痛；右侧乳房未触及明显肿块。

【辅助检查】

➤ 2017-03-24 乳腺彩超（图 18-1）示左侧乳腺 1 点钟处见 1.0 cm×0.8 cm 低回声团块，边界模糊，其内及周边见线状彩色血流；左侧乳腺实质性占位，可疑恶性肿瘤。

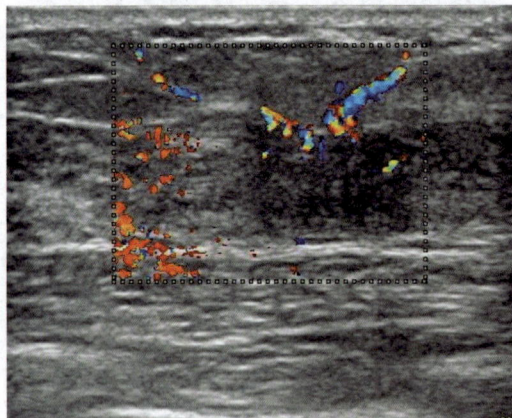

图 18-1　2017-03-24 乳腺彩超

➤ 2017-03-24 乳腺 MRI（图 18-2）示左侧乳腺外上象限见段状分布非肿块样强化灶及部分结节样改变，范围较广，直径约 5.0 cm；右侧乳腺内上象限见占位，大小约 1.3 cm×1.0 cm，边缘毛糙，环形强化，动态增强后早期明显强化，强化曲线呈廓清型。诊断为左侧乳腺外上象限非肿块样强化，考虑恶性肿瘤；右侧乳腺内上象限占位，考虑恶性肿瘤概率大。

---

* 通信作者，邮箱：drzhu@ 163. com

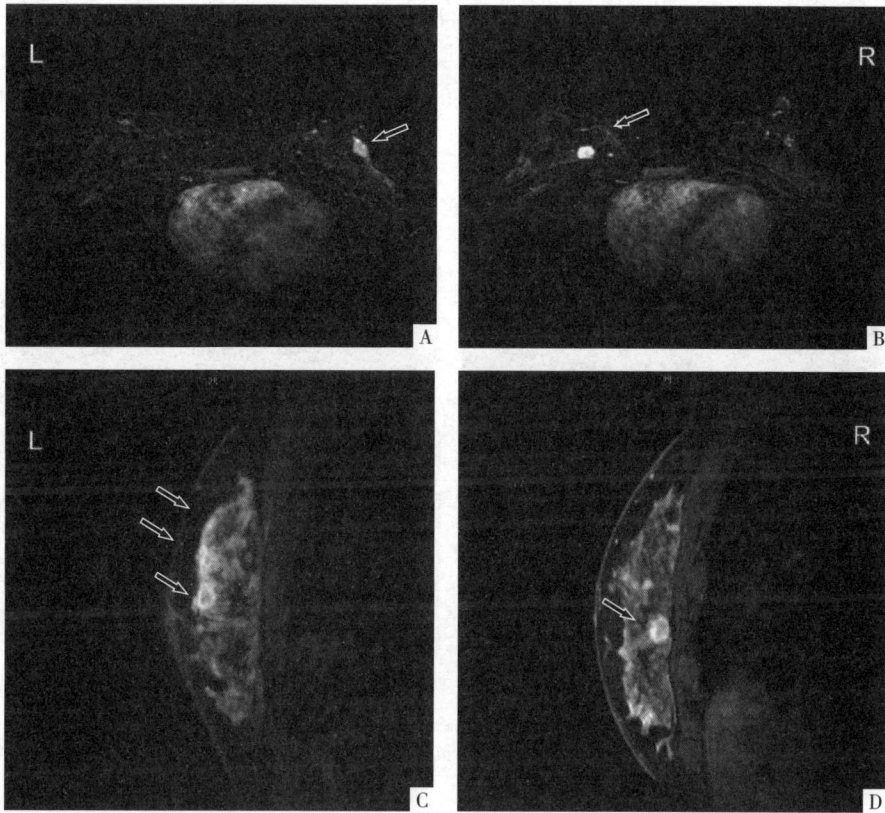

图 18-2　2017-03-24 乳腺 MRI

注：A、C. 左侧乳腺，非肿块样强化；B、D. 右侧乳腺，环形强化

➤ 2017-03-24 乳腺 PET-CT（图 18-3）示左侧乳腺外上象限局部见糖代谢异常增高的结节，最大标准摄取值（standard uptake value，SUV）约为 4.9，大小约 1.00 cm×0.73 cm，边界不清；左侧乳腺外上象限恶性肿瘤可能；右侧乳腺未见明显糖代谢异常增高灶。

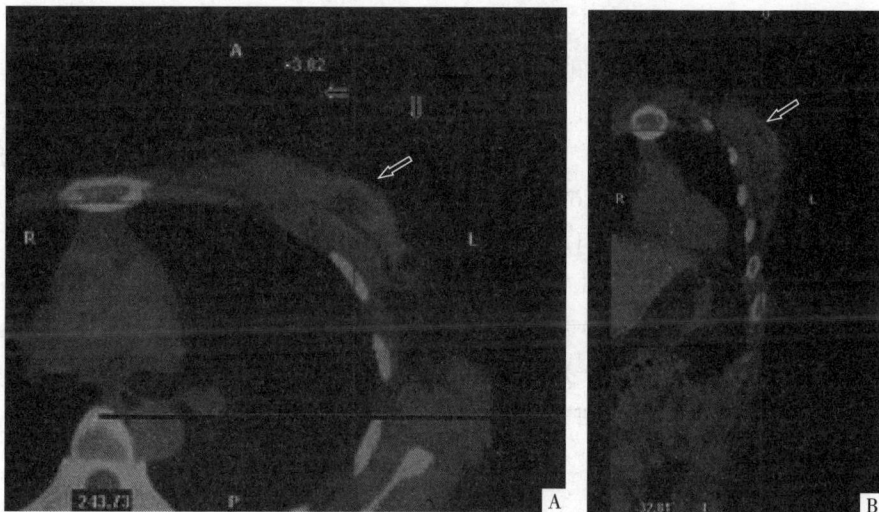

图 18-3　2017-03-24 乳腺 PET-CT

注：A、B. 左侧乳腺糖代谢异常增高结节，考虑恶性肿瘤可能

➤ 2017-03-25 结合 2017-03-24 乳腺 MRI 再次行乳腺彩超（图18-4），结果示左侧乳腺 1 点钟处见 1.0 cm×0.8 cm 低回声团块，边界模糊，其内及周边见线状彩色血流；右侧乳腺 1 点钟处见 0.8 cm×0.6 cm 低回声团块，边界稍模糊。诊断为左侧乳腺实质性占位，可疑恶性肿瘤；右侧乳腺实质性占位，乳腺病可能。

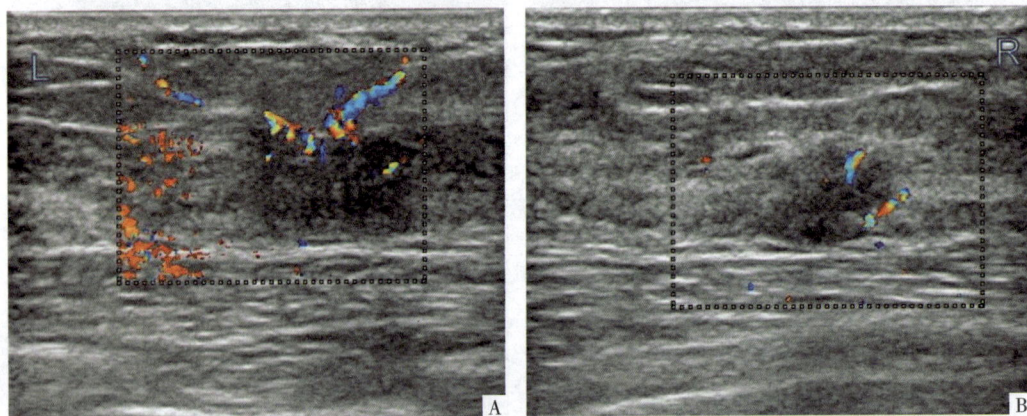

图 18-4　2017-03-25 乳腺彩超

注：A. 左侧乳腺；B. 右侧乳腺

➤ 2017-03-25 穿刺病理示左侧乳腺导管原位癌，伴间质浸润。免疫组织化学示 CD10（部分区肌上皮消失）、人血平滑肌肌球蛋白重链（SMMHC）（部分区肌上皮消失）、E-cad（+）、P63（部分区肌上皮消失）、CK7（+）、ER（100%，2+）、PR（100%+）、HER-2（2+）、Ki-67（10%+）。

➤ 2017-03-25 血液学检查示各项指标均在正常范围内。

➤ 2017-03-25 腹部彩超示肝、胆、胰、脾、肾未见明显异常。

➤ 2017-03-28 患者于全身麻醉下行右侧乳腺病灶切除活检。术中冷冻病理示右侧乳腺原位癌伴部分浸润。行右侧乳腺前哨淋巴结活检术，结果示淋巴结均未见癌转移（0/12）；遂行右侧乳腺单侧腺体切除术+右侧乳房假体置入术。左侧乳腺行前哨淋巴结活检术，结果示淋巴结均未见癌转移（0/12）；遂行左侧乳腺单侧腺体切除术+左侧乳房假体置入术。术后病理：①右侧乳腺浸润性小叶癌，部分为小叶原位癌，大小约 1.0 cm×0.7 cm×0.7 cm；淋巴结 0/16；免疫组织化学示 ER（90%，++）、PR（90%，++）、Ki-67（5%+）、HER-2（+）、E-cad（-）、高分子角蛋白（HCK）（+）、P120（浆+）、SMMHC（-）、P63（-）、PD-1（肿瘤-，间质-）、PD-1（28-8）（肿瘤-，间质-）、PD-1（SP142）（肿瘤-，间质-）；FISH（-）。②左侧乳腺浸润性导管癌，非特殊型，Ⅱ级，大小约 1.5 cm×1.2 cm×0.8 cm；淋巴结 1/17，其中 1 个见癌转移（微转移<0.2 mm）；免疫组织化学示 ER（60%+）、PR（70%，++）、Ki-67（10%+）、HER-2（++）、E-cad（100%）、HCK（+）、P120（膜+）、SMMHC（-）、P63（-）、PD-1（肿瘤-，间质-）、PD-1（28-8）（肿瘤-，间质1%+）、PD-1（SP142）（肿瘤-，间质1%+）；FISH（-）。

【本阶段小结】

本例患者术前初步诊断为绝经前乳腺癌，左侧乳腺癌临床分期为 $T_1N_XM_0$。乳腺彩超及 PET-CT 初次检测时均只提示左侧乳腺恶性肿瘤，仅 MRI 提示右侧乳腺病灶恶性肿瘤可能。之后参考 MRI 中病灶位置，请经验丰富的彩超教授复检彩超方找到右侧乳腺病灶。考虑右侧乳腺恶性肿瘤可能性大，但病灶较小，术前穿刺活检困难，故向患者交代病情，患者知情后行术中右侧乳腺病灶切除活检，术中冷冻病理示原位癌伴部分浸润。本例患者乳房较小，乳腺钼靶检查可能有病灶遗漏，故未行。同时考虑患者双侧乳腺恶性肿瘤均有原位癌成分，尤其右侧乳腺有小叶原位癌成分，考虑保乳安全性欠佳，与患者充分沟通后，患者要求行双侧乳腺腺体切除+双侧假体置入术。

【病史及治疗续一】

> 2017-04-10 患者行 21 基因检测，左乳 RS 为 27.87 分，右乳 RS 为 20.92 分，均提示中危，双乳 BRCA1（−）、BRCA2（−）。

> 2017-04-19 给予患者托瑞米芬（60 mg，每天 1 次）+亮丙瑞林（11.25 mg，每 3 个月 1次）；11 个月后更换为 AI 辅助内分泌治疗，同时给予亮丙瑞林（11.25 mg，每 3 个月 1 次）。

【本阶段小结】

本例患者术后诊断为双侧乳腺癌，左侧乳腺 $pT_{1c}N_{0(i+)}M_0$，ⅠA 期，浸润性导管癌，Luminal A 型；右侧乳腺 $pT_{1b}N_0M_0$，ⅠA 期，浸润性小叶癌，部分为小叶原位癌，Luminal A 型。结合 21 基因检测，结果为中危。结合 2016 年美国 NCCN 指南（第 2 版），可选择辅助内分泌治疗±辅助化疗，与本例患者充分沟通后，其选择仅行辅助内分泌治疗。为本例患者选择辅助内分泌治疗方案时，根据 SOFT&TEXT 联合分析的结果，发现 OFS+AI 优于 OFS+TAM。2017 年，SABCS 上报道了 TEXT&SOFT 联合分析的数据更新，此次分析聚焦了 HER-2 阴性患者，在这部分患者中，OFS+AI有更强的疗效。同时考虑本例患者未绝经，给予托瑞米芬内分泌辅助治疗+OFS，待激素水平达到绝经前状态后更换为 AI。尽管本例患者无生育意愿，但从保护生育功能的角度，现有的证据表明，联合 OFS 能达到保护生育功能的作用。ZEBRA 研究显示，早期绝经前 ER 阳性患者，OFS 组 DFS、OS 与 CMF 化疗组基本相当，表明 OFS 可替代某些化疗。因此，相当于本例患者在辅助内分泌治疗的同时行化疗。2018 年，ASCO 会议上的 TAILORx 研究结果提示，在 21 基因检测 RS 为 11~25 分的乳腺癌患者中，辅助内分泌治疗的效果并不差于化疗联合辅助内分泌治疗。该结果进一步说明当时本例患者治疗方案选择的合适性。以目前的证据，更推荐本例患者接受 5 年 OFS+AI 辅助内分泌治疗，同时建议其治疗期间定期检测激素水平，合理管理不良反应。

【专家点评】

本例患者为双侧原发性乳腺癌（同时或非同时性发生于两侧乳腺组织的原发性多发癌）。据文献报道，双侧原发性乳腺癌的发病率较低。双侧原发性乳腺癌的发病危险因素如下：①单侧乳腺癌患者，已患有单侧乳腺癌的患者发生对侧原发性乳腺癌的危险性是一般人群的 2~6 倍；②明显的家族史，Kheirelseid 等的研究发现，超过 43% 的双侧乳腺癌患者有乳腺癌家族史；③第一原发癌的组织学类型，多数人认为小叶原位癌及浸润性小叶癌患者易发生对侧原发性乳腺癌；④年龄，有研究发现双侧乳腺癌中第一原发癌确诊时患者的中位年龄小于单侧乳腺癌确诊时的年龄，且差异具有统计学意义；⑤辐射史，放疗是治疗乳腺癌的方法之一，尤其行保乳术的患者术后均应放疗，但放疗也是对侧发生原发性乳腺癌的危险因素；目前，辐射剂量达到多少会增加对侧原发癌的发生危险仍不清楚；⑥分子分型，HER-2 阳性及 ER、PR 阴性是双侧乳腺癌的高危因素，可能与 HR 阳性患者经内分泌治疗可降低对侧乳腺癌的发生率相关；Kheirelseid 等在研究中发现，双侧乳腺癌的第一原发灶中 HER-2 表达超过单侧乳腺癌，差异有统计学意义。

诊断双侧原发性乳腺癌时，最重要的是要区分对侧乳腺癌是原发灶还是转移灶，这对于肿瘤分期及治疗都很重要。第一原发癌灶多由于触及乳房肿块而发现，第二原发癌灶多因随访钼靶或超声等辅助检查而发现。目前，无论是临床特征还是组织学病理检查，均没有明确的区分标准。现在多数人认可并使用的为双侧原发性乳腺癌是两侧都有原位性病变，且具有完全不同的组织学类型、不同的肿瘤分期，没有任何局部或远处转移的证据。乳房外上象限是对侧原发性乳腺癌的好发部位，如果发生对侧转移，则多通过内乳淋巴结或血行转移，故转移多位于乳房内侧半或近胸骨中线位置。

双侧原发性乳腺癌的治疗应遵循一般乳腺癌的治疗原则，根据临床分期决定手术方式，并根据术后病理决定辅助治疗方案。在精准医疗的背景下，乳腺癌的治疗越来越趋向个体化。近年来，随着分子生物学的发展，通过多基因阵列表达谱来评估乳腺癌的预后是临床研究热点之一。通过基因检测评估疾病预后相对于临床病理特征更具准确性和针对性。目前，已有多个方法通过检测乳腺癌组织基因 mRNA 表达水平来评估患者个体化的复发风险，如 Mamma Print（70 基因）、Oncotype DX（21 基因）、BCI、PAM50、Endo Rredict 等系统。其中，Oncotype DX 已经成为 ASCO 及美国 NCCN 指南唯一推荐使用的基因检测系统。而 Mamma Print 则是首个经美国食品药品监督管理局（Food and Drug Administration，FDA）批准用于临床的多基因检测系统。目前，这 2 个基因检测系统在美国已经得到了比较普遍的临床应用。另外，PAM50 也有一些商业化的应用。

1. Mamma Print（70 基因） 该系统是一个由荷兰癌症研究院于 2002 年开发的用于淋巴结阴性乳腺癌患者（后扩展到 1~3 个淋巴结阳性）术后预后的多基因检测系统。其运用 ctDNA 微阵列技术检测肿瘤冷冻组织中基因 mRNA 表达水平，通过系统聚类统计方法，筛选出与预后最相关的 70 个基因，组成 Mamma Print 检测系统。根据基因表达和临床结果的相关性，将患者分为预后高复发风险组（10 年复发风险为 49.4%）及低复发风险组（10 年复发风险为 14.8%）。高复发风险患者能从术后辅助化疗中获益，而低复发风险患者并不能从辅助化疗中受益。

2. Oncotype DX（21 基因） 该系统针对 ER 阳性、HER-2 阴性、淋巴结阴性的早期乳腺癌患者，定量检测其肿瘤组织中一组特异性基因的表达水平，进而给出一个复发评分（RS）来评估肿瘤患者的复发风险。这 21 个基因包括 6 个肿瘤相关基因及 5 个参考基因。根据评分复发风险可分为高风险（RS>31 分）、中风险（18 分≤RS<31 分）、低风险（RS<18 分），三组 10 年远期复发率分别为 30.5%、14.3%、6.8%。低风险患者术后只需要接受内分泌治疗，高风险患者需要接受内分泌治疗结合辅助化疗，中风险患者辅助化疗的有效性还有待验证。该系统在临床实践中仍存在一些不足，具体如下：①适应证范围相对较小，仅限于 HR 阳性、HER-2 阴性且未出现腋下淋巴结转移的患者；②检出的无法明确化疗是否受益的患者（中危）患者较多；③缺乏中国人群的临床试验数据。

3. PAM 50 该系统最初用于乳腺癌的临床分型，后来发展用于术后复发风险的分层。PAM50 复发得分根据 50 个基因的表达谱和肿瘤病理大小计算得出，把复发风险分为低、中、高三组，但其预测辅助化疗疗效的能力还有待证实。

随着基于 MammaPrint、Oncotype DX 等术后复发风险评分来细分出能进行辅助化疗及延长内分泌治疗的患者亚群，实现精准化和规范化的个体化治疗，避免过度治疗或不足治疗。

（辽宁省肿瘤医院 李 欢 曹 慧 孙 涛）

【指南背景】

1.《中国临床肿瘤学会（CSCO）乳腺癌诊疗指南（2017.V1）》 乳腺 MRI 可用于临床分期评估，以确定同侧乳腺肿瘤范围，多灶及多中心肿瘤或在初诊时筛查对侧乳腺癌；还有助于术前和治疗前后肿瘤范围的评估，以及疗效评估。

2. 2017 年美国 NCCN 指南　对于 HR 阳性、HER-2 阴性乳腺癌的术后辅助治疗，当 T 分期为 T_1，无淋巴结转移时，可考虑行 21 基因检测。对于低复发风险（RS<18 分）的患者，行辅助内分泌治疗；对于中复发风险（RS 18~30 分）的患者，行辅助内分泌治疗，或辅助化疗后继续行辅助内分泌治疗；对于高复发风险的患者（RS>31 分），行辅助化疗后继续行辅助内分泌治疗。对于绝经前中、高危 HR 阳性乳腺癌患者，应接受 OFS 的辅助内分泌治疗。

3.《中国抗癌协会乳腺癌诊治指南与规范（2017 版）》　推荐 OFS+TAM/AI 作为高危或接受辅助化疗的中危绝经前 HR 阳性早期乳腺癌患者的标准内分泌治疗方案。

（辽宁省肿瘤医院　李　欢　曹　慧　孙　涛）

【循证背景】

1. TEXT&SOFT 联合分析　该联合分析中位 9 年的随访结果证实，OFS+AI 相较于 OFS+TAM，显著改善 8 年 DFS 率，分别为 86.8% 和 82.8%，绝对获益率为 4%；对于 4 个及以上淋巴结阳性的患者，《中国临床肿瘤学会（CSCO）乳腺癌诊疗指南（2017.V1）》推荐 5 年 OFS+AI（推荐级别 I 级，证据级别 I A）。

2. TAILORx 研究　该研究的结果发现，对于 HR 阳性、HER-2 阴性、淋巴结阴性的乳腺癌患者，21 基因检测 RS<11 分且仅接受内分泌治疗的患者的 5 年内无远处转移率为 99.3%，单独使用 TAM 治疗就可以使复发率非常低，可以考虑免去辅助化疗；RS 为 11~25 分的患者，内分泌治疗基础上加化疗并不能带来获益，故认为 RS<26 分的患者只需要内分泌治疗；RS 为 26~30 分的患者内分泌治疗基础上加或不加化疗；RS≥31 分的患者，内分泌基础上加化疗。

（辽宁省肿瘤医院　李　欢　曹　慧　孙　涛）

【核心体会】

对于具有双侧原发性乳腺癌高危因素的患者，应高度警惕，动态监测随访。MRI 检查因其较高的敏感性，在筛查时具有不可替代的优势。双侧原发性乳腺癌的治疗应根据临床分期及术后病理决定辅助治疗方案。术后复发评分系统的不断完善，可提高检测的准确性和针对性，使乳腺癌的治疗更加趋向个体化。

（辽宁省肿瘤医院　李　欢　曹　慧　孙　涛）

参 考 文 献

[1] Kheirelseid EA, Jumustafa H, Miller N, et al. Bilateral breast cancer: analysis of incidence, outcome, survival and disease characteristics. Breast Cancer Res Treat, 2011, 126 (1): 131-140.

[2] Shi YX, Xia Q, Peng RJ, et al. Comparison of clinicopathological characteristics and prognoses between bilateral and unilateral breast cancer. J Cancer Res Clin Oncol, 2012, 138 (4): 705-714.

[3] Schwentner L, Wolters R, Wischnewsky M, et al. Survival of patients with bilateral versus unilateral breast cancer of guideline adherent adjuvant: a multi-centre cohort 5292 patients. Breast, 2012, 21 (2): 171-177.

[4] Paik S, Shak S, Tang G, et al. A multigene assay to predict recurrence of tamoxifen-treated, node-negative breast cancer. N Engl J Med, 2004, 351 (27): 2817-2826.

[5] Van de Vijver MJ, He YD, Van't Veer LJ, et al. A gene-expression singature as a predictor of suirvival in breast cancer. N Engl J Med, 2002, 347 (25): 1999-2009.

[6] Sparano JA, Gray RJ, Makower DF, et al. Prospective of a 21-gene expression assay in breast cancer. N Engl J

Med，2011，373（21）：2005-2014.

［7］Pagani O，Regan MM，Francis PA. Exemestane with Ovarian Suppression in Premenopausal Breast Cancer. N Engl J Med，2014，37（14）：1358-1359.

［8］Kaufmann M，Jonat W，Blamey R，et al. Survival analyses from the ZEBRA study：goserelin（ZoladexTM）versus CMF in premenopausal women with node-positive breast cancer. European Journal of Cancer，2003，39（12）：1711-1717.

病例19　局部晚期 HR 阳性乳腺癌 1 例

倪小健　张宏伟　朱　玮*

复旦大学附属中山医院

【病史及治疗】

➢ 患者，女性，68 岁，已绝经。

➢ 2014-11 患者因发现左侧乳房肿块 2 年就诊。患者于 20 年前在上海市第四人民医院行左侧乳腺肿块切除术，病理示硬化性乳腺病。本次入院体格检查示左侧胸壁病灶（图 19-1）范围大，上至左侧锁骨下方，下至整个乳房，质硬，左侧腋窝未扪及明显肿大淋巴结。穿刺病理示左侧乳腺浸润性小叶癌。免疫组织化学示 ER（100%，+++）、PR（-）、HER-2（-）、Ki-67（5%+）。

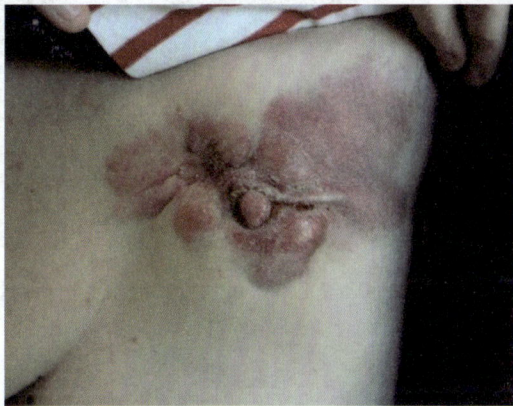

图 19-1　2014-11 左侧胸壁病灶

【辅助检查】

➢ 2014-11-26 乳腺 PET/CT 示左侧乳腺恶性肿瘤侵犯胸壁，左侧腋窝淋巴结转移不除外。诊断为 $T_4N_{0\sim1}M_0$、ⅢB 期。

【病史及治疗续一】

➢ 2014-11-03 给予患者来曲唑口服治疗。

---

* 通信作者，邮箱：drzhu@163.com

【本阶段小结】

本例患者为绝经后 HR 阳性局部晚期乳腺癌患者，Ki-67 低表达，肿瘤进展慢，肿瘤细胞增生活性低。针对高龄体弱乳腺癌患者，初始给予新辅助内分泌治疗。

【病史及治疗续二】

> 2014-11-03 至 2016-02-29 患者口服来曲唑后病灶明显缩小，治疗效果见图 19-2。
> 2015-04-28 胸部 CT 示左侧乳腺恶性肿瘤侵犯左侧胸壁；两侧腋窝多发淋巴结。
> 2016-01-08 胸部 CT 示左侧乳腺恶性肿瘤侵犯左侧胸壁，较 2015-04-28 略好转；两侧腋窝多发小淋巴结。

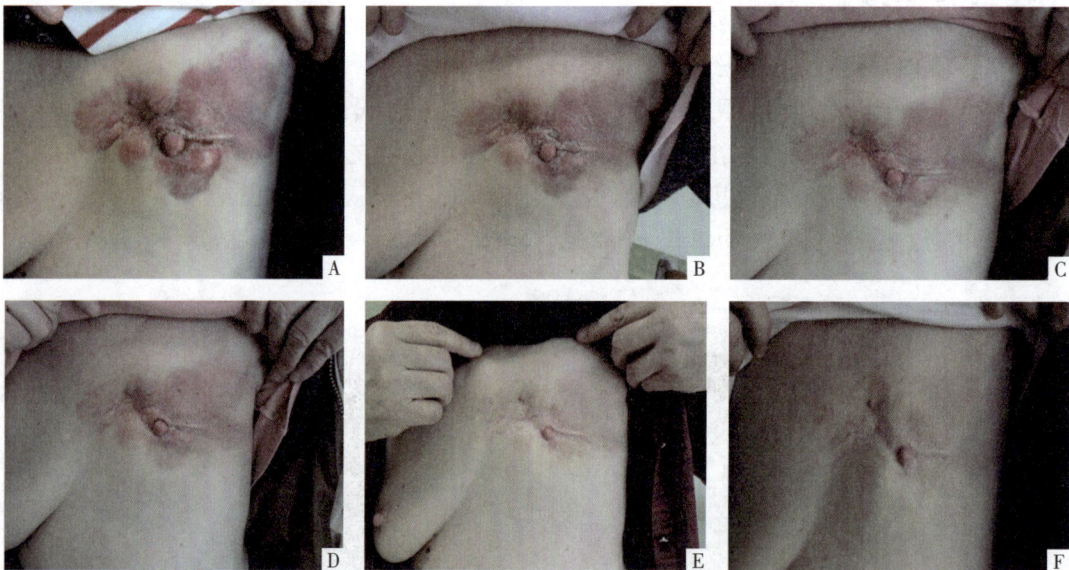

图 19-2 2014-11-03 至 2016-02-29 口服来曲唑后病灶变化
注：A. 2014-11-03 病灶；B. 2015-01-05 病灶；C. 2015-01-26 病灶；D. 2015-03-02 病灶；E. 2015-10-19 病灶；F. 2016-02-29 病灶

> 2016-09-21 胸部 CT 示左侧乳腺恶性肿瘤侵犯左侧胸壁，与 2016-01-08 相仿；两侧腋窝多发小淋巴结。
> 2016-12-19 至 2017-05-30 考虑患者疾病进展，改用氟维司群 500 mg 每月 1 次。治疗效果见图 19-3。
> 2017-02-28 胸部 CT 示左侧乳腺恶性肿瘤侵犯左侧胸壁，与 2016-09-21 相仿；左侧腋窝肿大淋巴结，较 2016-09-21 增大；两肺微小结节。
> 2017-06-19 至 2017-08-05 给予患者放疗联合卡培他滨治疗。治疗效果见图 19-4。
> 2018-03-19 给予患者依西美坦内分泌治疗。治疗效果见图 19-5。

【本阶段小结】

Semiglazow 等在 2007 年发表的一项 II 期前瞻性随机对照研究结果显示，在绝经后 HR 阳性浸润性乳腺癌患者中，ER 高表达亚组中内分泌治疗可获得更高的临床有效率和保乳手术率。

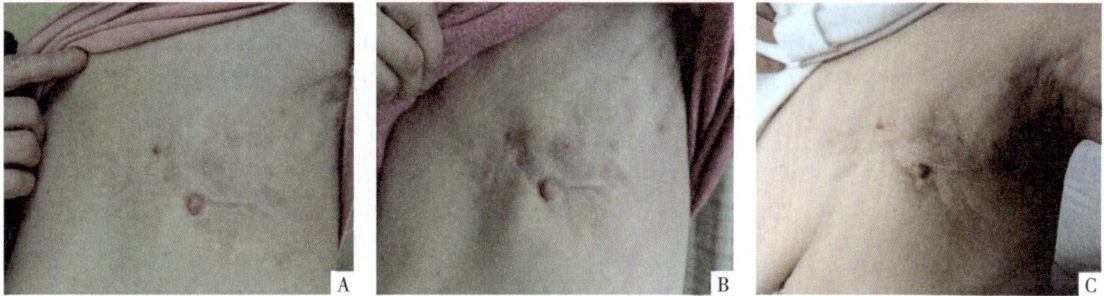

图 19-3　2016-12-19 至 2017-05-30 改用氟维司群后病灶变化

注：A. 2016-12-19 病灶；B. 2017-02-27 病灶；C. 2017-05-16 病灶

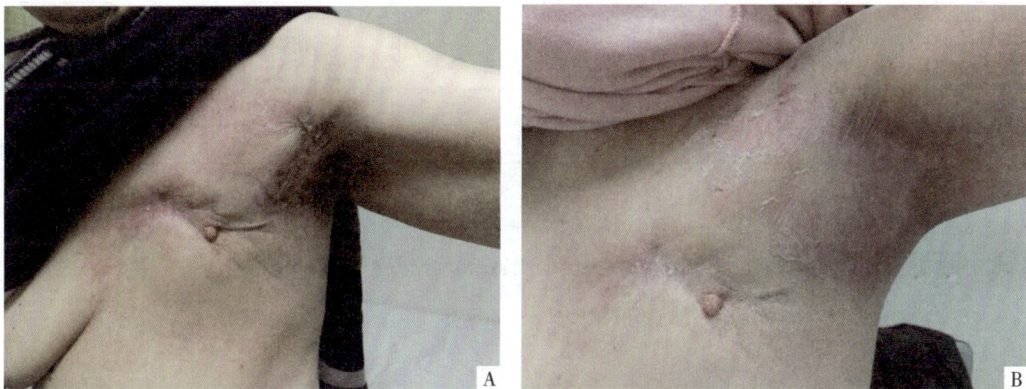

图 19-4　2017-06-19 至 2017-08-05 患者行放疗联合卡培他滨治疗后病灶变化

注：A. 2017-06-19 病灶；B. 2017-08-05 病灶

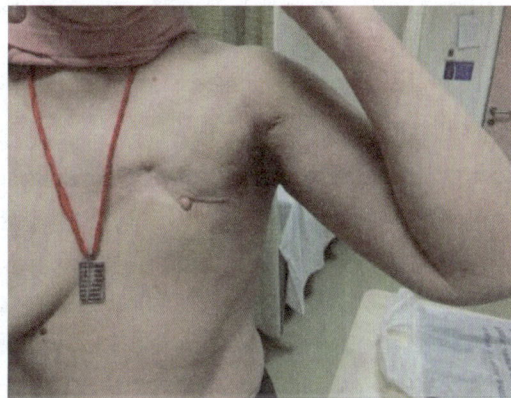

图 19-5　2018-03-19 患者改用依西美坦内分泌治疗后病灶

GEICAM/2006-03 研究的结果显示，在 HER-2 阴性浸润性乳腺癌患者中，化疗组和内分泌治疗组的临床有效率无差别。基于以上 2 项研究，可以认为绝经后 HR 阳性乳腺癌患者接受新辅助内分泌治疗可以获得不差于新辅助化疗的临床结果。

P024 研究主要和次要观察终点分别是临床有效率和保乳治疗率，结果显示，来曲唑组和 TAM 治疗组在主要和次要观察终点上，来曲唑优于 TAM。ACOSOG Z1031 研究的结果显示，来曲唑、阿那曲唑、依西美坦三组的临床有效率分别为 62.9%、74.8% 和 69.1%，无明显差异。

若来曲唑治疗 2 年后病情进展，二线内分泌治疗选择氟维司群。氟维司群作为首个 ER 下调药，能够下调并降解 ER，减少 ER 信号转导通路和其他信号转导通路的交互作用，这一阻断不容易产生耐药。美国学者 Ellis 等在 Ⅱ 期 FIRST 研究中发现，氟维司群（500 mg）相较于阿那曲唑，可显著延长 PFS 10.3 个月（23.4 vs. 13.1 个月，$HR = 0.66$，95% CI：$0.47 \sim 0.92$，$P = 0.01$），且 OS 长达 54.1 个月。

若氟维司群治疗 1 年后病情进展，根据 2018 年美国 NCCN 指南推荐，对于具有内脏危象的患者和多线内分泌耐药治疗失败的患者可以考虑化疗。本例患者给予卡培他滨联合放疗合理。

本例患者诊疗过程见图 19-6。

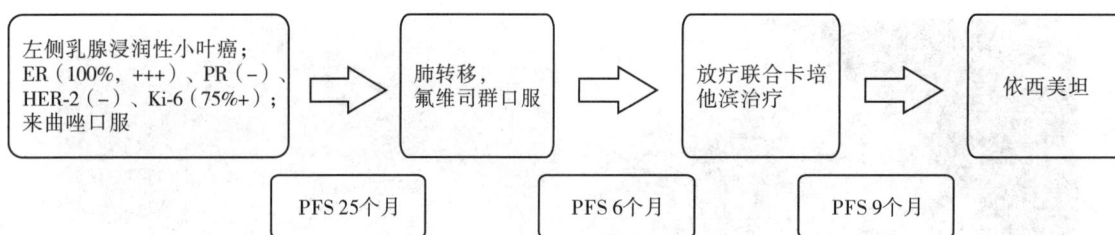

图 19-6　本例患者诊疗过程

【专家点评】

本例患者为绝经后 HR 阳性局部晚期乳腺癌患者，肿瘤侵犯皮肤，腋窝淋巴结转移可能，TNM 分期为 ⅢB 期。尽管目前尚没有国际指南的推荐，根据《中国临床肿瘤学会（CSCO）乳腺癌诊疗指南（2018. V1）》《中国抗癌协会乳腺癌诊治指南与规范（2017 版）》，绝经后 HR 阳性局部晚期乳腺癌患者不愿化疗或有化疗禁忌证可考虑术前内分泌治疗，术前内分泌治疗推荐使用第三代 AI，包括阿那曲唑、来曲唑、依西美坦。辅助内分泌治疗的时长目前仍有一定争议，国内指南均推荐治疗有效且可耐受的患者可持续治疗至 6 个月，随后进行手术。

本例患者在来曲唑长达 2 年的控制时间进展后选择氟维司群 500 mg 进行二线内分泌治疗。美国 NCCN 指南、ABC4 指南、《中国临床肿瘤学会（CSCO）乳腺癌诊疗指南》等均推荐内分泌治疗敏感的晚期乳腺癌患者优先选择二线内分泌治疗。氟维司群进展后，本例患者采取局部放疗+卡培他滨后续依西美坦维持的治疗方式，目前疾病控制可。目前尚缺乏氟维司群治疗进展后的循证医学证据，可考虑换一种内分泌治疗药物+靶向治疗或单药化疗。本例患者在有肺转移灶的情况下采取局部放疗（具体部位、剂量不明），缺乏循证医学支持。

（复旦大学附属肿瘤医院　王碧芸）

60%～70% 的乳腺癌为 HR 阳性型，对于此类患者，化疗敏感性差，内分泌治疗是低毒且接受度高的重要治疗手段。迄今为止，新辅助内分泌治疗乳腺癌的临床试验主要在绝经后 HR 阳性的 2 类患者中进行，包括绝经后老年乳腺癌患者和局部晚期乳腺癌患者。这 2 类患者在新辅助内分泌治疗中，临床有效率达 36%～70%，但临床完全缓解率不足 10%。近期一项 Meta 分析显示，化疗能够带来较高的 pCR 率，而内分泌治疗的优势在于保乳率较高。新辅助内分泌治疗的理想治疗持续时间尚不明确，在早期临床研究中，新辅助内分泌治疗的疗程为 3~4 个月。几项前瞻性研究也探讨了新辅助内分泌治疗的最佳疗程，得出适当地延长内分泌治疗的疗程可能给患者带来获益，疗程建议为 4.2~7.5 个月。上述结果为对新辅助内分泌治疗有效的患者的局部治疗（包括手术或放疗）介入时机提供了依据。

原发性或继发性耐药是内分泌治疗失败的主要原因。在晚期乳腺癌患者中，内分泌耐药通常在辅助内分泌治疗 2~3 年后出现。尽管内分泌治疗获得性耐药的确切机制仍未明确，但有研究表明，内分泌治疗耐药可能与某些基因表达有关，故内分泌治疗联合靶向治疗可能改善疗效。Baselga 等对比了术前来曲唑联合或不联合依维莫司在 HR 阳性患者中的疗效。结果显示，来曲唑联合依维莫司治疗组的临床肿瘤缓解率（$P = 0.062$）和 Ki-67 下降程度（$P < 0.01$）均较高。近年来的研究发现，细胞周期蛋白依赖激酶 CDK4/6 为 ER 下游通路分子，能够在雌激素的作用下促进细胞增生。PALOMA-1 研究（Ⅱ 期）证实了 CDK4/6 抑制药在 HR 阳性晚期乳腺癌患者中的作用，来曲唑对比来曲唑联合 palbociclib 一线治疗 ER 阳性、HER-2 阴性晚期乳腺癌患者，两组 PFS 差异显著（10.2 个月 vs. 20.2 个月，$P = 0.0004$）。PALOMA-2 研究、PALOMA-3 研究则进一步验证了 CDK4/6 抑制药在绝经后 Ⅳ 期 HR 阳性、HER-2 阴性乳腺癌患者一、二线内分泌治疗中的作用。PI3K 通路的激活也同样与乳腺癌内分泌耐药相关，BELLE-3 研究发现，绝经后 HR 阳性、HER-2 阴性转移性乳腺癌患者既往使用 AI 及 mTOR 抑制药治疗后进展，氟维司群联合 PI3K 抑制药（buparlisib）对比氟维司群单药，中位 OS 分别为 33.2 个月和 30.4 个月（$P = 0.045$）；亚组分析发现，在 PIK3CA 突变患者中，两组中位 OS 分别为 26.0 个月和 24.8 个月，buparlisib 组存在升高的趋势，但两组结果都没有统计学意义，而且 buparlisib 组中 3/4 患者不良反应事件较多，主要表现为谷丙转氨酶升高及情绪障碍。如何在安全有效的前提下对患者进行精准的个体化治疗始终是我们的研究方向。对于本例患者，多线内分泌治疗进展，亦可考虑内分泌药物联合靶向治疗，争取在不降低生活质量的同时能达到等效甚至超过化疗的效果。

目前，局部放疗尚未成为局部晚期不能手术治疗乳腺癌患者的常规治疗方法，但是对于这类存在反复局部区域复发且无显著远处转移的患者，局部放疗不失为一种好的治疗方法，可以为患者赢得更长的 DFS。

（上海交通大学医学院附属仁济医院　谢华英　白永瑞）

【指南背景】

1. 2018 年美国 NCCN 指南（第 2 版）　对于 HR 阳性转移性乳腺癌患者，一线内分泌治疗使用 TAM、AI 或氟维司群 500 mg 加或不加 palbocilib 都是合理的选择。对于内分泌治疗原发性耐药的患者，可考虑更换一种内分泌药物治疗，加或不加靶向治疗或化疗。

2. ABC4 指南　对于绝经后 HR 阳性转移性乳腺癌患者，一线治疗可用 CDK4/6 抑制药 +AI，部分患者可以单用 AI 或单用氟维司群治疗。对于二线治疗，若既往未接受 CDK4/6 抑制药治疗，可根据患者的具体情况选择 CDK4/6 抑制药 + 氟维司群、单用氟维司群、另一种类型 AI 或 ER 拮抗药。对于 ER 阳性、HER-2 阴性乳腺癌患者，一般首选内分泌治疗，当疾病进展比较快或发生内脏危象时首选化疗。

3.《中国临床肿瘤学会（CSCO）乳腺癌诊疗指南（2018. V1）》　术前内分泌治疗一般应每 2 个月进行疗效评估，对于治疗有效且可耐受的患者，可持续治疗至 6 个月。完成术前内分泌治疗后，接受手术，术后进行辅助内分泌治疗。推荐使用第三代 AI，包括阿那曲唑、来曲唑、依西美坦。对于绝经后 HR 阳性晚期乳腺癌既往 TAM 失败的患者，首选 AI 或氟维司群；对于晚期二线内分泌治疗的选择，应结合既往内分泌用药情况及治疗反应，尽量不使用重复药物。

4.《中国抗癌协会乳腺癌诊治指南与规范（2017 版）》 绝经后 HR 强阳性乳腺癌患者可考虑单用术前内分泌治疗，推荐使用 AI。新辅助内分泌治疗应持续 5~8 个月或至最佳疗效。一类 AI 治疗失败的患者可选择另一类 AI（加或不加依维莫司）或氟维司群（500 mg）。

（复旦大学附属肿瘤医院　王碧芸）

【循证背景】

1. ACOSOG-Z1031 研究（*n*=374） 该研究入组了 374 例绝经后 ER 阳性患者，分别于术前给予依西美坦、阿那曲唑和来曲唑治疗 16 周。结果显示，三组的临床缓解率分别为 63%、69% 和 75%；而三组在保乳率和生物学指标（Ki-67 阳性率的降低、术前内分泌预后指数）方面亦有相似的表现。

2. 一项前瞻性Ⅳ期临床研究（*n*=146） 该研究入组了 146 例不适合保乳手术的局部晚期乳腺癌患者，所有患者应用来曲唑治疗 12 个月或治疗至肿瘤可进行保乳手术。结果显示，7.5 个月的新辅助内分泌治疗可使肿瘤达到最大程度的退缩。

3. CONFIRM 研究（*n*=736） 该研究将 736 例 AI 治疗后进展的绝经后 HR 阳性转移性乳腺癌患者随机分为氟维司群 500 mg 组和氟维司群 250 mg 组。最终结果显示，氟维司群 500 mg 组的疗效优于氟维司群 250 mg 组，并且具有统计学意义。

（复旦大学附属肿瘤医院　王碧芸）

【核心体会】

HR 阳性局部晚期乳腺癌新辅助内分泌治疗尚需进一步研究及规范。HR 阳性晚期乳腺癌患者内分泌治疗的顺序及化疗时机的选择是治疗过程中的难点。

（复旦大学附属肿瘤医院　王碧芸）

参 考 文 献

[1] Semiglazov VF, Semiglazov VV, Dashyan GA, et al, Phase 2 randomized trial of primary endocrine therapy versus chemotherapy in postmenopausal patients with estrogen receptor-positive breast cancer. Cancer, 2007, 110 (2): 244-254.

[2] 中国抗癌协会乳腺癌专业委员会. 中国抗癌协会乳腺癌诊治指南与规范（2017 版）. 中国癌症杂志, 2017, 27 (9): 695-760.

[3] Ellis MJ, Suman VJ, Hoog J, et al. Randomized phase Ⅱ neoadjuvant comparison between letrozole, anastrozole, and exemestane for postmenopausal women with estrogen receptor-rich stage 2 to 3 breast cancer: clinical and biomarker outcomes and predictive value of the baseline PAM50-based intrinsic subtype——ACOSOG Z1031. J Clin Oncol, 2011, 29 (17): 2342-2349.

[4] Carpenter R, Doughty JC, Cordiner C, et al. Optimum duration of neoadjuvant letrozole to permit breast conserving surgery. Breast Cancer Res Treat, 2014, 144 (3): 569-576.

[5] Dileo A, Jerusalem G, Petruzelka L, et al. Results of the CONFIRM phase Ⅲ trial comparing fulvestrant 250 mg with fulvestrant 500 mg in postmenopausal women with estrogen receptor-positive advanced breast cancer. J Clin Oncol, 2010, 28 (30): 4594-4600.

[6] Smith IE, Dowsett M, Ebbs SR, et al. Neoadjuvant treatment of postmenopausal breast cancer with anastrozole, tamoxifen, or both in combination: the Immediate Preoperative Anastrozole, Tamoxifen, or Combined with Tamoxifen (IMPACT) multicenter double-blind randomized trial. J Clin Oncol, 2005, 23 (22): 5108-5116.

[7] Huang L, Xu AM. Short-term outcomes of neoadjuvant hormonal therapy versus neoadjuvant chemotherapy in breast cancer: systematic review and meta-analysis of randomized controlled trials. Expert Rev Anticancer Ther, 2017, 17 (4): 327-334.

[8] Lombart-Cussac A, Guerrero A, Galan A, et al. Phase II trial with letrozole to maximum response as primary systemic therapy in postmenopausal patients with ER/PgR [+] operable breast cancer. Clin Transl Oncol, 2012, 14 (2): 125-131.

[9] Carpenter R, Doughty JC, Cordiner C, et al. Optimum duration of neoadjuvant letrozole to permit breast conserving surgery. Breast Cancer Res Treat, 2014, 144 (3): 569-576.

[10] Baselga J, Campone M, Piccart M, et al. Everolimus in Postmenopausal Hormone-Receptor-Positive Advanced Breast Cancer. The new England Journal of Medicine, 2012, 366: 520-529.

[11] Finn RS, Crown JP, Lang I, et al. The cyclin-dependent kinase 4/6 inhibitor palbociclib in combination with letrozole versus letrozole alone as first-line treatment of oestrogen receptor-positive, HER2-negative, advanced breast cancer (PALOMA-1/TRIO-18): a randomised phase 2 study. Lancet Oncol, 2015, 16 (1): 25-35.

[12] Campone M, Im S, Iwata H, et al. Buparlisib plus fulvestrant versus placebo plus fulvestrant for postmenopausal, hormone receptor-positive, human epidermal growth factor receptor 2-negative, advanced breast cancer: Overall survival results from BELLE-2. European Journal of Cancer, 2018, 103: 147-154.

病例 20　年轻乳腺癌患者生育功能的保存

叶 欣 何 奇[*]

上海交通大学医学院附属国际和平妇幼保健院

【病史及治疗】

➤ 患者，女性，33 岁，已婚未育。月经史为 12 岁初潮，5/28，就诊前末次月经为 2017-07-25。否认乳腺癌家族史。

➤ 2017-08-22 患者因发现右侧乳房肿块 1 个月余入院。查体发现，右侧乳房内上象限可扪及 1 个直径约 3.0 cm 的肿块，质韧，边界尚清，无压痛，活动度可；双侧腋窝及双侧锁骨上未扪及肿大淋巴结。

【辅助检查】

➤ 2017-08-22 乳腺超声（图 20-1）示右侧乳腺结节，BI-RADS 3（内上象限低回声，大小约 1.3 cm×0.7 cm，边界清楚，未见血流信号；外上象限混合回声区，大小约 3.2 cm×2.1 cm，边界尚清，内见分隔，未见血流信号）。

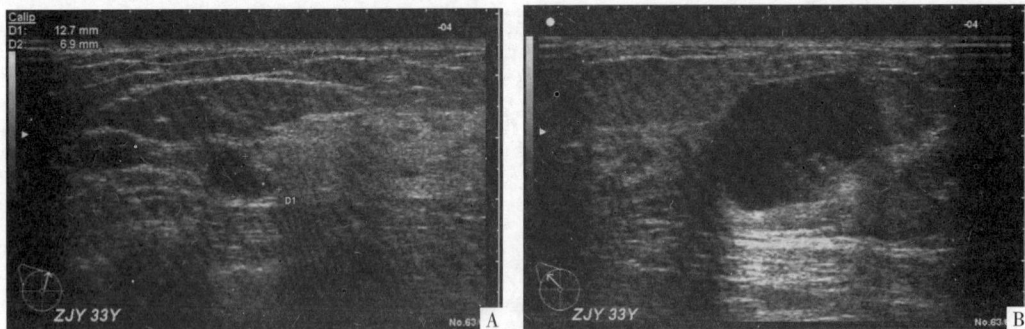

图 20-1　2017-08-22 乳腺超声

注：A. 内上象限低回声，大小约 1.3 cm×0.7 cm，边界清楚，未见血流信号；B. 外上象限混合回声区，大小约 3.2 cm×2.1 cm，边界尚清，内见分隔，未见血流信号

➤ 2017-08-22 乳腺钼靶（图 20-2）示右侧乳腺肿块，BI-RADS 4A（外上）。

➤ 2017-08-22 胸部 X 线片示两肺未见明显异常。

➤ 2017-08-22 腹部超声示肝、胆、胰腺、脾、肾未见异常。

---

* 通信作者，邮箱：drheqi@hotmail.com

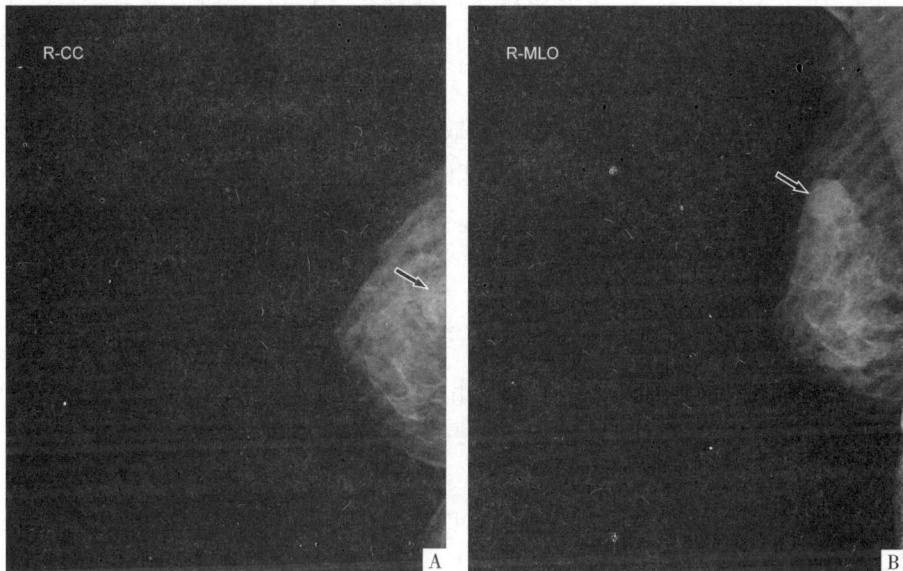

图 20-2　2017-08-22 乳腺钼靶
注：A. 右侧乳腺头足轴位；B. 右侧乳腺侧斜位

➤ 2017-08-22 肿瘤标志物均在正常范围内。

【病史及治疗续一】

➤ 2017-08-22 患者行右侧乳腺麦默通微创肿块旋切术（2 个肿块均切除，但肿块未分开送检）。术中冷冻病理示右侧乳腺浸润性癌。术后病理示右侧乳腺浸润性导管癌Ⅲ级。免疫组织化学示 ER（-）、PR（-）、CerbB-2（0~+）、Ki-67（70%+）。微创切除术后，未见肿瘤残留。乳头、乳晕、腺叶、肿瘤下基底切缘未见累及。脉管内癌浸润（-）、神经周围癌浸润（-）。前哨淋巴结未见肿瘤转移（0/7）。

➤ 2017-08-25 患者行右侧乳腺癌单纯乳房切除+右侧腋下前哨淋巴结活检+假体置入术。术后分期为 $pT_2N_0M_0$，ⅡA 期。分子分型为三阴性。

【本阶段小结】

本例患者术前肿块未考虑为恶性，术中送检标本时未分开标注，最终难以明确恶性病灶为哪个或两者皆是。故选择乳房全切+假体置入术是比较合适和理想的术式，既完整切除了病灶又保留了美观效果。

【病史及治疗续二】

➤ 2017-08-30 患者术后行化疗，因其有保留生育功能的需求，故辅助生殖科会诊，给予促排卵及胚胎冻存。

➤ 2017-08-31 患者月经后第 3 天抗苗勒管激素（Anti-Müllerian Hormone，AMH）3.33 ng/ml，卵泡刺激素（follicle stimulating hormone，FSH）14.2 U/L，黄体生成素（luteinizing hormone，LH）2.9 U/L，催乳素（prolactin，PRL）67.1μg/L，雌二醇（estradiol，E_2）45pmol/L，黄体酮（progesterone，Prog）2.3 nmol/L，睾酮（testosterone，Testo）1.8 nmol/L。

> 2017-09-02 患者月经后第 5 天开始给予尿促性素（150μg，肌内注射，每天 1 次）+来曲唑（5 mg，口服，每天 1 次）。

> 2017-09-10 患者月经后第 13 天给予重组人绒膜促性素（250μg，皮下注射）。

> 2017-09-12 患者月经后第 15 天取卵，共取卵 6 枚，成功冻存胚胎 4 枚。

> 2017-09-13 患者行化疗，方案为 EC→wPCb（EC 序贯每周紫杉醇联合卡铂，入组临床试验），同时给予 GnRH 保护卵巢功能。

> 基因检测示 *BRCA*1/2 未见突变。

【本阶段小结】

2014 年 ASCO 关于生育功能保护的指南指出，生育功能保护的首选为系统治疗前的胚胎冻存/卵母细胞冻存。目前，OFS 对生育功能保存的有效性的证据还不够充分。本例患者已婚，有生育功能保存的意愿，可以进行胚胎冻存。

来曲唑联合促性腺激素可以减少促性腺激素的用量，提高卵泡数，促卵泡成熟的能力是单用促性腺激素的 2~7 倍。使用来曲唑+促性腺激素联合促排卵方案，从手术至化疗的时间间隔有所延长，一般为 1~2 个月。

GnRHa 对卵巢功能的保护是否能提高妊娠率，目前只有 POEMS-SWOG S0230 试验将妊娠情况纳入了第二研究终点，其结果显示，GnRHa 的使用能提高妊娠率，但是其余试验的结果均提示 GnRHa 的使用能减少化疗后卵巢早衰的发生风险。故本例患者化疗的同时给予 GnRHa 进行卵巢功能保护，希望将来能提高其自然妊娠的成功率。

【专家点评】

本例患者术后病理提示为中危乳腺癌，Ki-67（70%）表达较高，年龄<35 岁，且为三阴乳腺癌，较其他类型乳腺癌预后较差，易发生远处转移，尤其是骨、肝、肺、脑。本例患者 *BRCA* 1/2 未见突变，且有生育要求，给予 GnRH 保护卵巢。关于 OFS 在绝经前乳腺癌中的运用目前已有一些临床试验，如 POEMS 研究在绝经前 HR 阴性乳腺癌患者化疗的同时联合 OFS 保护卵巢功能，结果提示，DFS 得到提高；PROMISE-GIM6 研究在绝经前 HR 阳性或阴性乳腺癌患者化疗的同时联合 OFS，结果提示，卵巢功能得到保护。本例患者有生育要求，以现有的证据可以推荐其行辅助化疗的同时联合 OFS。

Mueller 等认为，确诊乳腺癌后 3 个月内分娩的死亡风险高于未妊娠患者；另外一些学者则认为乳腺癌治疗后 2 年内不宜妊娠，2 年之后妊娠是比较安全的。目前，对于哺乳安全性问题的研究很少，仅有的 2 项研究认为，哺乳对预后无负面影响，但这 2 项研究都存在样本量小、哺乳时间不明确及缺少重要生物学评估指标等不足。目前，对于乳腺癌治疗后多久妊娠最合适，还缺乏数据说明，这一领域也是临床重要的研究方向之一。考虑到内分泌治疗的益处，专家们总体上支持妊娠前可给予 18~24 个月的内分泌治疗，并重申了妊娠后继续内分泌治疗的重要性。随机试验表明，对于绝经前 ER 阴性乳腺癌患者，辅助化疗期间给予 GnRHa 行卵巢功能抑制，可保护卵巢功能，降低化疗诱发的闭经。PROMISE-GIM6 研究显示，在化疗期间使用促黄体生成素释放激素激动药（LHRHa）可暂时性抑制卵巢功能，并可使早期绝经前乳腺癌患者早发性卵巢衰竭的发生率降低 17%。但在该项研究中，约 80% 的入组病例为 HR 阳性患者，这部分患者在恢复月经后，又额外接受了 2 年 LHRHa 和 5 年 TAM 治疗，从而避免卵巢分泌雌激素而影响疾病预后，故缺失了 LHRHa 对卵巢功能长期恢复及乳腺癌预后的数据。这就是 HR 阳性患者难于研究卵巢保护的原因。

目前，与OFS相关的大型临床多中心研究有PROMISE-GIM6研究和POEMS研究，还有一些小样本的其他临床研究。一项韩国的研究显示，GnRHa同步化疗能够改善年轻乳腺癌患者新辅助化疗的疗效。另一项韩国研究报道，乳腺癌新辅助治疗和辅助化疗的同时，应用GnRHa保护卵巢，兼有抗肿瘤的作用。欧洲的一项Ⅱ期研究对高危绝经前乳腺癌患者术后采用卵巢功能抑制治疗进行了中位120个月的长期随访。结果显示，入组患者10年和15年的DFS率分别为85.5%和71.0%，10年和15年的OS率分别为91.0%和71.0%。GnRHa联合化疗是有效且可耐受的，有利于患者的长期生存获益。对于绝经前HR阴性乳腺癌患者，在辅助化疗期间可考虑使用LHRHa保护卵巢功能。推荐化疗前1~2周给药，化疗结束后2周给予最后一剂药物。目前，常用的生育功能保存方法有体外受精-冻融胚胎移植、卵子冷冻保存、部分卵巢组织乃至整个卵巢冷冻保存。

（辽宁省肿瘤医院　方　圆　王　妍　孙　涛）

【指南背景】

BCY3指出，所有考虑保留生育功能的年轻女性在开始治疗前应转诊给相关专科医师进行咨询（专家意见）；使用GnRHa同时辅助化疗应根据患者具体情况进行讨论，以保留卵巢功能和可能的生育功能（ⅠB）。

（辽宁省肿瘤医院　方　圆　王　妍　孙　涛）

1. 2018年美国NCCN指南（第1版）及2018年ASCO指南

（1）2个指南均指出，对于绝经前乳腺癌患者，需告知化疗对生育功能的影响并询问其对怀孕的需求。对于将来有怀孕需求的患者，在化疗和（或）内分泌治疗前应咨询生殖专家。本例患者33岁，未停经，分期为ⅡA期，组织学分级Ⅲ级，三阴性乳腺癌，有化疗指征，且有保留生育功能的意愿，应于化疗前咨询生殖专家。

（2）2018年美国NCCN指南（第1版）

1）乳腺癌患者生育功能保护的可选方案包括卵母细胞和胚胎的冷冻保存。对于绝经前ER阴性乳腺癌患者，辅助化疗期间给予GnRHa进行卵巢功能抑制可以保护卵巢功能并减少化疗导致闭经的可能性。

2）患者为HER-2阴性时，化疗优选剂量密集型环磷酰胺+多柔比星序贯紫杉醇2周方案（ⅠA）或剂量密集型环磷酰胺+多柔比星序贯紫杉醇单周方案（ⅠA）。

（3）2018年ASCO指南指出，胚胎冷冻保存是一种成熟的生育保存方法，未受精成熟的卵母细胞的冷冻保存也是一种选择，可能特别适用于没有男性伴侣且不愿使用捐赠精子或宗教伦理上反对胚胎冷冻保存的妇女。该指南同时还指出基于AI的促排卵方案是可行的，并不会增加乳腺癌的复发风险。本例患者以"来曲唑联合促性腺激素"方案用于促排卵，进行胚胎冻存是可行的。

2. 2013年ESMO指南与2013年、2018年ASCO指南　2013年ESMO指南、2013年ASCO指南指出，对于年轻乳腺癌患者，选择化疗期间加用GnRHa达到暂时性卵巢功能抑制被认为是一种实验技术，不建议将化疗期间GnRHa诱导的暂时性卵巢功能抑制作为一种可靠的策略来保持生育功能。但2018年ASCO指南指出，当已被证实的成熟的保存生育功能的方法（如胚胎、卵母细胞冷冻保存）不可行时，年轻乳腺癌患者可用GnRHa以期减少化疗诱导的卵巢功能障碍，但GnRHa不应替代已被证实的成熟的保存生育功能的方法。

3.《中国临床肿瘤学会（CSCO）乳腺癌诊疗指南（2018. V1）》

（1）对于三阴性乳腺癌患者，首选辅助化疗方案为环磷酰胺+蒽环类序贯紫杉类（ⅠA）或剂量密集型环磷酰胺+蒽环类序贯紫杉类（ⅠA）。关于AC-T方案中紫杉类药物的选择，该指南不推荐蒽环类后序贯应用紫杉醇三周方案。三阴性乳腺癌应用紫杉醇单周方案的疗效优于紫杉醇三周方案。

（2）目前，已有少量研究显示，铂类可以提高三阴性乳腺癌患者术前化疗的 pCR 率，但由于缺乏随机对照的Ⅲ期临床研究数据及铂类应用于三阴性乳腺癌辅助化疗的临床研究数据，并不能常规推荐含铂类方案作为三阴性乳腺癌的优选方案。如果临床研究方案中涉及含铂类的化疗方案，研究设计应符合科学性及伦理要求。

（福建医科大学附属第二医院　许双塔）

【循证背景】

1. PROMISE-GIM6 研究　该研究显示，在化疗期间使用 LHRHa 可暂时性抑制卵巢功能，可使早期绝经前乳腺癌患者早发性卵巢衰竭的发生率降低 17%（8.9% *vs.* 25.9%，$P<0.001$）。但在该项研究中，约 80% 的入组病例为 HR 阳性患者，这部分患者在恢复月经后，又额外接受了 2 年 LHRHa 和 5 年 TAM 治疗，从而避免卵巢分泌雌激素而影响疾病预后，故缺失了 LHRHa 对卵巢功能长期恢复及乳腺癌预后的数据。这就是 HR 阳性患者难于研究卵巢保护的原因。

2. POEMS 研究　对于 HR 阴性乳腺癌患者，化疗结束 2 年时的卵巢早衰率在化疗+戈舍瑞林组为 8%，显著低于单纯化疗组的 22%（$P=0.02$），显示出对卵巢明显的保护作用。此外，化疗+戈舍瑞林组实现妊娠的比例也更高（21% *vs.* 11%，$P=0.03$）。

（辽宁省肿瘤医院　方　圆　王　妍　孙　涛）

1. CALGB9344 研究（$n=3121$）　该研究比较了 AC 序贯紫杉醇三周方案与 AC 辅助化疗方案的疗效，试验组共入组 3121 例淋巴结阳性患者。结果显示，在 HR 阴性的亚组人群中，序贯紫杉醇组取得了更好的 DFS，故目前推荐复发风险相对较高的患者行 AC-T 的化疗方案。

2. E1199 研究（$n=4954$）　该研究共入组术后经 4 个疗程环磷酰胺+多柔比星的Ⅱ、Ⅲ期乳腺癌患者 4954 例。分为四组，第一组序贯紫杉醇三周方案；第二组序贯紫杉醇单周方案；第三组序贯多西他赛三周方案；第四组序贯多西他赛单周方案；以第一组为对照组，其余为试验组。结果显示，多西他赛三周方案和紫杉醇单周方案比紫杉醇三周方案疗效更好。在三阴性乳腺癌中，紫杉醇单周方案显著提高 DFS（$HR=0.69$，$P=0.001$）与 OS（$HR=0.69$，$P=0.019$），具有统计学差异。

3. CALGB 40603（Alliance）研究（$n=443$）　该研究共入组 443 例Ⅱ和Ⅲ期三阴性乳腺癌患者，行新辅助化疗。分为四组，第一组为没有卡铂组；第二组为有卡铂组；第三组为没有贝伐珠单抗组；第四组为有贝伐珠单抗组。结果显示，有卡铂组 pCR 率明显高于非卡铂组，有统计学差异。

4. POEMS/S0230 研究（$n=218$）　该研究入组绝经前乳腺癌术后Ⅰ~ⅢA 期 ER、PR 均阴性的患者。分为两组，一组给予标准辅助化疗/新辅助化疗+戈舍瑞林；另一组给予标准辅助化疗/新辅助化疗不加戈舍瑞林。结果显示，化疗不加戈舍瑞林组的卵巢衰竭率（22%）显著高于化疗+戈舍瑞林组（8%），有统计学差异。同时第二研究终点显示，化疗+戈舍瑞林组的妊娠率（22%）高于化疗不加戈舍瑞林组（11%），有统计学差异。

（福建医科大学附属第二医院　许双塔）

【核心体会】

对于有生育要求的年轻乳腺癌患者，需要在行辅助化疗前告知并行卵子冷冻或卵巢组织冷冻等生育保护技术，并可在辅助化疗同时联合 OFS 保护卵巢功能。

（辽宁省肿瘤医院　方　圆　王　妍　孙　涛）

　　年轻绝经前乳腺癌患者经过系统治疗后，妊娠并不会增加乳腺癌的复发率和病死率。但乳腺癌患者经过系统治疗，尤其是带有细胞毒性的化疗可能会影响患者的生育功能。胚胎、卵母细胞冷冻保存已证实是可靠的保存生育功能的方法。化疗期间加用 GnRHa 可有效降低卵巢衰竭率，甚至可能提高妊娠率并延长生存期。三阴性乳腺癌恶性程度高，复发早，术后可行环磷酰胺+蒽环类药物序贯单周紫杉醇同时含铂类的化疗方案，患者可入组临床试验，但研究设计应符合科学性及伦理要求。

（福建医科大学附属第二医院　许双塔）

参 考 文 献

[1] Oktay K, Oktem O. Ovarian cryopreservation and transplantation for fertility preservation for medical indications：report of an on-going experience. Fertil Steril, 2010, 93（3）：762-768.

[2] Cooper DR, Butterfield J. Pregnancy subsequent to mastectomy for cancer of the breast. Ann Surg, 1970, 171（3）：429-433.

[3] Verkooijen HM, Lim GH, Czene K, et al. Effect of childbirth after treatment on long-term survival from breast cancer. Br J Surg, 2010, 97（8）：1253-1259.

[4] Oktay K, Harvey BE, Loren AW. Fertility Preservation in Patients With Cancer：ASCO Clinical Practice Guideline Update Summary. J Oncol Pract, 2018, 14（6）：381-385.

[5] Loren AW, Mangu PB, Beck LN, et al. Fertility preservation for patients with cancer：American Societyof Clinical-Oncology clinical practice guideline update. J Clin Oncol, 2013, 31：2500-2510.

[6] Peccatori FA, Azim HA Jr, Orecchia R, et al. Cancer, pregnancy and fertility：ESMO Clinical Practice Guidelines for diagnosis, treatment and follow-up. Ann Oncol, 2013, 24（suppl 6）：vi160-vi170.

[7] Limwattananon S, Limwattananon C, Maoleekulpairoj S, et al. Cost-effectiveness analysis of sequential paclitaxel adjuvant chemotherapy for patients with node positive primary breast cancer. J Med Assoc Thai, 2006, 89（5）：690-698.

[8] Sparano JA, Zhao F, Martino S, et al. Long-Term Follow-Up of the E1199 Phase Ⅲ Trial Evaluating the Role of Taxane and Schedule in Operable Breast Cancer. J Clin Oncol, 2015, 33（21）：2353-2360.

[9] Sikov WM, Berry DA, Perou CM, et al. Impact of the addition of carboplatin and/or bevacizumab to neoadjuvant once-per-week paclitaxel followed by dose-dense doxorubicin and cyclophosphamideon pathologic complete response rates in stage Ⅱ to Ⅲ triple-negative breastcancer：CALGB 40603（Alliance）. J Clin Oncol, 2015, 33（1）：434-439.

[10] Moore HC, Unger JM, Phillips KA, et al. Goserelin for ovarian protection during breast-cancer adjuvant chemotherapy. N Engl J Med, 2015, 372（10）：923-932.

病例 21　乳腺 MRI 检出早期乳腺癌 1 例

严婷婷　陆劲松[*]

上海交通大学医学院附属仁济医院

【病史及治疗】

➢ 患者，女性，54 岁，已绝经。

➢ 2017-12 患者 1 个月前自觉双乳疼痛不适，至上海交通大学医学院附属仁济医院就诊。查体发现，双乳乳腺增生，未触及明显肿块；双侧腋下及双侧锁骨上未触及肿大淋巴结。

【辅助检查】

➢ 2017-12-10 乳腺 B 超示双乳乳腺小叶增生，BI-RADS 2；双侧腋下未见明显肿大淋巴结。

➢ 2017-12-12 乳腺钼靶（图 21-1）示双乳乳腺增生，左侧乳腺外上象限局部腺体可疑略纠集（BI-RADS 0）。

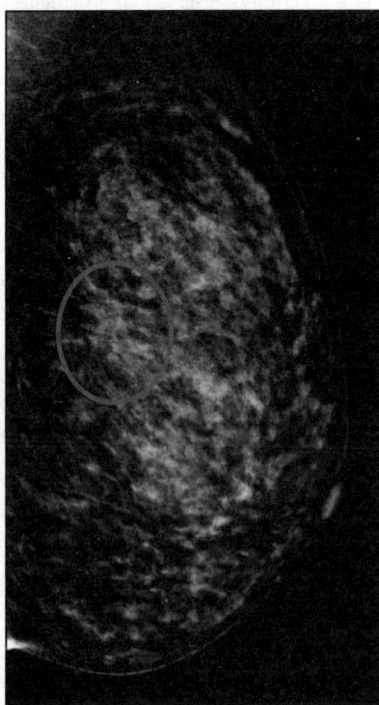

图 21-1　2017-12-12 乳腺钼靶（左侧乳腺外上象限纠集处）

* 通信作者，邮箱：lujjss@ 163. com

➤ 2017-12-19 乳腺 MRI（图 21-2）示左侧乳腺外侧象限后部细小结节（BI-RADS 4），双侧乳腺增生，双乳囊肿（BI-RADS 2）。患者收治入院。

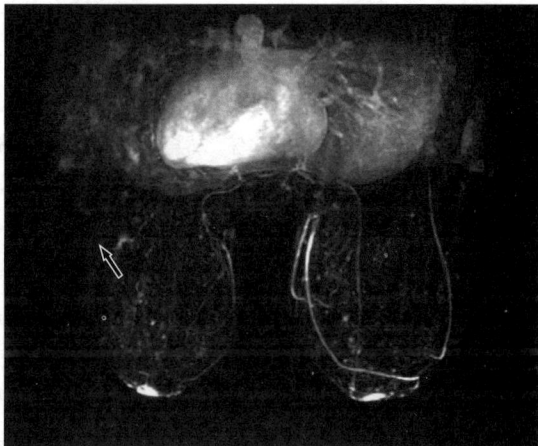

图 21-2 2017-12-19 乳腺 MRI（左侧乳腺外上结节样强化灶）

【病史及治疗续一】

➤ 2018-01-17 患者行左侧乳腺象限切除术，术前左侧乳腺肿块在 MRI 引导下置针定位；术中病理示左侧乳腺黏液癌，遂改行左侧乳腺癌保乳术+左侧腋下前哨淋巴结活检术。术后病理示左侧乳腺黏液癌，最大肿块直径约 0.7 cm；上、下、内、外、基底切缘阴性；左侧腋下前哨淋巴结均阴性。免疫组织化学示 ER（强阳性，90%）、PR（强阳性，90%）、Ki-67（10%）、HER-2（0）。术后给予患者来曲唑内分泌治疗和左侧乳房放疗。

【本阶段小结】

本例患者乳腺较大，腺体较为致密，常规的乳腺 B 超和钼靶检查容易漏诊，对于此类患者可以做乳腺 MRI 以提高病灶的检出率，降低漏诊率。《中国抗癌协会乳腺癌诊治指南与规范（2017 版）》推荐 MRI 检查作为乳腺 X 线检查、乳腺临床体检或乳腺超声检查发现疑似病例的补充检查措施；对于乳腺癌高危人群（有明显遗传倾向的患者、既往有导管或小叶不典型增生的患者、既往接受过胸部放疗的患者），也推荐除了乳腺 B 超和钼靶以外，还可应用乳腺 MRI 检查以提高乳腺癌的早期诊断率。

【专家点评】

本例患者乳腺较大，腺体较为致密，乳腺 MRI 发挥了查缺补漏的作用。MRI 因具有良好的软组织分辨率和无辐射特点，对乳腺检查具有独到的优势。已有大量研究表明，乳腺 MRI 检查对于乳腺良恶性肿瘤的诊断和鉴别诊断、乳腺癌的分期、治疗后随诊、评估肿瘤血管生成和肿瘤生物学行为及预后，与乳腺 X 线和超声检查相比，可获得更多、更准确的信息，在某些方面起着后两者不可替代的作用，已成为乳腺 X 线和超声检查的重要补充方法。具体优势如下：①软组织分别率高，对发现乳腺病变具有较高的敏感性，特别适用于观察致密型乳腺内的肿瘤及乳腺癌术后的局部复发。②MRI 三维成像使病灶定位更准确，显示更直观。③对乳腺深位、高位病灶的显示较好。④对多中心、多灶性病变的检出，对胸壁侵犯的观察，以及对腋窝、内乳和纵隔淋巴结转移的显示较为敏感。⑤能可靠鉴别乳腺囊、实性肿物。⑥动态增强检查还可了解病变血流灌注的情况，有助于良恶性病变的鉴别。⑦双侧乳腺同时成像，有利于对于观察。⑧还可绘制出时间-信号强度增强曲线，曲线可分为早期强化和延迟强化。早期强化即注射后 2 分钟或曲线开始变化前的一段时间，有 3 种形式，分别为缓慢强化、中等强化及快速强化。延迟强化是发生在 2 分钟后或曲线发生改变后的曲线，分为 3 型，即持续上升型、平台型及廓清型。持续上升型曲线约 83% 为良性病变，9% 为恶性病变，显示良性病变的敏感性和特异性分别为 52.2%、71.0%。廓清型曲线常为恶性病变，不常见于良性病变，敏感性为 90.4%，特异性仅为 20.5%。平台型曲线既可为良性病变，也可为恶性病变，检出恶性病变的敏感性和特异性分别为 42.6%、75.0%，但无显著性差异。⑨MRI 还可通过对比增强的病灶信号是否降低来判断化疗反应。治疗前后的表观扩散系数（apparent diffusion constant，ADC）值与肿瘤退缩率呈负相关，与肿瘤分化程度呈正相关；即治疗前 ADC 值较低，代表肿瘤细胞密度高，血供丰富，肿瘤周围药物浓度相对较高；而 ADC 值较高的肿瘤细胞分化较好，细胞密度相对较低，肿瘤血供较少，药物浓度相对较低。因此，治疗前 ADC 值较低即分化差的肿瘤更容易得到化疗药物的作用，从而获得较好的疗效。

　　本例患者术后病理为左侧乳腺黏液癌。黏液癌是一种特殊类型的乳腺肿瘤，因肿瘤组织中含有大量黏液而得名，占所有乳腺的 1.3%~5.4%；其生物学行为及临床特征与非特殊型浸润性导管癌存在差异；又称乳腺胶样癌，发病率低，其癌细胞能分泌大量的黏蛋白于细胞内或细胞外。病理上以可见大量细胞外黏液中漂浮簇状增生的细胞为特征，组成细胞簇的细胞小且一致。根据黏液成分在肿块中所占的比例，分为混合型黏液癌和单纯型黏液癌。黏液癌患者多为 ER 阳性、PR 阳性（70%）、HER-2 阴性。黏液癌属于生存率高和预后好的组织学类型，好发于绝经后妇女，其平均诊断年龄>60 岁。乳腺黏液癌因本身的病理学特点，其临床和影像学表现亦具有特殊性。该类型乳腺癌在 MRI 平扫 T_2WI 和扩散加权成像（diffusion weighted imaging，DWI）上的表现与一般乳腺癌不同且颇具有特征性，平扫 T_2WI 病变呈明显高信号，但 ADC 值不减低，反而高于正常腺体 ADC 值，提示病变在 DWI 上呈高信号主要为 T_2 效应所致，这些表现与黏液癌本身的特殊病理组织成分有关。黏液癌常见 ER、PR 高表达。本例患者 ER（强阳性，90%）和 PR（强阳性，90%）高表达，无其他高危因素，可仅行术后辅助内分泌治疗。

（辽宁省肿瘤医院　李　欢　曹　慧　孙　涛）

　　非肿块强化是指在 MRI 图像上无占位效应的一类病变，来源于 BI-RADS-MRI，表现类型众多。2014 年 1 月，美国放射学会公布了 2013 年新版 BI-RADS，将 2003 年推出的 NMLE 非肿块样强化（non-mass like enhancement）更名为 NME 非肿块强化（non-mass enhancement）。由于 NMLE 病灶松散，病灶中间夹杂正常的纤维腺体和脂肪组织，多数病变经钼靶和超声检出的阳性率较低，动态增强 MRI 通过血供特征显示病灶，具有较高的敏感性。

　　本例患者乳房较大，且腺体结构致密，给临床触诊带来困难，B 超检查也是阴性，钼靶提示局部腺体纠集伴不对称斑片样高密度影（BI-RADS 0），若结合数字乳腺断层合成 X 线成像或可提高病灶的显示率。本例患者进一步完善 MRI 后，发现左侧乳腺外上象限局限样分布的非肿块强化（BI-RADS 4），建议明确病理诊断。

（上海交通大学医学院附属仁济医院　成　芳）

【指南背景】

1. 美国 NCCN 指南

（1）乳腺 MRI 检查可用于分期评估，以确定同侧乳腺肿瘤范围及是否存在多灶或多中心性肿瘤，或在初诊时筛查对侧是否存在乳腺癌（ⅡB类证据）；可能有助于术前全身治疗前后乳腺癌的评估，以确定肿瘤的范围、对治疗的反应及是否可行保乳治疗；可能有助于确定乳房钼靶、超声或体检难于确定（或无法充分确定）的女性原发肿瘤隐匿（或不明）的腋窝淋巴结腺癌、佩吉特病或浸润性小叶癌；但其也有假阳性。

（2）对于ER和（或）PR阳性乳腺黏液癌，当为pN_0或pN_{1mi}期时，若肿瘤直径<1.0 cm，可不进行辅助治疗；若肿瘤直径为1.0~2.9 cm时，可酌情考虑行辅助内分泌治疗；若肿瘤直径≥3.0 cm，必须行辅助内分泌治疗。ER和（或）PR阳性乳腺黏液癌患者若腋窝淋巴结阳性，应行辅助内分泌治疗，酌情化疗。HR阴性乳腺黏液癌可以按浸润性导管癌的治疗方案进行综合治疗。

2.《中国临床肿瘤学会（CSCO）乳腺癌诊疗指南（2017. V1）》 乳腺MRI检查可用于分期评估，以确定同侧乳腺肿瘤范围及是否存在多灶或多中心肿瘤，或在初诊时筛查对侧乳腺癌；有助于术前治疗前后的肿瘤范围评估及疗效评估。

（辽宁省肿瘤医院 李 欢 曹 慧 孙 涛）

【循证背景】

1. Tseng等的研究表明，乳腺黏液癌的ER阳性表达率为90.32%，PR阳性表达率为79.57%。

2. Zhang等的研究表明，乳腺黏液癌与浸润性导管癌在肿瘤分期和生存率上的差异存在统计学意义，乳腺黏液癌的5年生存率可达88.1%。

（辽宁省肿瘤医院 李 欢 曹 慧 孙 涛）

【核心体会】

乳腺MRI因其成像技术的特点，对于乳腺疾病具有很高的敏感性，可用于鉴别良恶性病变，并可依据治疗前后病灶信号的变化来判断化疗反应。乳腺黏液癌属于发病率低且预后较好的组织学类型，激素水平依赖性较高，其治疗原则根据病灶大小及免疫组织化学指标而定。

（辽宁省肿瘤医院 李 欢 曹 慧 孙 涛）

参 考 文 献

[1] 金征宇，龚启勇. 医学影像学. 3版. 北京：人民卫生出版社，2015：467-470.

[2] 王书轩，范国光. MRI读片指南. 2版. 北京：化学工业出版社，2014：127-139.

[3] Ha KY, Deleon P, Deleon W. Invasive mucinous carcinoma of the breast. Proc（Bay Univ Med Cent），2013，26（3）：295-297.

[4] Sharma S, Bansal R, Khare A, et al. Mucinous carcinoma of breast：cytodiagnosis of a case. J Cytol, 2011, 28（1）：42-44.

[5] Tseng HS, Lin C, Chan SE, et al. Pure mucinous carcinoma of the breast：clinicopathologic characteristics and long-term outcome among Taiwanese women. Word J Surg Oncol, 2013, 11：1399.

[6] Zhang M, Teng XD, Guo XX, et al. Cliicopathological characteristics and prognosis of mucinous breast carcinoma. J Cancer Res Clin Oncol, 2014, 140（2）：265-269.

[7] 中国抗癌协会乳腺癌专业委员会. 中国抗癌协会乳腺癌诊治指南与规范（2017版）. 中国癌症杂志，2017，27（9）：695-760.

[8] Shao Z, Wang H, Li X, et al. Morphological distribution and internal enhancement architecture of contrast-enhanced magnetic resonance imaging in the diagnosis of non-mass-like breast lesions：a meta-analysis. Breast J, 2013, 19（3）：259-268.

病例 22 乳腺癌术后肺转移 1 例

徐正阳*

宁波大学医学院附属鄞州医院

【病史及治疗】

➤ 患者，女性，49 岁（1969 年出生），体力评分（performance status，PS）为 1 分。

➤ 2014-05-05 患者于全身麻醉下行右侧乳腺肿块切除+术中冷冻病理+右侧乳腺癌改良根治术。术后病理示右侧乳腺黏液癌，大小约 4.0 cm×3.0 cm×3.5 cm，神经未侵犯，脉管内无癌栓，乳头、皮肤及基底切缘阴性，周围乳腺组织呈增生性改变，可见腋下淋巴结转移（4/22）。免疫组织化学示 ER（90%+）、PR（-）、CerbB-2（++）、Ki-67（40%+）。

➤ 2014-05-30 至 2014-09-28 给予患者术后化疗，方案为环磷酰胺+表柔比星 4 个疗程，序贯紫杉醇（每 2 周 1 次）4 个疗程。

➤ 2014-10-02 至 2014-11-11 患者行右侧胸壁及右侧锁骨上区局部放疗。

➤ 2014-10-05 患者开始内分泌治疗，给予戈舍瑞林（3.6 mg，每 28 天 1 次）联合 TAM（10 mg，每天 2 次）。

【辅助检查】

➤ 2014-09-15 胸部 CT（图 22-1）示右侧乳腺术后改变；两肺未见明显异常。

➤ 2014-12-30 胸部 CT 示（图 22-2）右侧乳腺术后改变；两下肺多发小结节，右肺胸膜下炎症性改变。

【本阶段小结】

2014-12-31 针对患者进行第 1 次多学科讨论（术后 7 个月）。结果认为，患者行右侧乳腺癌改良根治术后病理为乳腺黏液癌，术后分期为 $pT_2N_2M_0$，术后给予化疗、放疗和内分泌治疗，过程顺利，治疗方案规范。影像科认为患者 2014-12-30 胸部 CT 对照患者 2014-09-15 胸部 CT，肺内新出现的多个病灶，需要高度重视，结合病史，临床上高度怀疑为肺转移。呼吸科认为患者新出现的双肺小结节主要分布于双肺外周部位，而且最大直径<0.5 cm，气管镜取病理的可能性不大。胸外科认为对患者肺内小结节行胸腔镜也有难度。讨论后建议如下：①根据乳腺黏液癌特性，需要加强内分泌治疗，建议改用 AI+GnRH；②肺内小结节可以密切观察，经过 1~2 个月后复查；③建议行 PET-CT 检查，明确其他部位的情况。虽然肺部病灶也可以提供更多的信息，但由于病灶小，不能排除假阴性。

---

* 通信作者，邮箱：525507887@qq.com

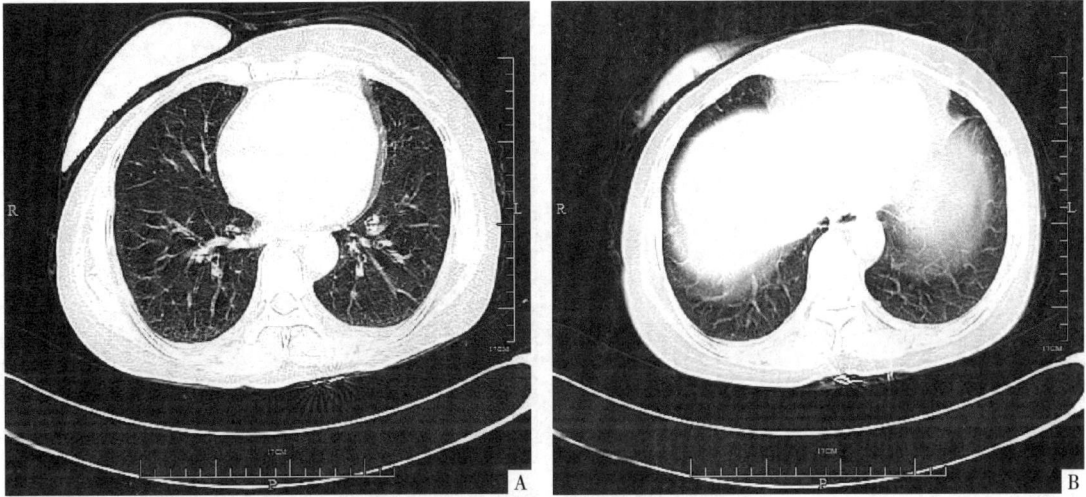

图 22-1　2014-09-15 胸部 CT

注：A、B. 右侧乳腺术后改变，肺窗未见异常

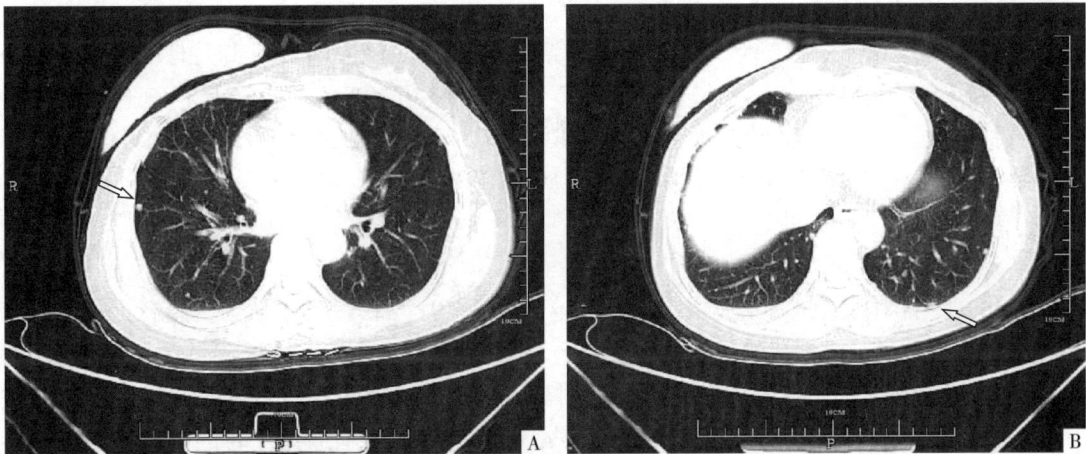

图 22-2　2014-12-30 胸部 CT

注：A. 右肺小结节（箭头）；B. 左肺小结节（箭头）

【病史及治疗续一】

> 2015-01-04 患者行 PET-CT 检查，发现右侧乳腺术后改变；双肺多发结节，转移瘤不除外，需密切随访；双侧胸膜增厚；右侧胸腔少量积液；肝多发囊肿；脊柱退行性病变。

> 2015-01-05 患者改行阿那曲唑（1 mg，每天 1 次）联合戈舍瑞林（3.6 mg，每 28 天 1 次）内分泌治疗。

> 2015-02-24 复查（术后 9 个月），胸部 CT（图 22-3）示右侧乳腺术后改变；两肺多发结节，较 2014-12-30 病灶增大，怀疑转移瘤；两肺胸膜增厚。

> 2015-03-02 患者于胸腔镜下行左下肺小块肺组织楔形切除术（含结节）。左肺肺组织术后

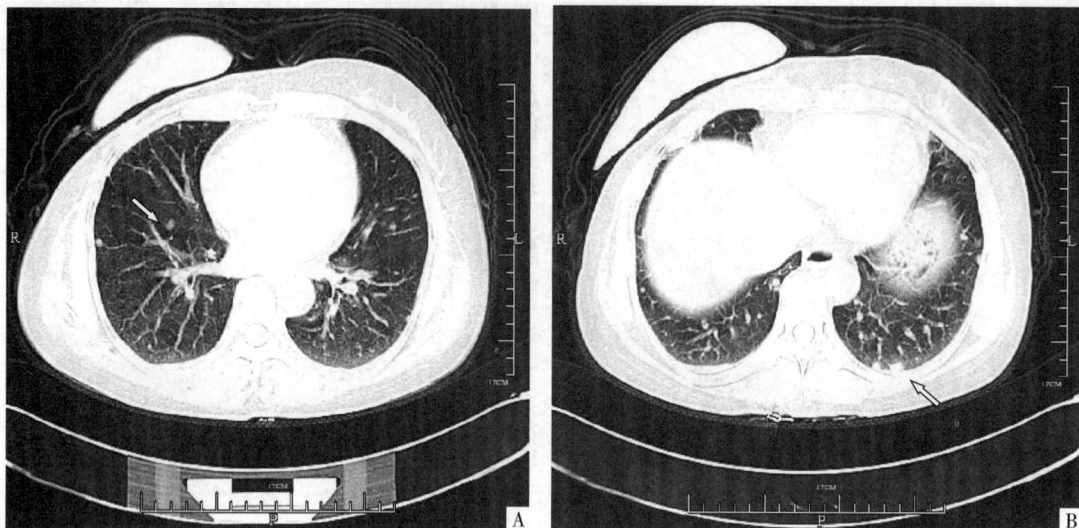

图 22-3　2015-02-24 胸部 CT

注：A. 右肺新增小结节（箭头）；B. 左肺结节增大（箭头）

病理示黏液癌（4 个病灶，直径 0.2~0.8 cm），结合病史及免疫组织化学 [TTF-1（-）、CK7（-）、CK20（-）、ER（强，90%+）、PR（-）、CerbB-2（++）、Ki-67（15%+）、CA153（++）]，符合乳腺黏液癌转移。根据组织形态结构临床考虑为乳腺癌转移。Fish 检查结果示 HER-2 信号均值为 2.00，第 17 号染色体计数探针（CEP17）信号均值为 1.80，HER-2/CEP17=1.11。

【本阶段小结】

2015-03-17 针对患者进行第 2 次多学科讨论（术后 10 个月）。结果认为，患者为右侧乳腺黏液癌（$T_2N_2M_0$，Ⅲa），行规范的术后辅助化疗、放疗及内分泌治疗，给予戈舍瑞林联合 TAM/阿那曲唑 5 个月余疾病进展，属于内分泌原发性耐药，故需要更改为化疗方案。此时辅助化疗完成结束时间也只有 6 个月，化疗方案药物的选择应尽可能避免使用辅助化疗时的药物，考虑患者年龄轻、PS=1 分、疾病进展较快，建议使用联合化疗方案如 NX（长春瑞滨+卡培他滨）；同时为更好地评估病情，建议在化疗之前行胸部 CT 基准片。

【病史及治疗续二】

➢ 2015-03-19 胸部 CT（图 22-4）示右侧乳腺术后改变；两肺多发结节，转移瘤；左下肺斑片影；两侧胸腔少量积液。

➢ 2015-03-19、2015-04-10 给予患者长春瑞滨（37.5 mg，第 1、8 天）+卡培他滨（1500 mg，每天 2 次，第 1~14 天，每 21 天 1 次）化疗 2 个疗程，过程顺利。

【辅助检查】

➢ 2015-04-29 患者复查，胸部 CT（图 22-5）示右侧乳腺术后改变；两肺多发结节，转移瘤；左下肺斑片影，较前（2015-03-19）吸收。疗效评估 SD。

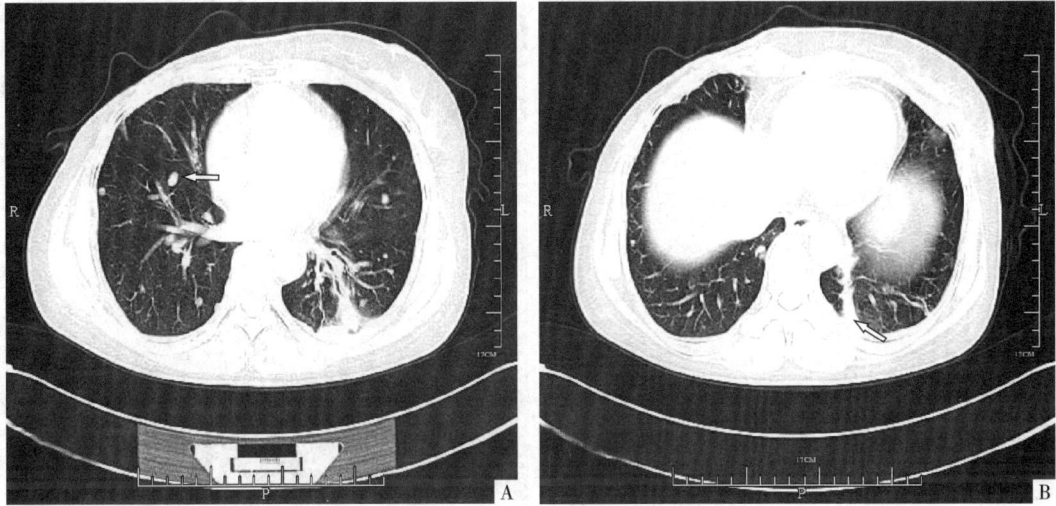

图 22-4　2015-03-19 胸部 CT

注：A. 右肺增大结节（箭头）；B. 左肺手术后改变（箭头）

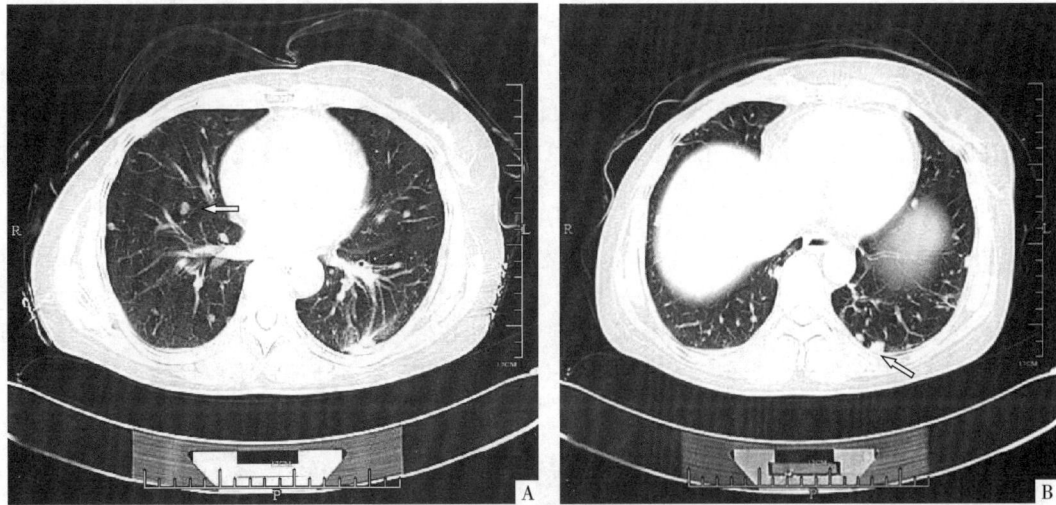

图 22-5　2015-04-29 胸部 CT

注：A. 右肺结节稳定（箭头）；B. 左肺小结节病灶，手术后恢复显现，考虑转移（箭头）

【病史及治疗续三】

➤ 2015-05-01、2015-05-22 患者继续同前化疗方案［长春瑞滨（37.5 mg，第 1、8 天）+卡培他滨（1500 mg，每天 2 次，第 1~14 天，每 21 天 1 次）］2 个疗程，出现Ⅱ度骨髓抑制和Ⅱ度手足综合征，给予口服升白细胞药物和健康宣传教育处理后好转。

【辅助检查】

➤ 2015-06-10 患者复查，胸部 CT 示（图 22-6）右侧乳腺术后改变；两肺多发结节，转移瘤较 2015-04-29 明显好转；左下肺斑片影。疗效评估 PR。

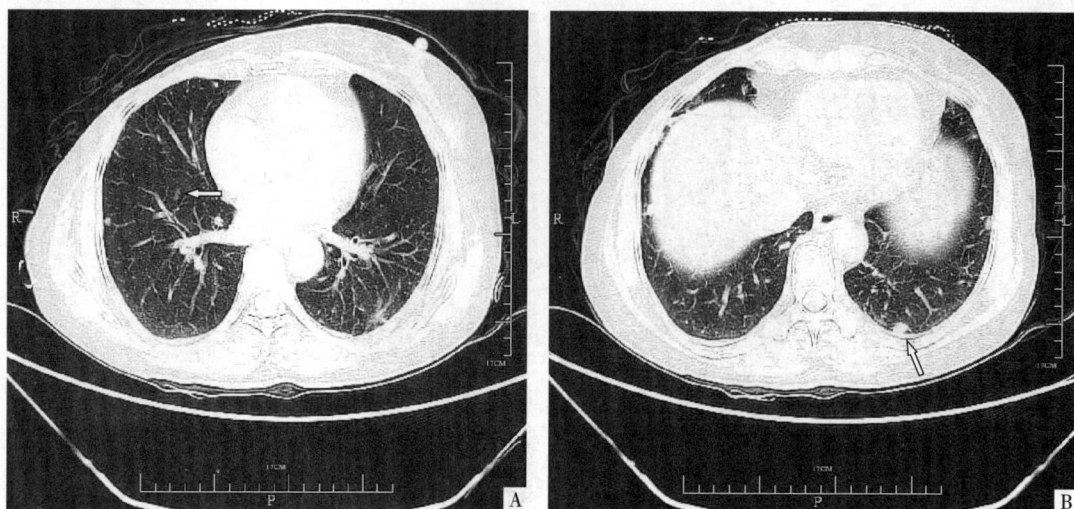

图 22-6　2015-06-10 胸部 CT

注：A. 右肺斑片影，考虑化疗后肿瘤退缩改变（箭头）；B. 左肺小结节病灶缩小（箭头）

【病史及治疗续四】

➤ 2015-06-15、2015-07-06 患者继续同前化疗方案［长春瑞滨（37.5 mg，第 1、8 天）+卡培他滨（1500 mg，每天 2 次，第 1~14 天，每 21 天 1 次）］2 个疗程。第 6 次化疗后出现Ⅲ度骨髓抑制，给予粒细胞集落刺激因子处理好转；1 度手足综合征；其他毒性反应不明显。

【辅助检查】

➤ 2015-07-22 患者复查（乳腺癌术后 15 个月，肺转移 5 个月），胸部 CT（图 22-7）示右侧乳腺术后改变；两肺多发结节，转移瘤与 2015-06-10 相似；左下肺斑片影。疗效评估 PR。

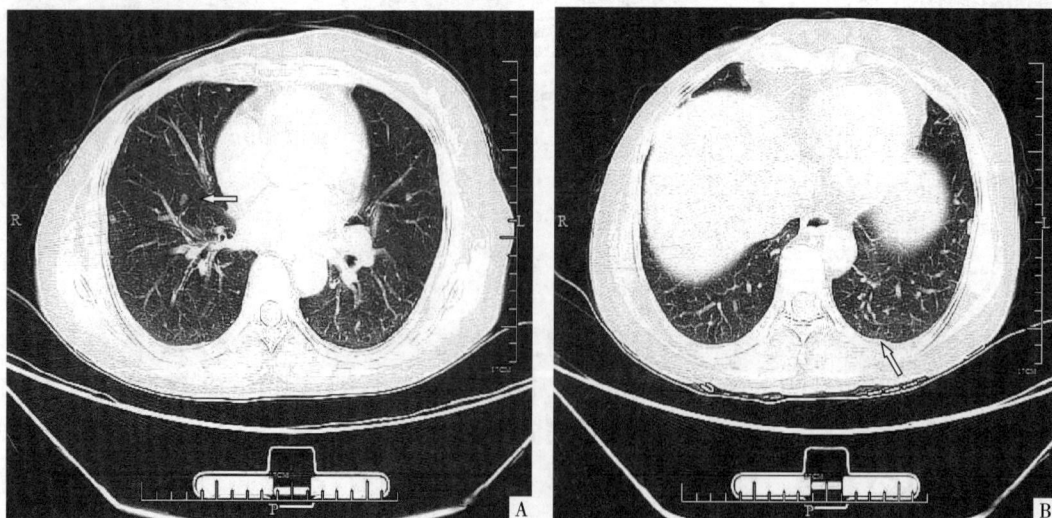

图 22-7　2015-07-22 胸部 CT

注：A. 右肺斑片影，考虑化疗后肿瘤退缩改变（箭头）；B. 左肺小结节病灶基本消失（箭头）

【病史及治疗续五】

➤ 2015-07-24 患者行 NX 方案 6 个疗程，肿瘤负荷已明显下降，而且化疗出现了Ⅲ度骨髓抑制，考虑既往出现内分泌原发性耐药，建议给予低毒化疗药物维持治疗。故给予患者卡培他滨（1500 mg，每天 2 次，第 1~14 天，每 21 天 1 次）维持治疗。

【辅助检查】

➤ 2015-11-02 患者复查（乳腺癌术后 18 个月，肺转移 8 个月），胸部 CT（图 22-8）示右侧乳房术后改变；两肺多发结节，转移瘤与 2015-07-22 相似。疗效评估 PR。

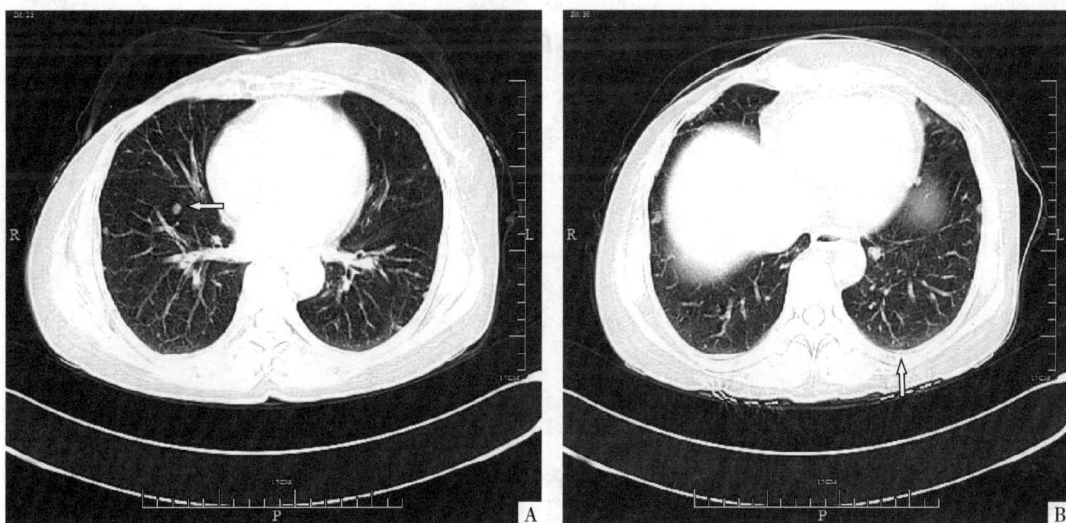

图 22-8　2015-11-02 胸部 CT
注：A. 右肺斑片影，考虑化疗后肿瘤退缩改变（箭头）；B. 左肺小结节病灶基本消失（箭头）

【病史及治疗续六】

➤ 2015-11-03 患者继续卡培他滨（1500 mg，每天 2 次，第 1~14 天，每 21 天 1 次）维持治疗。

【辅助检查】

➤ 2016-03-29 患者复查（乳腺癌术后 22 个月，肺转移 12 个月），胸部 CT（图 22-9）示右侧乳腺术后改变；两肺多发小结节，转移瘤与 2015-11-02 相似。疗效评估 PR。

【病史及治疗续七】

➤ 2016-03-30 患者治疗方案不变，继续卡培他滨（1500 mg，每天 2 次，第 1~14 天，每 21 天 1 次）维持治疗。患者进入定期随访阶段。

【辅助检查】

➤ 2016-08-03 胸部 CT（图 22-10）示右侧乳腺术后改变；两肺多发小结节，转移瘤与

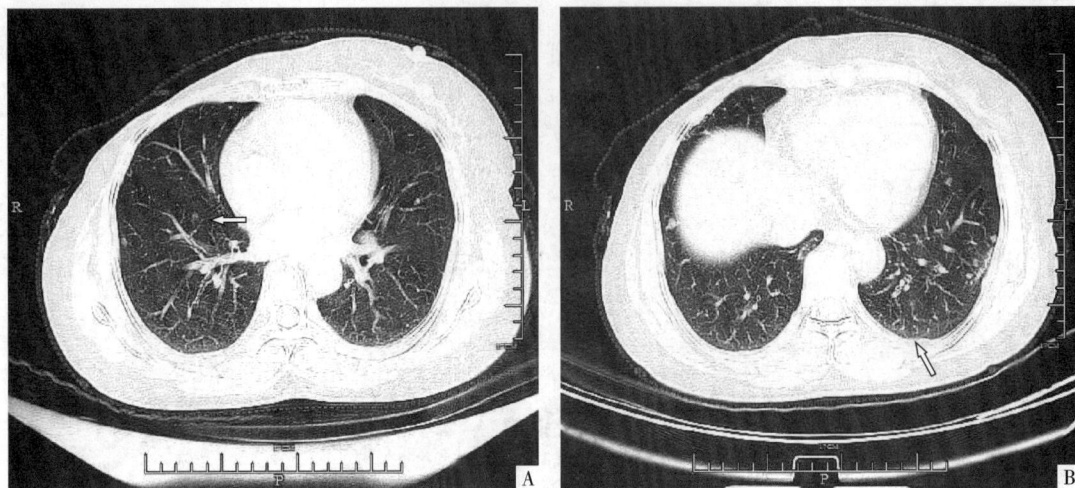

图 22-9　2016-03-29 胸部 CT

注：A. 右肺斑点影，考虑化疗后肿瘤退缩改变（箭头）；B. 左肺小结节病灶基本消失（箭头）

2016-03-29 相似。疗效评估 PR。

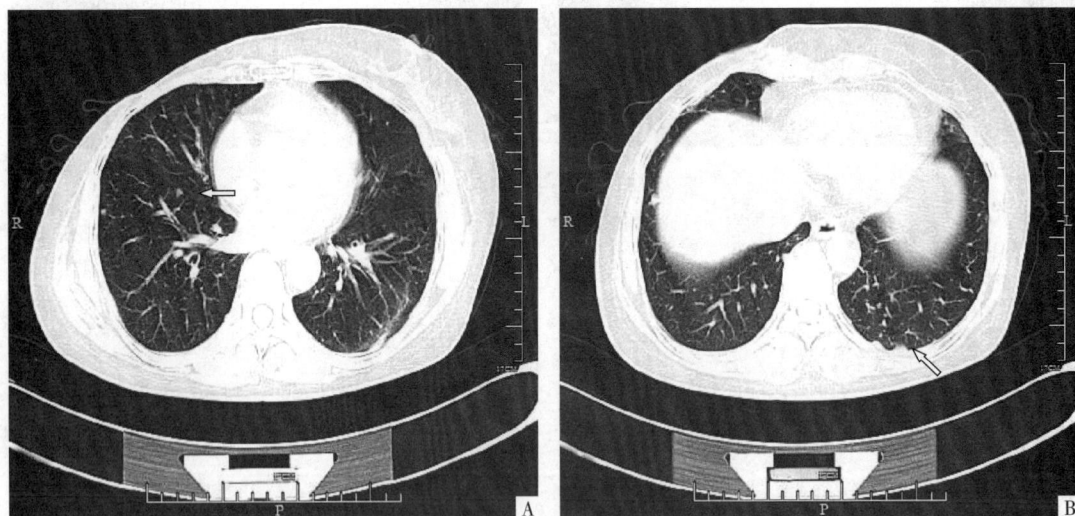

图 22-10　2016-08-03 胸部 CT

注：A. 右肺斑点影，考虑化疗后肿瘤退缩改变（箭头）；B. 左肺小结节病灶基本消失（箭头）

➤ 2016-12-04 胸部 CT（图 22-11）示右侧乳腺术后改变；两肺多发小结节，转移瘤较 2016-08-03 有缩小。疗效评估 PR。

➤ 2017-02-07 胸部 CT（图 22-12）示右侧乳腺术后改变；两肺多发小结节，转移瘤与 2016-12-04 相似。疗效评估 PR。

➤ 2017-06-14 胸部 CT（图 22-13）示右侧乳腺术后改变；两肺多发小结节，转移瘤与 2017-02-07 相似。疗效评估 PR。

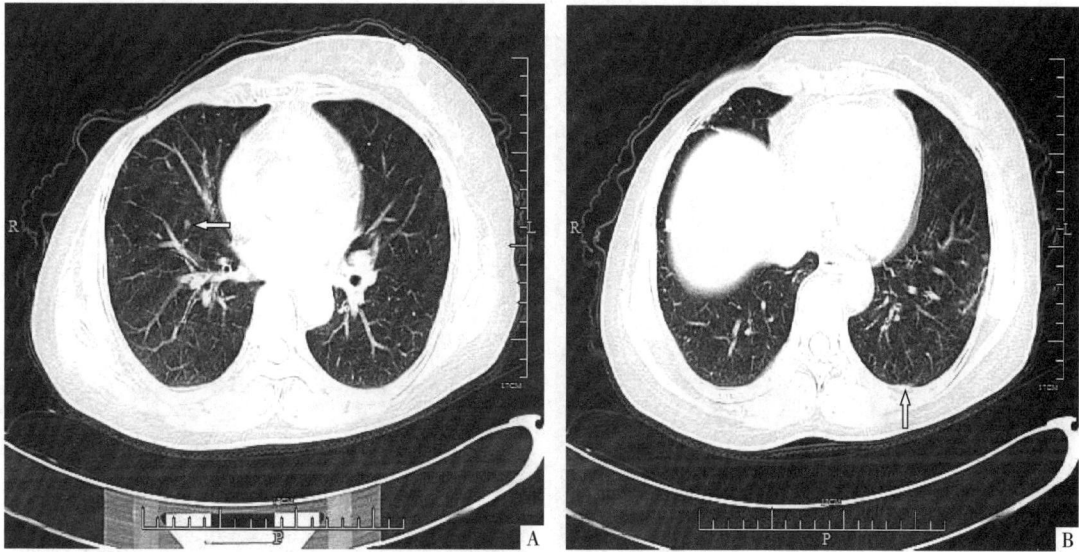

图 22-11　2016-12-04 胸部 CT

注：A. 右肺斑点影，考虑化疗后肿瘤退缩改变（箭头）；B. 左肺小结节病灶基本消失（箭头）

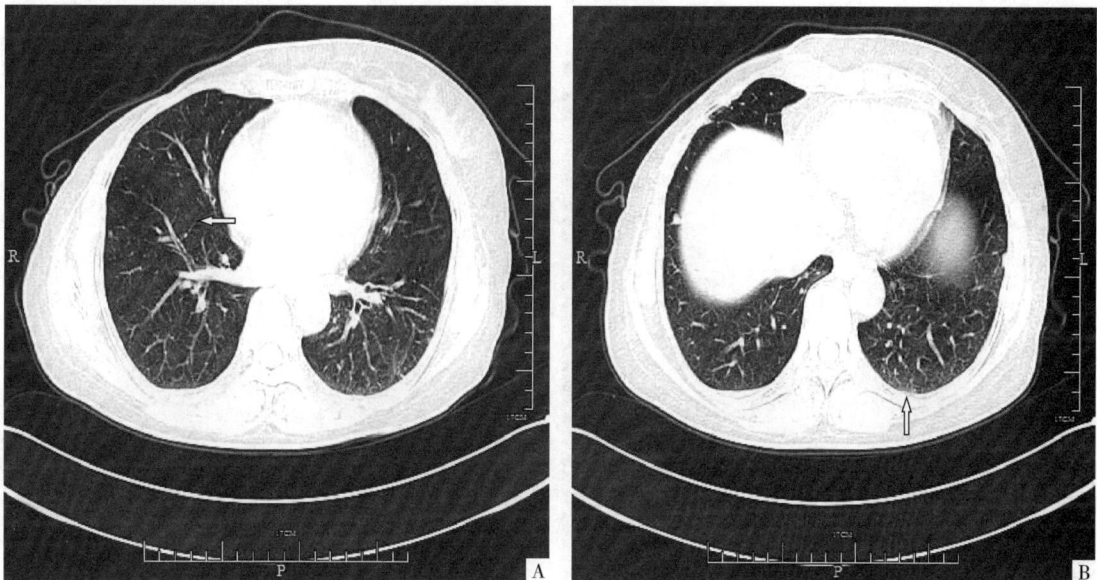

图 22-12　2017-02-07 胸部 CT

注：A. 右肺斑点影，考虑化疗后肿瘤退缩改变（箭头）；B. 左肺小结节病灶基本消失（箭头）

➤ 2017-09-13 胸部 CT（图 22-14）示右侧乳腺术后改变；两肺多发小结节，转移瘤与 2017-06-14 相似。疗效评估 PR。

【病史及治疗续八】

➤ 2014-09-14 患者继续治疗方案不变，继续卡培他滨（1500 mg，每天 2 次，第 1~14 天，每 21 天 1 次）维持治疗。

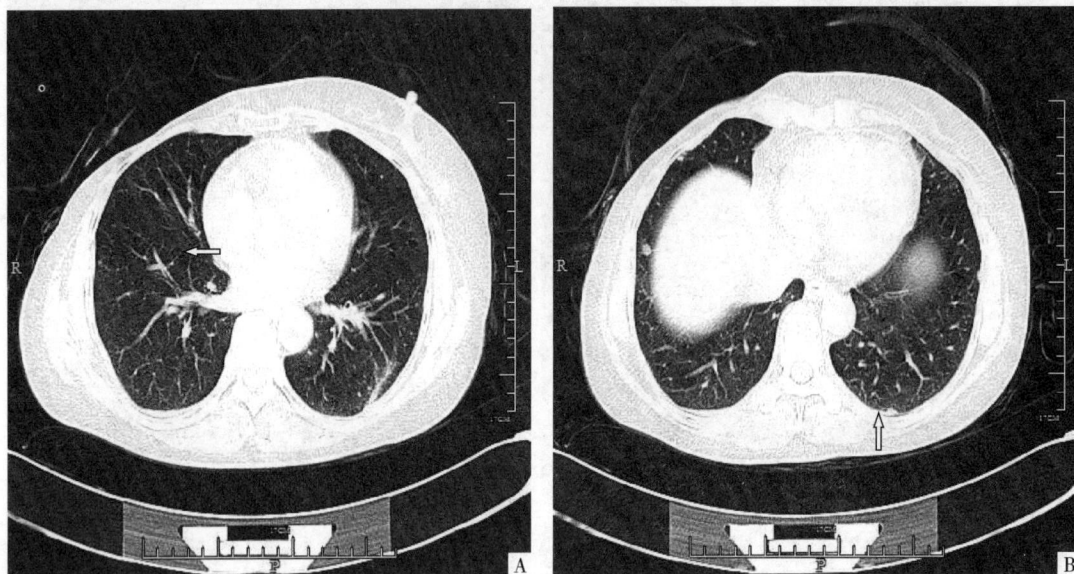

图 22-13　2017-06-14 胸部 CT

注：A. 右肺病灶化疗后消失（箭头）；B. 左肺小结节病灶基本消失（箭头）

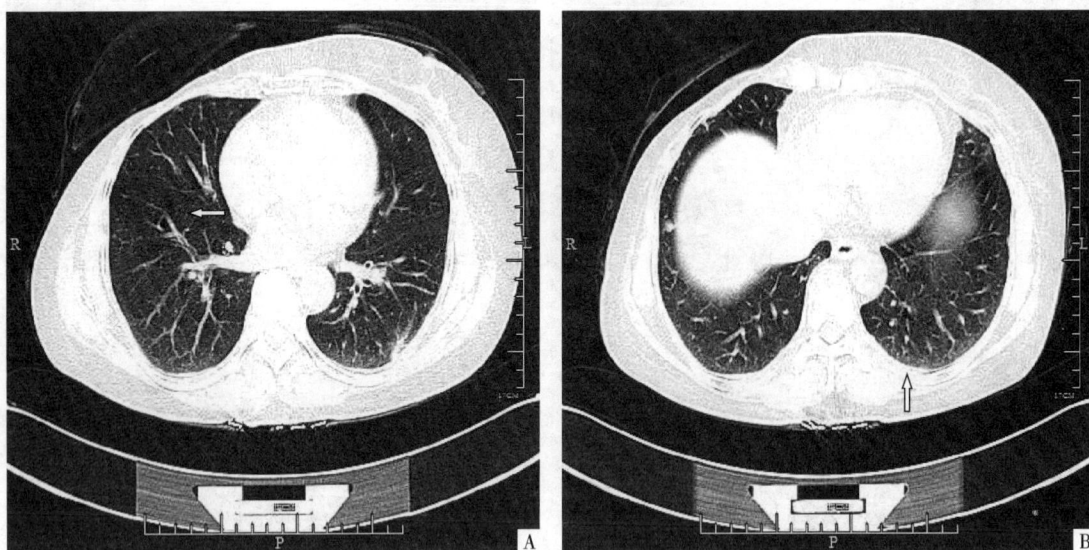

图 22-14　2017-09-13 胸部 CT

注：A. 右肺病灶化疗后消失（箭头）；B. 左肺小结节病灶消失（箭头）

【辅助检查】

➢ 2017-12-13 患者复查（乳腺癌术后 44 个月，肺转移 34 个月），胸部 CT（图 22-15）示右侧乳腺术后改变；两肺多发小结节，转移瘤与 2017-09-13 相似。疗效评估 PR。

➢ 2018-03-25 患者复查（乳腺癌术后 47 个月，肺转移 37 个月），胸部 CT（图 22-16）示右侧乳腺术后改变；两肺多发小结节，转移瘤与2017-12-13相似。疗效评估PR。

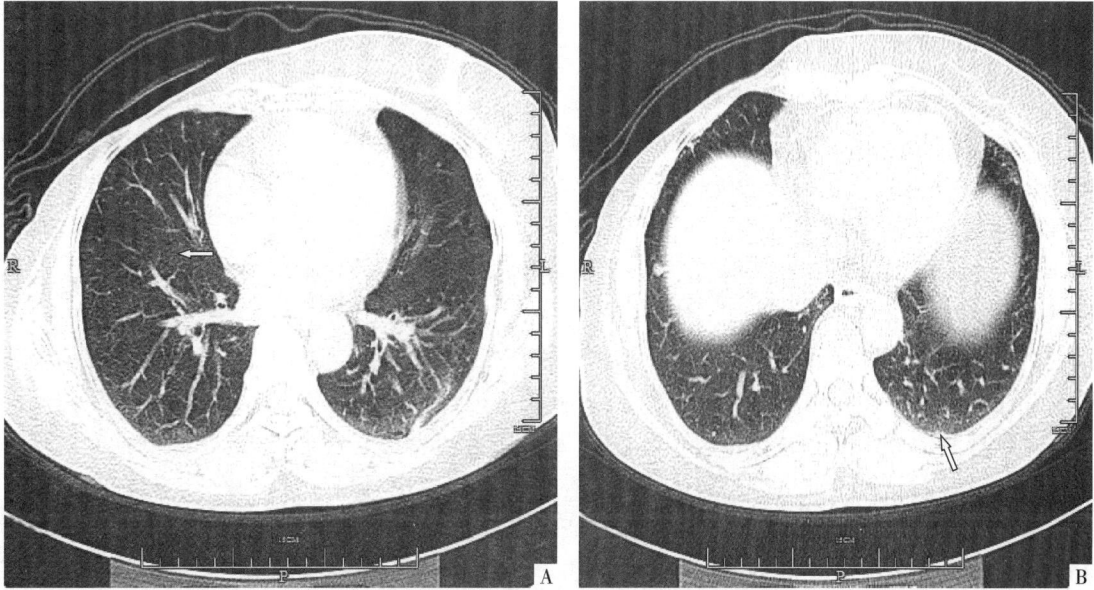

图22-15 2017-12-13 胸部CT

注：A. 右肺病灶化疗后消失（箭头）；B. 左肺小结节病灶消失（箭头）

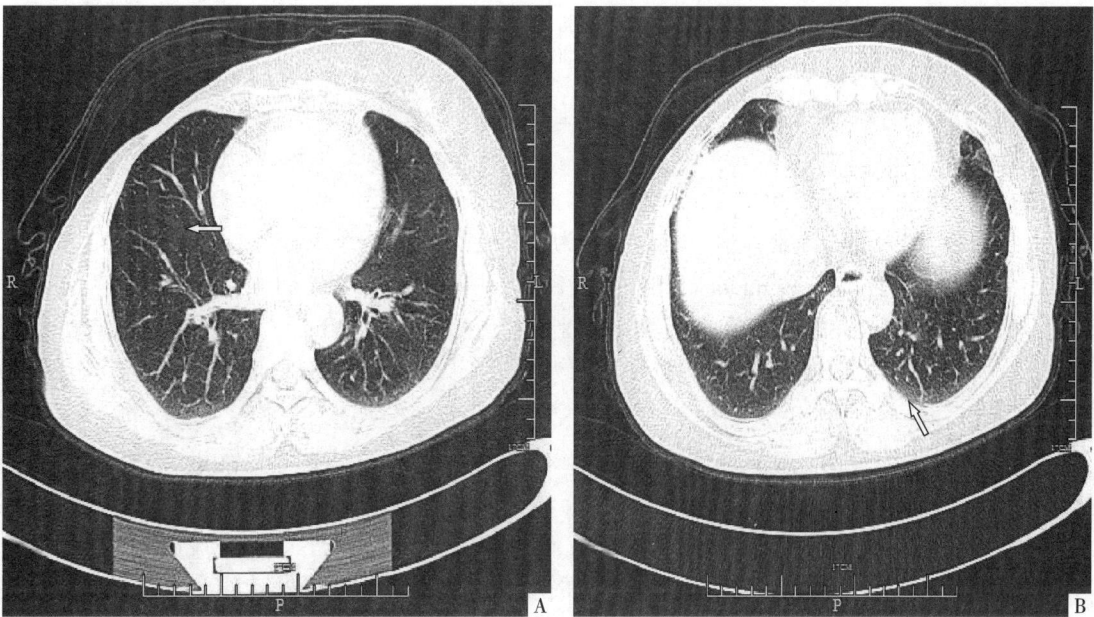

图22-16 2018-03-25 胸部CT

注：A. 右肺病灶化疗后消失（箭头）；B. 左肺小结节病灶化疗后消失（箭头）

【本阶段小结】

目前，本例患者PS＝0分，无特殊不适主诉，Ⅱ度手足综合征，Ⅰ度骨髓抑制，生化常规、肿瘤标志物未见异常，颅脑 MRI、肝 MRI、骨 ECT 检查未见明显异常信号，肺部检查见图 22-16。患者继续卡培他滨（1500 mg，每天 2 次，第 1~14 天，每 21 天 1 次）维持治疗中。

【专家点评】

本例患者为绝经前 HR 阳性转移性乳腺癌患者，在接受规范的手术、辅助化疗及辅助内分泌治疗后，在辅助内分泌治疗短期内出现多发肺转移小结节。美国 NCCN 指南、ABC4 指南、《中国临床肿瘤学会（CSCO）乳腺癌诊疗指南（2018.V1）》等均提示，HR 阳性晚期乳腺癌一线可首选内分泌治疗，因本例患者为绝经前妇女，在 GnRH 的基础上可使用 AI、氟维司群 500 mg、AI+palbociclib 等方案，但其在辅助内分泌治疗 1 年内新发肺转移，考虑为内分泌治疗原发性耐药，可考虑给予化疗。

本例患者一线使用 AI 2 个月后初次疗效评估即进展（病例中未标明病灶大小），建议根据 RESIST 1.1 进行规范疗效评估，并将靶病灶在 CT 截图中标注。本例患者考虑为内分泌治疗原发性耐药，再次病理活检提示仍为 Luminal 型乳腺癌，后续治疗可考虑化疗或内分泌治疗+靶向治疗。若选择化疗，可考虑单药序贯化疗或联合化疗。在辅助治疗中用过蒽环类、紫杉类药物的患者可首选包括卡培他滨、长春瑞滨等在内的单药化疗或联合化疗。PALOMA-3 研究表明，对于 HR 阳性、HER-2 阴性晚期乳腺癌既往内分泌治疗失败的患者，氟维司群+palbociclib 较氟维司群单药显著延长了 PFS 和 OS，但在原发性耐药的患者中仍显示疗效不佳。BOLERO-6 研究发现，对于 ER 阳性、HER-2 阴性晚期乳腺癌患者的二线治疗，依维莫司+依西美坦与单用依维莫司或卡培他滨相比较，卡培他滨可以显著提高患者的 PFS 且没有显著增加患者的不良反应。本例患者给予 NX 方案 6 个疗程后改用卡培他滨维持治疗至今，PFS 已达 3 年，双药方案中出现Ⅲ度骨髓抑制。

本例患者为乳腺黏液癌。一般认为，乳腺黏液癌预后较好，并且对内分泌治疗较敏感，但本例患者术后迅速复发，生物学行为更接近于 IDC，建议申请上级医院病理会诊。此外，上文未提及手术时的胸部 CT，需要考虑是否存在基线就有肺结节的可能。

（复旦大学附属肿瘤医院　王碧芸）

1. 临床及病理的危险因素评估　本例患者为中年女性，右侧乳腺癌改良根治术后诊断为乳腺黏液癌 [$pT_2N_2M_0$，ⅢA 期，Luminal B 型，HER-2 阴性，Ki-67（40%+）]。虽然病理类型和分子分型提示预后良好，但存在临床高危因素 [如肿瘤直径>2 cm、PR（-）、腋下淋巴结转移（4/22）]，临床分期是局部晚期，属于高复发风险人群。所以当病理类型与临床生物学行为对预后提示存在矛盾时，需要兼顾临床及病理学因素。

2. 乳腺黏液癌的特征　乳腺黏液癌占乳腺癌的 1.3%~5.4%，属于预后相对良好的病理类型。临床上需要注意乳腺黏液癌存在 2 种病理亚型：一种是纯黏液癌；另一种是浸润性导管癌与黏液癌混合癌。根据法国的一项研究报道，纯黏液癌占 50.00%，浸润性导管癌与黏液癌混合癌占 43.75%，另有 6.25% 伴有神经内分泌特征。本例患者术后早期出现复发转移，不符合乳腺黏液癌的临床转归，可考虑复查病理，明确有无其他混合病理类型成分。

3. ER 阳性、PR 阴性乳腺癌的特征及内分泌治疗反应　临床研究表明，ER 阳性、PR 阴性乳腺癌较 ER 阳性、PR 阳性乳腺癌具有相对较高的 HER-1（25% vs. 8%）和 HER-2（21% vs. 14%）表达，且多见于老年、肿块较大、S 期比例高、TAM 相对不敏感及具有较短 DFS 的患者。对于 ER 阳性患者，如果以 1% 作为 PR 阳性的临界值，PR 阴性与 PR 1%~19% 阳性的患者具有相似的临床病理特征和预后；故有研究建议，在临床工作中以 PR 20% 作为阳性的临界值。而且参考《AJCC 癌症分期手册》（第 8 版）预后分期，同样的病理分期 $pT_2N_2M_0$，在 HER-2 阴性、ER 阳性的情况下，PR 阴性为ⅢA 期，PR 阳性为ⅡB 期。本例患者辅助内分泌治疗 DFS 5 个月，一线内分泌治疗 PFS 2.5 个月，提示对于 PR 阴性复发转移性乳腺癌患者，一线优先考虑化疗或内分泌治疗联合靶向治疗。

4. 本例患者点评 本例患者二线治疗换用 NX 方案后继续给予 X 维持治疗，疗效显著，PFS 超过 3 年。提示对于内分泌治疗原发性耐药的患者，及时换用化疗较为合理，多线治疗后若化疗不能耐受，可再次考虑内分泌治疗，首选换用靶向治疗药物（如依维莫司或 CDK4/6 抑制药）联合选择性 ER 下调药（氟维司群）。

（上海交通大学医学院附属仁济医院　徐迎春）

【指南背景】

1. 2018 年美国 NCCN 指南（第 2 版） 对于 HR 阳性转移性乳腺癌患者，一线内分泌治疗使用 TAM、AI 或氟维司群 500 mg 加或不加 palbociclib 都是合理的选择。但是对于内分泌治疗耐药的患者，可首先考虑化疗。

2. ABC4 指南 对于绝经后 HR 阳性转移性乳腺癌患者，一线治疗可用 CDK4/6 抑制药+AI，部分患者可单用 AI 或单用氟维司群治疗。对于二线治疗，若既往未接受 CDK4/6 抑制药，可根据患者的具体情况选择 CDK4/6 抑制药+氟维司群、单用氟维司群、另一种类型的 AI 或 ER 拮抗药。

对于 ER 阳性、HER-2 阴性乳腺癌患者，首选内分泌治疗，当出现内分泌治疗耐药或有症状的内脏转移时，需要化疗。临床推荐原发性耐药或先前内分泌治疗不佳的患者优选化疗。

3.《中国临床肿瘤学会（CSCO）乳腺癌诊疗指南（2018. V1）》 对于绝经后 HR 阳性晚期乳腺癌既往 TAM 治疗失败的患者，首选 AI 或氟维司群；对于晚期二线内分泌治疗的选择，应结合既往内分泌用药的情况和治疗反应，尽量不使用重复药物。

（复旦大学附属肿瘤医院　王碧芸）

【循证背景】

1. PLOMA-3 研究（$n=521$） 该研究将 HR 阳性、HER-2 阴性晚期乳腺癌既往内分泌治疗期间出现进展或复发的患者按 2∶1 随机分为氟维司群+palbociclib 组和安慰剂。结果显示，氟维司群联合 palbociclib 可以延长 HR 阳性、HER-2 阴性晚期乳腺癌患者的 PFS。

2. BOLERO-6 研究（$n=309$） 该研究将非甾体类 AI 治疗失败后的绝经后 HR 阳性晚期乳腺癌患者随机为三组，104 例给予依维莫司（每天 10 mg）+依西美坦（每天 25 mg）、103 例单用依维莫司（每天 10 mg）、102 例单用卡培他滨（每天 2 次，1250 mg/m^2）。结果显示，卡培他滨可以提高 PFS。

（复旦大学附属肿瘤医院　王碧芸）

【核心体会】

对于 HR 阳性晚期乳腺癌内分泌治疗与化疗的选择，需要综合考虑疾病对内分泌治疗的反应、肿瘤负荷、临床症状、疾病进展速度等多个方面。

（复旦大学附属肿瘤医院　王碧芸）

PR 阴性乳腺癌复发转移后内分泌治疗相对抵抗，化疗可能更有效。

（上海交通大学医学院附属仁济医院　徐迎春）

参 考 文 献

[1] Robertson JFR, Bondarenko IM, Trishkina E, et al. Fulvestrant 500 mg versus anastrozole 1 mg for hormone receptor-positive advanced breast cancer (FALCON): an international, randomised, double-blind, phase 3 trial. Lancet, 2016, 388 (10063): 2997-3005.

[2] Jerusalem G, de Boer RH, Hurvitz S, et al. Everolimus Plus Exemestane vs Everolimus or Capecitabine Monotherapy for Estrogen Receptor-Positive, HER2-Negative Advanced Breast Cancer: The BOLERO-6 Randomized Clinical Trial. JAMA Oncol, 2018, 4 (10): 1367-1374.

[3] Winchester DJ, Edge SB, Giuliano AE, et al. Important 8th edition changes for the AJCC breast cancer staging system. Ann Surg Oncol, 2017, 24: S61.

[4] Naqos N, Naim A, Jouhadi H, et al. Mucinous carcinoma of the breast: Clinical, biological and evolutive profile. Cancer Radiother, 2016, 20 (8): 801-804.

[5] Arpino G, Weiss H, Lee AV, et al. Estrogen receptor-positive, progesterone receptor-negative breast cancer: association with growth factor receptor expression and tamoxifen resistance. J Natl Cancer Inst, 2005, 97 (17): 1254-1261.

[6] Li AQ, Zhou SL, Li M, et al. Clinicopathologic Characteristics of Oestrogen Receptor-Positive/Progesterone Receptor-Negative/Her2-Negative Breast Cancer According to a Novel Definition of Negative Progesterone Receptor Status: A Large Population-Based Study from China. PLOS One, 2015, 10 (5): e0125067.

病例 23　乳腺癌术后骨、淋巴结、肺转移 1 例

苏文思¹　徐正阳²*

¹宁波大学医学院
²宁波大学医学院附属鄞州医院

【病史及治疗】

➤ 患者，女性，55 岁（1963 年出生），PS=1 分。

➤ 2013-12-13 患者行左侧乳腺癌改良根治术+左侧乳腺前哨淋巴结活检术。术后病理示左侧乳腺浸润性导管癌，大小约 1.0 cm×0.6 cm，转移至前哨淋巴结（2/3）。免疫组织化学示 ER（60%+）、PR（-）、CerbB-2（+++）、Ki-67（30%+）、P53（++）、AR（++）、P120（膜+++）、E-cad（膜++）、EGFR（-）。术后行紫杉醇（110 mg，每 21 天 1 次）+卡铂（500 mg，每 21 天 1 次）方案辅助化疗 6 个疗程。末次化疗时间为 2014-04-07。

【辅助检查】

➤ 2013-12-17 胸部 CT（图 23-1）示双肺、纵隔、腋窝未见明显异常。

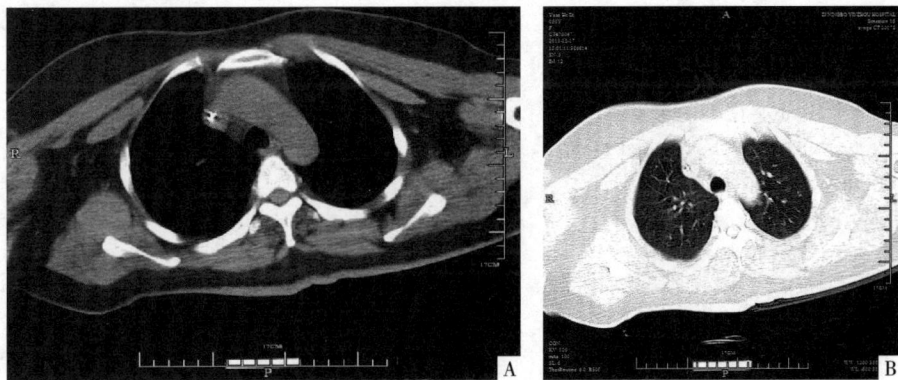

图 23-1　2013-12-17 胸部 CT
注：A、B. 双肺、纵隔、腋窝未见明显异常

【病史及治疗续一】

➤ 2014-03-26 患者自诉左侧腋下扪及肿块。

---

* 通信作者，邮箱：525507887@qq.com

➤ 2014-03-27 患者行左侧腋窝肿大淋巴结摘除活检术。术后病理示左侧腋窝淋巴结乳腺浸润性导管癌转移。免疫组织化学示 ER（5%＋）、PR（30%＋）、Ki-67（20%）、HER-2（＋＋＋）、P53（＋）、AR（－）、P120（膜＋＋＋）、E-cad（膜＋＋）、CA153（＋＋＋）。

➤ 2014-05-05 患者行左侧腋窝淋巴结清扫术。术后病理示左侧腋窝淋巴结见癌转移（1/22）。结合病史，符合乳腺浸润性导管癌转移。术后患者拒绝放疗、靶向治疗，自行服用内分泌药物 TAM（10 mg，每天 2 次，口服）至 2015-03-13。

【辅助检查】

➤ 2014-03-26 胸部 B 超示左侧腋窝淋巴结肿大、淋巴结门结构不清。

【病史及治疗续二】

➤ 2015-03-10 患者发现左侧锁骨上淋巴结肿大。

➤ 2015-03-13 患者行左侧锁骨上淋巴结穿刺。穿刺病理结果示左侧锁骨上淋巴结乳腺浸润性导管癌转移。免疫组织化学示 ER（－）、PR（－）、Ki-67（6%＋）、HER-2（＋＋＋）、AR（弱＋）、P53（＋＋）。为进一步治疗转入宁波大学医学院附属鄞州医院肿瘤放化疗中心。

【辅助检查】

➤ 2015-03-20 颈部 B 超示左侧锁骨上窝 1.3 cm×0.7 cm、0.9 cm×0.8 cm、1.1 cm×0.6 mm 低回声区，边界清楚，淋巴结门结构欠清。提示左侧锁骨上窝见淋巴结（＋）。

【病史及治疗续三】

➤ 2015-03-21 全面评估病情。诊断为乳腺癌 IV 期（骨、左侧锁骨上淋巴结转移）。治疗方案为曲妥珠单抗（首次 408 mg，之后每次 306 mg，每 21 天为 1 个疗程）＋卡培他滨（1500 mg，每天 2 次，第 2~14 天，每 21 天为 1 个疗程）联合化疗；唑来膦酸（4 mg，每 28 天 1 次）修复骨质；考虑颈椎姑息性放疗。

➤ 2015-03-23 血生化检查示碱性磷酸酶（alkaline phosphatase，AKP）升高。

➤ 2015-03-23 病理会诊，同时与 2013-12-13 病理进行对比。

【辅助检查】

➤ 2015-03-23 血常规、肿瘤标志物、凝血功能、胸部 CT、腹部 B 超、颅脑 MRI 未见明显异常。

➤ 2015-03-25 复查骨 ECT，发现 C_5 代谢活跃，需要结合临床。

➤ 2015-03-26 椎体 MRI（图 23-2）示颈、胸椎转移瘤改变。

【病史及治疗续四】

➤ 2015-05-11 治疗 2 个月后复查，颈部 B 超示左侧锁骨上窝 0.7 cm×0.3 cm、0.4 cm×0.3 cm、0.6 cm×0.3 cm 低回声区，边界清楚，淋巴结门结构显示欠清。提示左侧锁骨上窝淋巴结较前减小。

➤ 2015-05-13 胸部 CT（图 23-3）示左侧乳腺术后改变；部分颈椎、胸椎密度不均，需要结合临床。疗效评估 PR。

➤ 2015-05-14 继续同前治疗方案，给予患者曲妥珠单抗＋卡培他滨联合化疗；唑来膦酸（4 mg，每28天1次）修复骨质。

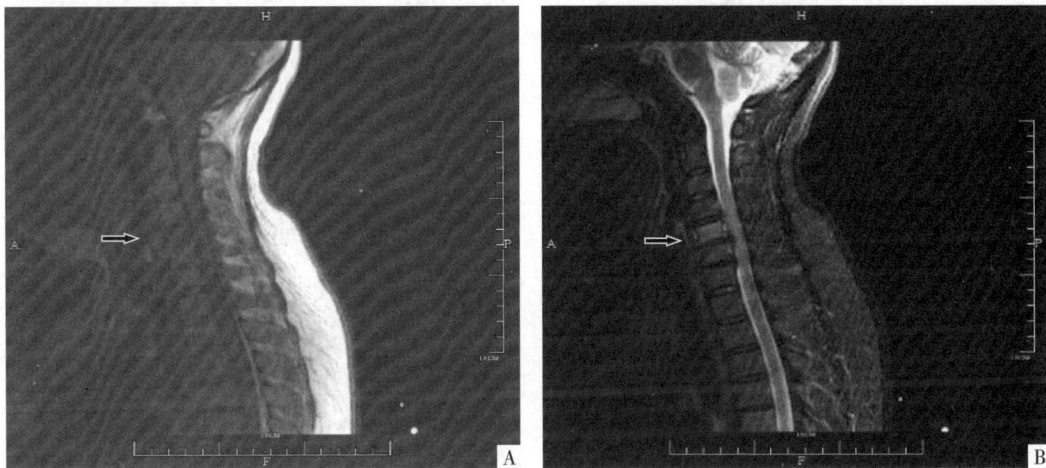

图 23-2 2015-03-26 椎体 MRI

注：A. T_1加权 C_5 转移瘤；B. T_2加权 C_5 转移瘤

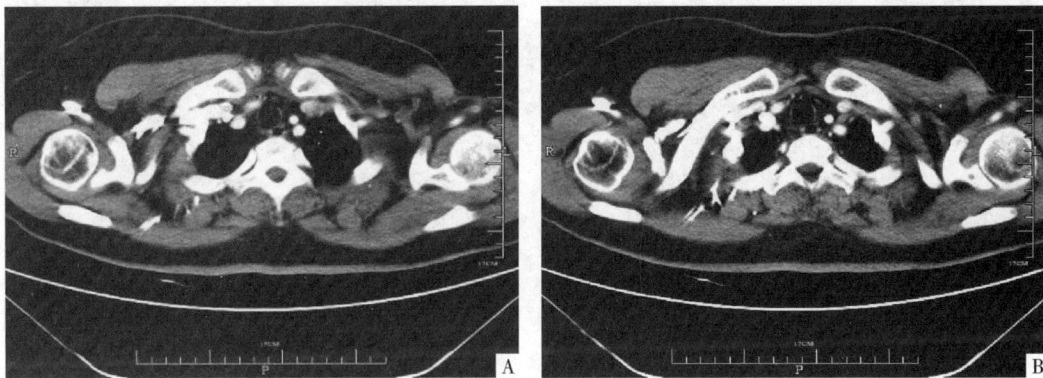

图 23-3 2015-05-13 胸部 CT

注：A、B. 部分颈、胸椎密度不均，其余未见明显异常

【病史及治疗续五】

➢ 2015-07-23 治疗4个月后复查，颈部B超示左侧锁骨上窝0.7 cm×0.4 cm 低回声区，边界清楚，可见淋巴结门结构。提示左侧锁骨上窝淋巴结较前（2015-05-11）缩小。疗效评估 PR。

➢ 2015-07-23 椎体MRI（图23-4）示颈、胸椎转移瘤；脊柱退行性病变。

➢ 2015-07-23 继续同前治疗方案，给予患者曲妥珠单抗+卡培他滨联合化疗；唑来膦酸（4 mg，每28天1次）修复骨质。

【病史及治疗续六】

➢ 2016-02-28 治疗11个月后复查，胸部CT（图23-5）示左侧乳腺术后改变；部分颈、胸椎骨质密度不均匀，考虑骨质破坏，需要结合临床。

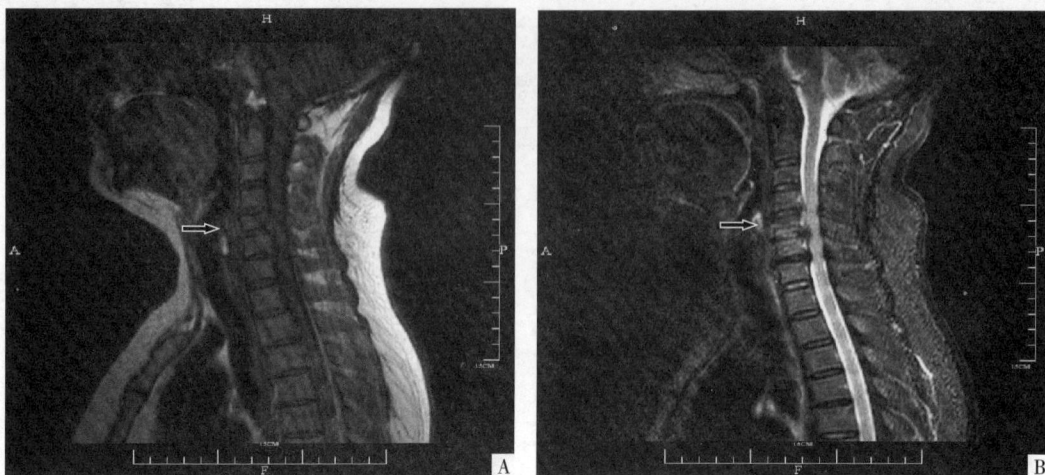

图 23-4　2015-07-23 椎体 MRI

注：A. T_1 加权 C_5 转移瘤；B. T_2 加权 C_5 转移瘤

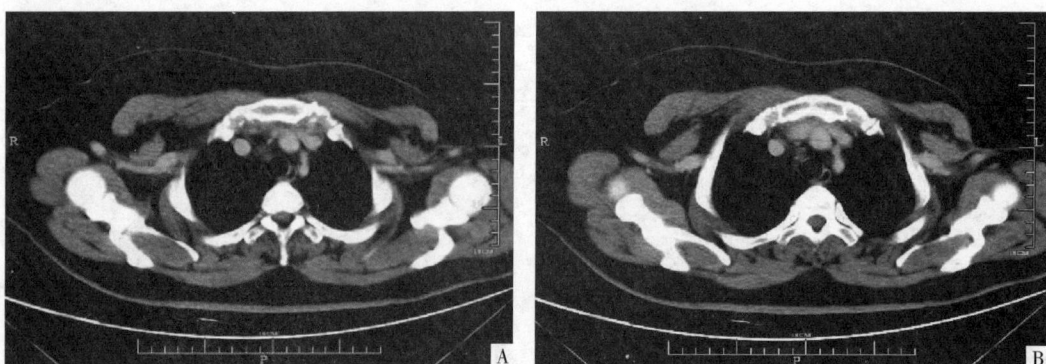

图 23-5　2016-02-28 胸部 CT

注：A、B. 部分颈、胸椎密度不均，其余未见明显异常

➤ 2016-02-28 椎体 MRI（图 23-6）示 C_5 信号异常，结合病史，考虑转移瘤；$C_{5\sim6}$ 椎体形态欠光滑完整，伴上下缘关节面毛糙及椎间隙狭窄，首先考虑椎体终板炎，需要结合临床；颈椎退行性病变，$C_{5\sim6}$、$C_{6\sim7}$ 椎间盘突出伴椎管狭窄。疗效评估 PR。

➤ 2016-02-28 继续同前治疗方案，给予患者曲妥珠单抗+卡培他滨联合化疗；唑来膦酸（4 mg，每 28 天 1 次）修复骨质。

【病史及治疗续七】

➤ 2016-05-28 治疗 14 个月后复查，胸部 CT（图 23-7）示左侧乳腺术后改变；颈、胸椎椎体骨质破坏，需要结合临床。

➤ 2016-05-28 椎体 MRI（图 23-8）示颈、胸椎转移瘤；脊柱退行性病变。疗效评估 PR。

➤ 2016-05-28 患者继续曲妥珠单抗+卡培他滨联合化疗；给予颈椎局部姑息性放疗 30Gy/10 次；改用唑来膦酸 4 mg，每 3 个月 1 次。

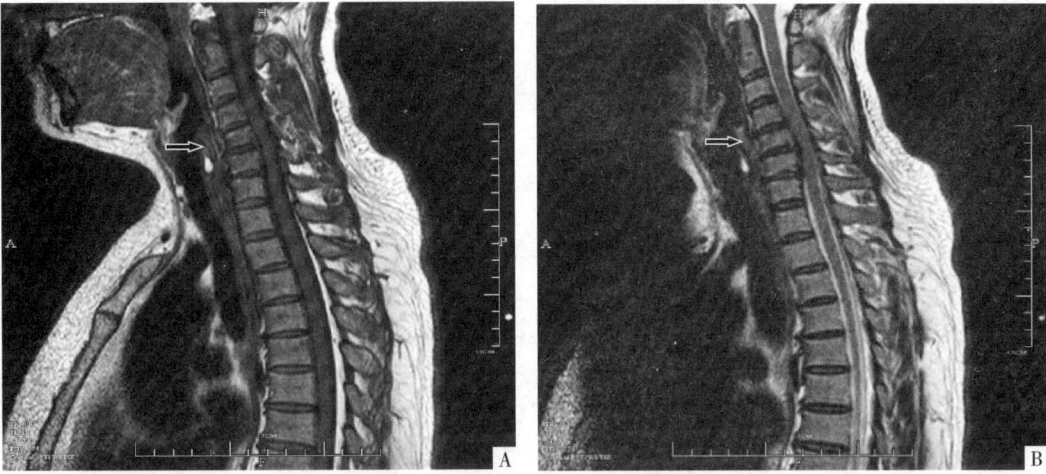

图 23-6　2016-02-28 椎体 MRI

注：A. T_1加权 C_5 转移瘤治疗后改变；B. T_2加权 C_5 转移瘤治疗后改变

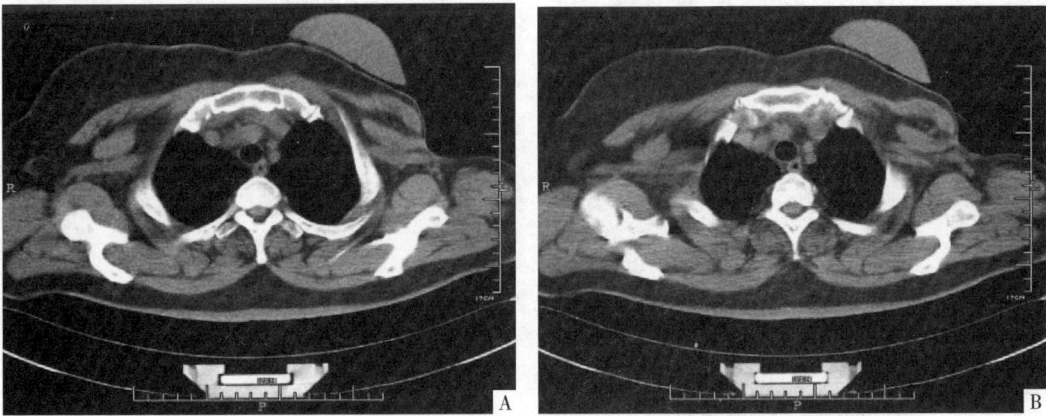

图 23-7　2016-05-28 胸部 CT

注：A、B. 部分颈、胸椎密度不均，其余未见明显异常

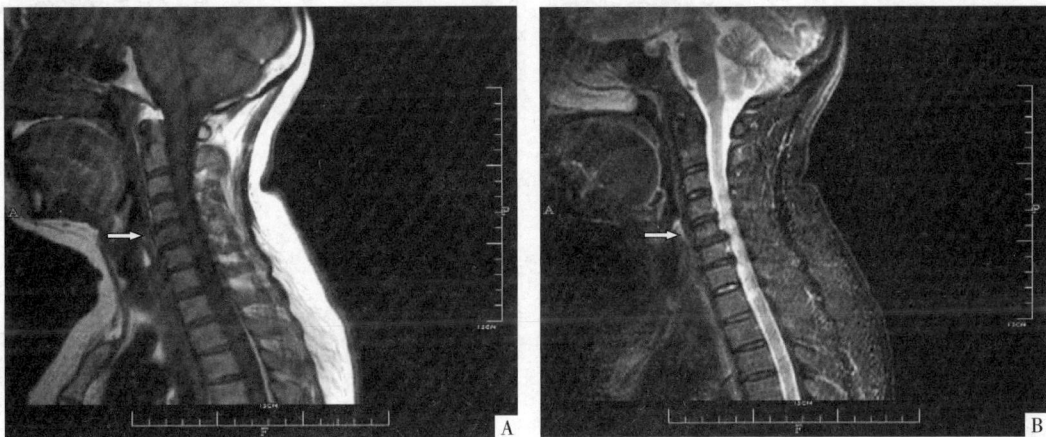

图 23-8　2016-05-28 椎体 MRI

注：A. T_1加权 C_5 转移瘤治疗后改变；B. T_2加权 C_5 转移瘤治疗后改变

【病史及治疗续八】

➤ 2016-08-24 治疗 17 个月后复查，胸部 CT（图 23-9）示左侧乳腺术后改变；颈、胸椎椎体骨质破坏。

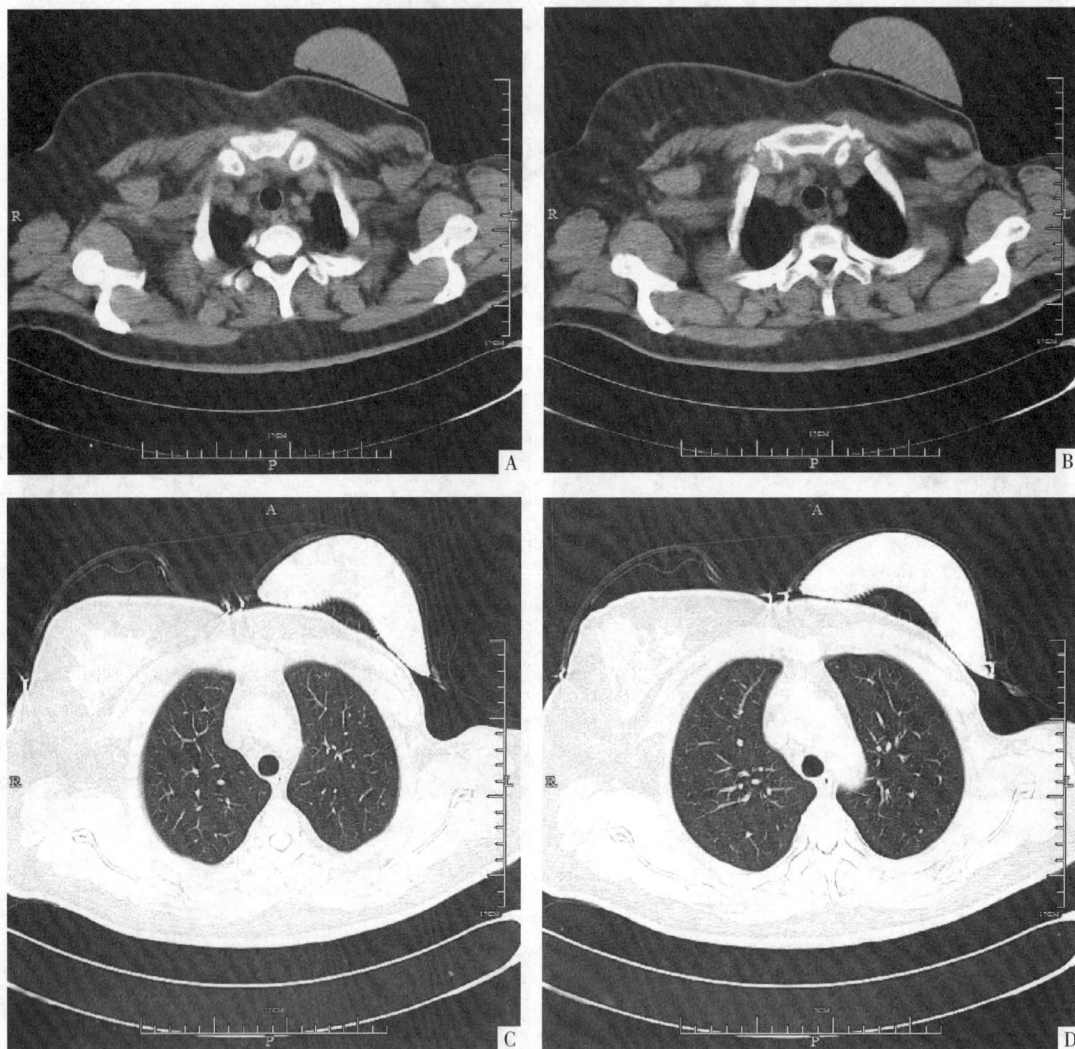

图 23-9　2016-08-24 胸部 CT

注：A、B. 部分颈、胸椎密度不均；C、D. 肺窗未见明显异常

➤ 2016-08-27 椎体 MRI（图 23-10）示颈、胸椎转移瘤，治疗后改变；脊柱退行性病变。疗效评估 PR。

➤ 2016-08-27 患者继续曲妥珠单抗+卡培他滨联合化疗（2016-10-13 曲妥珠单抗二次赠药用完，患者因经济原因拒绝继续使用曲妥珠单抗）；唑来膦酸 4 mg，每 3 个月 1 次。

2016-10-13 患者停用曲妥珠单抗后，继续卡培他滨+唑来膦酸（4 mg，每 3 个月 1 次）治疗。

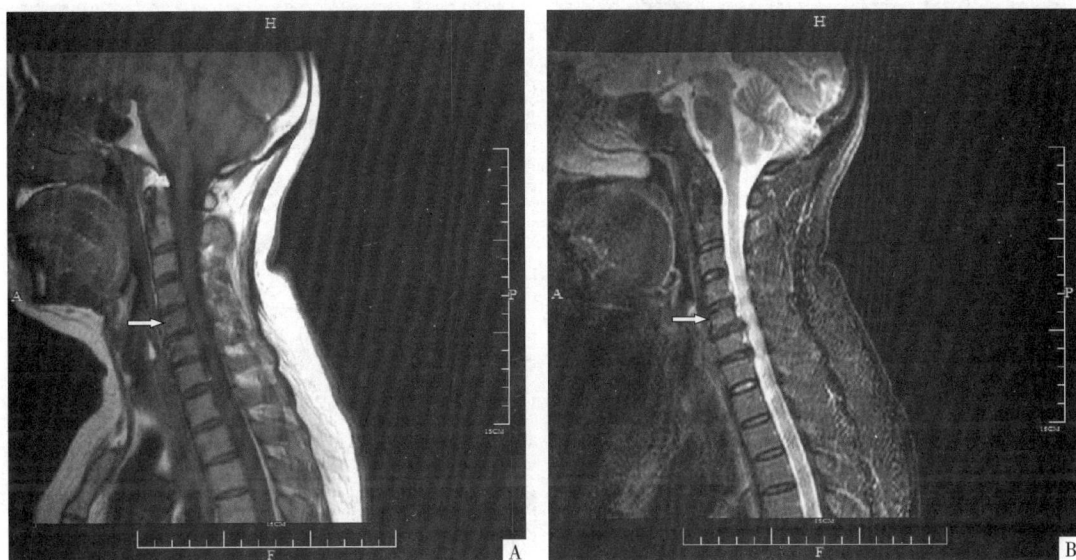

图 23-10　2016-05-28 椎体 MRI

注：A. T_1加权 C_5 转移瘤治疗后改变；B. T_2加权 C_5 转移瘤治疗后改变

【病史及治疗续九】

➤ 2017-01-14 停用曲妥珠单抗 3 个月后（治疗 22 个月后）复查，胸部 CT（图 23-11）示左侧乳腺术后改变；左上肺结节；部分颈、胸椎椎体密度不均。

➤ 2017-01-14 椎体 MRI（图 23-12）示颈、胸椎转移瘤；C_5 椎体小结节灶，建议随访；脊柱退行性病变。疗效评估 PD（肺）。

➤ 2017-01-14 患者因经济原因无法接受拉帕替尼治疗，并拒绝曲妥珠单抗治疗；继续卡培他滨+唑来膦酸（4 mg，每 3 个月 1 次）治疗。

【病史及治疗续十】

➤ 2017-04-06 停用曲妥珠单抗 6 个月后复查（治疗 25 个月后），胸部 CT（图 23-13）示左侧乳腺术后改变；左上肺结节，与 2017-01-14 相似，右肺中叶少许斑片状影。部分颈、胸椎椎体密度不均。

➤ 2017-04-06 椎体 MRI（图 23-14）示颈、胸椎转移瘤；C_5 椎体小结节，与 2017-01-14 相仿；脊柱退行性病变。疗效评估 PD。

➤ 2017-04-06 患者继续卡培他滨+唑来膦酸（4 mg，每 3 个月 1 次）治疗。建议患者行紫杉类联合靶向治疗，患者拒绝。

【病史及治疗续十一】

➤ 2017-10-13 停用曲妥珠单抗 12 个月后复查（治疗 31 个月后），胸部 CT（图 23-15）示左侧乳腺术后改变；左上肺结节，与 2017-04-06 比较，明显增大，右肺中叶少许斑片状影；部分颈、胸椎椎体密度不均。

➤ 2017-10-13 椎体 MRI（图 23-16）示颈、胸椎转移瘤；C_5 椎体小结节，与 2017-04-06 相仿；脊柱退行性病变。疗效评估 PD（肺）。

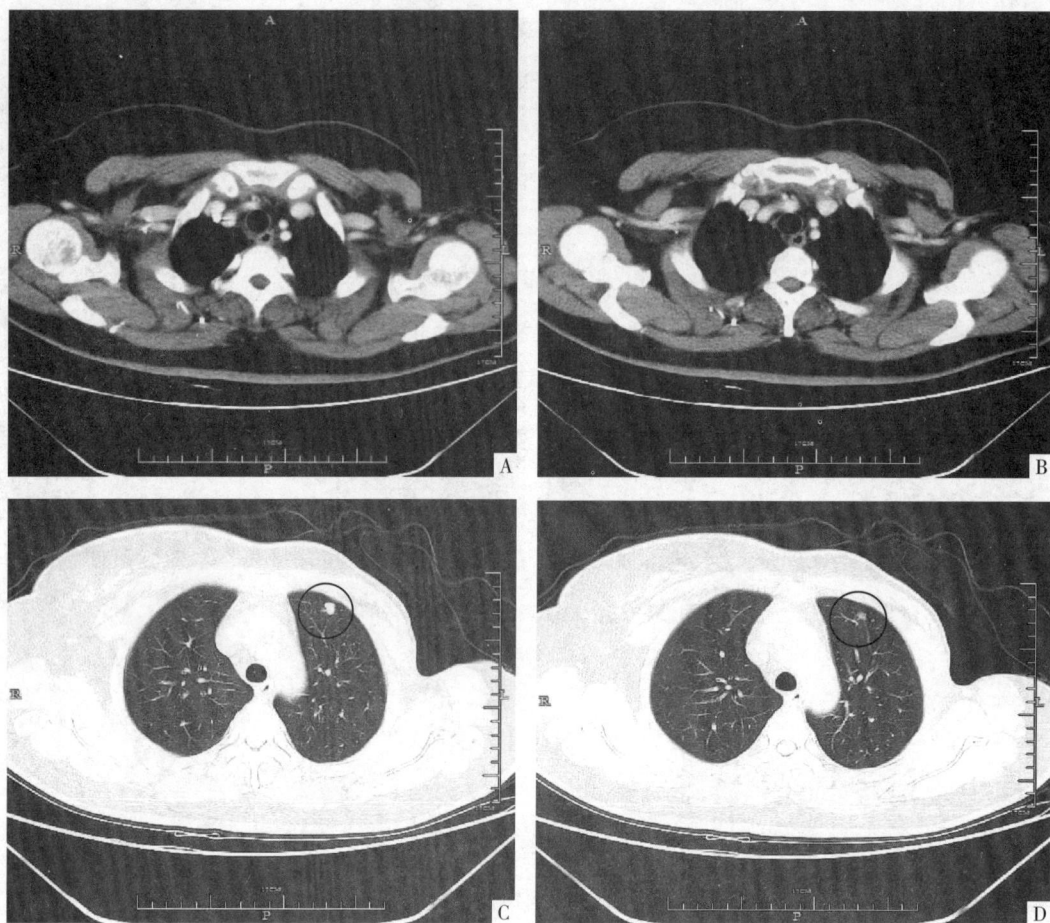

图 23-11　2017-01-14 胸部 CT

注：A、B. 部分颈、胸椎密度不均；C、D. 左肺小结节（圆圈）

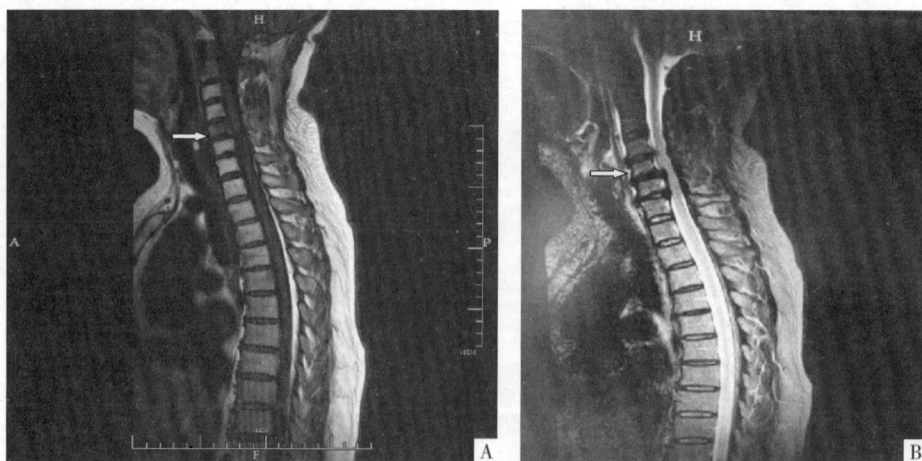

图 23-12　2017-01-14 椎体 MRI

注：A. T_1 加权 C_5 转移瘤治疗后改变；B. T_2 加权 C_5 转移瘤治疗后改变

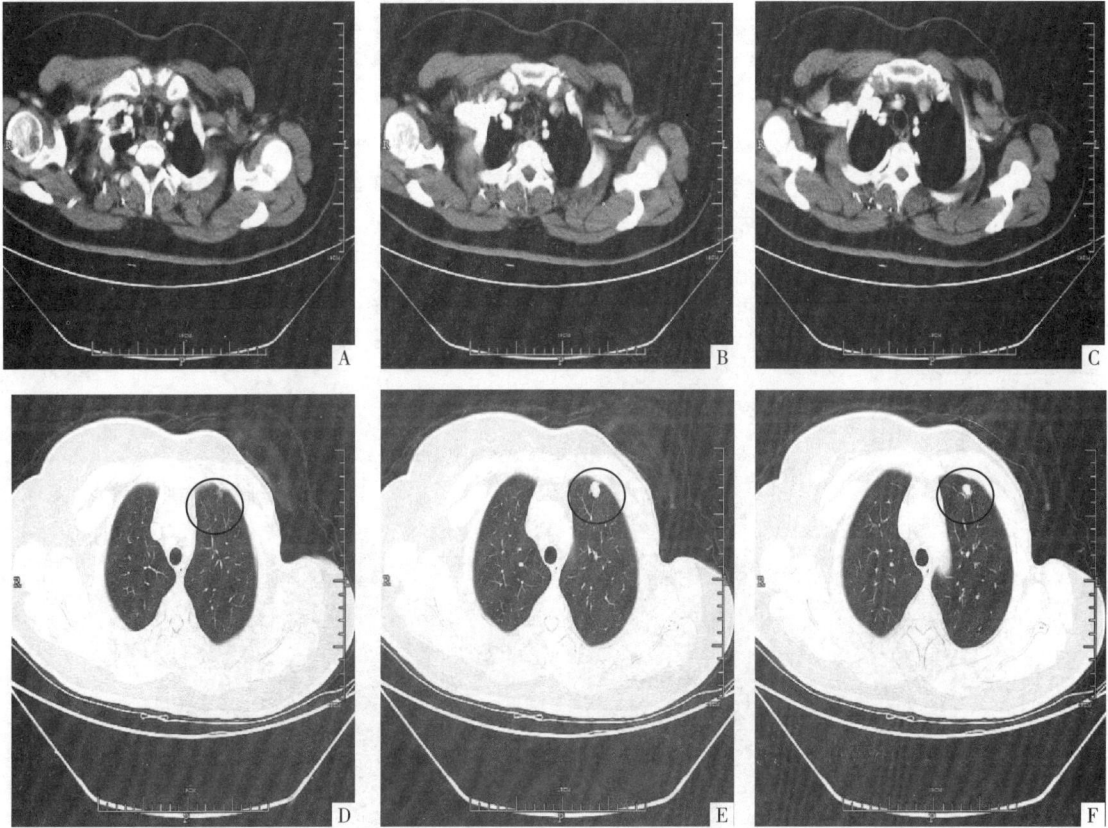

图 23-13　2017-04-06 胸部 CT

注：A、B、C. 部分颈、胸椎密度不均；D、E、F. 左肺小结节（圆圈）

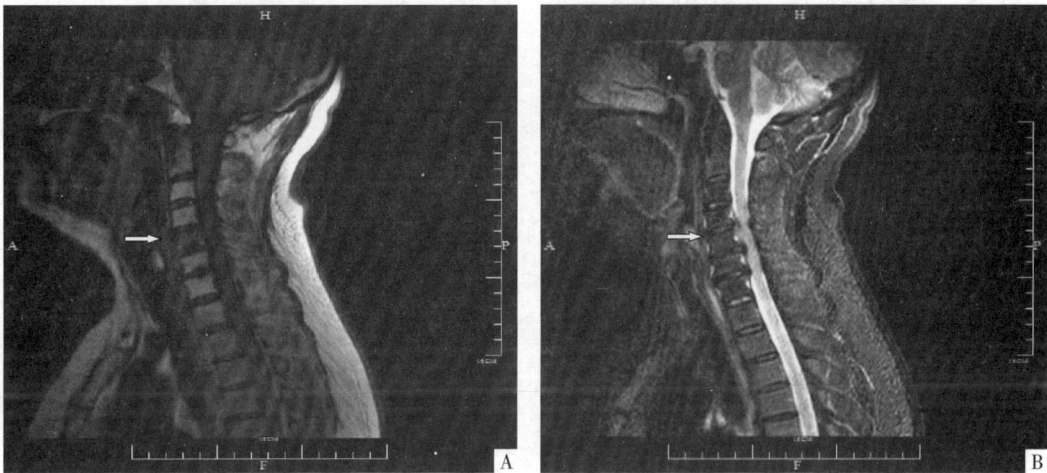

图 23-14　2017-04-06 椎体 MRI

注：A. T_1加权 C_5 转移瘤治疗后改变；B. T_2加权 C_5 转移瘤治疗后改变

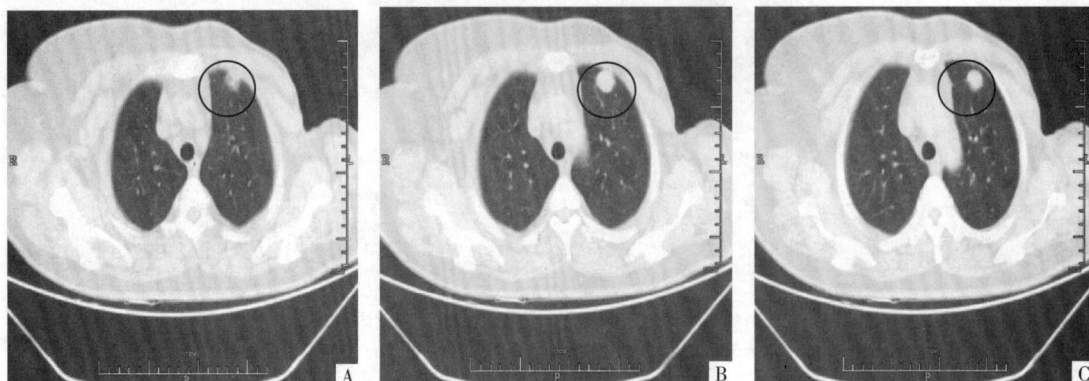

图 23-15　2017-10-13 胸部 CT

注：A、B、C. 左肺结节增大（圆圈）

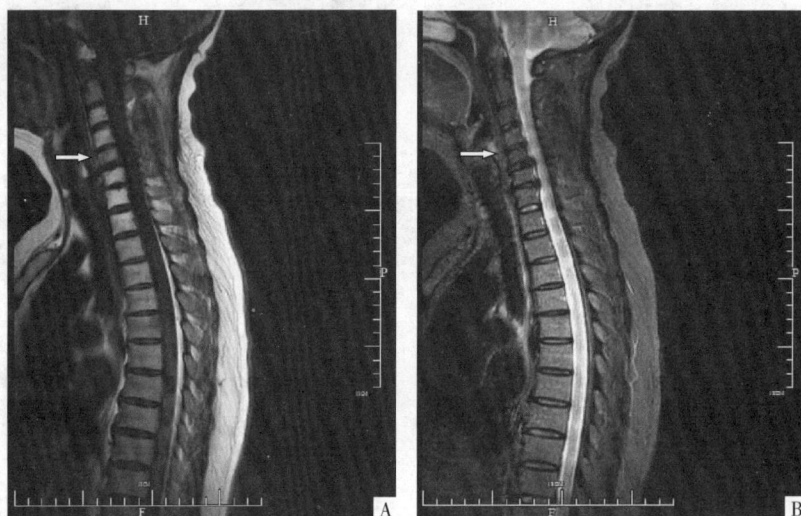

图 23-16　2017-10-13 椎体 MRI

注：A. T_1 加权 C_5 转移瘤治疗后改变；B. T_2 加权 C_5 转移瘤治疗后改变

➢ 2017-10-13 患者行曲妥珠单抗+卡培他滨联合化疗（曲妥珠单抗进入医保报销范围）；唑来膦酸 4 mg，每 3 个月 1 次。

【病史及治疗续十二】

➢ 2018-01-03 治疗后 34 个月后复查，胸部 CT（图 23-17）示左侧乳腺术后改变；左上肺结节，与 2017-10-13 相似，右肺中叶少许斑片状影。疗效评估 SD。

➢ 患者继续行曲妥珠单抗+卡培他滨联合化疗；唑来膦酸 4 mg，每 3 个月 1 次。

【专家点评】

上文没有交代本例患者术前是否存在临床淋巴结阳性，如果有，那么行前哨淋巴结活检并不合适；另外从病史来看，短时间内出现腋窝淋巴结复发，应高度怀疑术前即有淋巴结转移，仅行

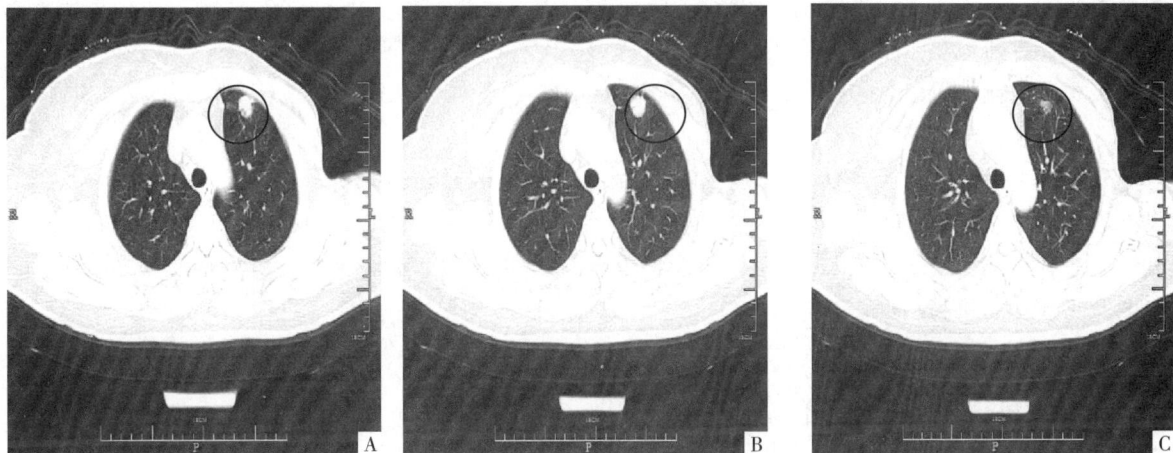

图 23-17　2018-01-03 胸部 CT

注：A、B、C. 左肺结节，考虑转移（圆圈）

前哨淋巴结活检不合适，应行腋窝淋巴结清扫。对于 HER-2 阳性乳腺癌，术后应行抗 HER-2 辅助治疗，本例患者仅进行了化疗，而且在出现同侧腋窝淋巴结复发以后没有及时更改化疗方案（末次化疗时间为 2014-04-07）。本例患者腋窝淋巴结复发后进行了淋巴结清扫，根据美国 NCCN 指南，术后应进行放疗及全身治疗，但其拒绝放疗和靶向治疗。本例患者出现肺转移后未使用抗 HER-2 治疗，直到曲妥株单抗进入医保后才再次应用，但此时继续联合卡培他滨不合适，应联合其他细胞毒性药物可能会更好。根据 RESIST 1.1 疗效评估标准，本例患者锁骨上淋巴结短径均未>1.5 cm，属于不可测量病灶，且骨病灶也为不可测量病灶，评估疗效一定要仔细和慎重。

（湖南省肿瘤医院　欧阳取长）

【指南背景】

1. 辅助治疗阶段　根据美国 NCCN 指南，如果临床腋窝淋巴结阳性，则不应只行前哨淋巴结活检。

2. 复发转移阶段　①腋窝淋巴结复发后本例患者进行了淋巴结清扫，根据美国 NCCN 指南，术后应进行放疗及全身治疗；②骨及锁骨上淋巴结转移后，根据美国 NCCN 指南，首选一线治疗方案为帕妥珠单抗+曲妥珠单抗+多西他赛，但由于帕妥珠单抗的临床可及性未能使用；《中国临床肿瘤学会（CSCO）乳腺癌诊疗指南》推荐一线治疗方案也可以选择 TH 或 NH；③出现疾病进展（肺转移）后应选择二线抗 HER-2 治疗，美国 NCCN 指南推荐 TDM-1，但由于药物可及性未能使用；《中国临床肿瘤学会（CSCO）乳腺癌诊疗指南》推荐拉帕替尼联合卡培他滨或继续曲妥珠单抗联合其他化疗药物。

（湖南省肿瘤医院　欧阳取长）

1. 2018 年美国 NCCN 指南（第 3 版）　若乳腺癌仅区域复发，如腋窝复发，可以考虑手术加放疗；锁骨上复发，可以考虑放疗。

2.《中国晚期乳腺癌临床诊疗专家共识（2018 版）》　对于辅助治疗未使用过曲妥珠单抗的 HER-2 阳性复发转移性晚期乳腺癌患者，曲妥珠单抗联合化疗的疗效和安全性均优于拉帕替尼联合化疗（ⅠA）。HER-2 阳性晚期乳腺癌一线抗 HER-2 治疗方案首选曲妥珠单抗联合帕妥珠单抗和紫杉类药物（ⅠA），除了联合紫杉醇、多西他赛以外，也可以联合其他化疗药物，如长春瑞滨、卡培他滨、吉西他滨、脂质体蒽环类药物等。抗 HER-2 治疗的最佳持续时间尚不明确，如果没有出现疾病进展或不可耐受的毒性，曲妥珠单抗治疗可持续使用至疾病进展，HR 阳性患者可以考虑曲妥珠单抗联合内分泌维持治疗。

3. ABC4 指南　对于抗 HER-2 一线治疗方案，推荐曲妥珠单抗+帕妥珠单抗+化疗（ⅠA），二线治疗推荐 T-DM1（ⅠA），三线推荐拉帕替尼+卡培他滨或拉帕替尼+曲妥珠单抗的靶向治疗（ⅠB）。HR 阳性患者接受一线化疗+抗 HER-2 治疗获益（CR、PR 或 SD）后，可选择内分泌治疗+抗 HER-2 治疗作为维持治疗。

（湖北省肿瘤医院　龚益平）

【循证背景】

辅助抗 HER-2 治疗能减少乳腺癌的复发和转移风险，并进一步降低死亡风险，所以对于 HER-2 阳性乳腺癌，术后抗 HER-2 治疗是标准治疗。对于腋窝复发后的治疗，美国 NCCN 指南建议行手术切除（如有可能）+放疗（如有可能）。

1. CLEOPATRA 研究　该研究证实，多西他赛+曲妥珠单抗+安慰剂对比多西他赛+曲妥珠单抗+帕妥株单抗一线治疗 HER-2 阳性转移性乳腺癌，中位 PFS 由 12.4 个月提高到 18.5 个月，中位 OS 由 40.8 个月提高到 56.5 个月，所以国内外指南首选一线治疗方案为帕妥株单抗+曲妥株单抗+多西他赛。

2. EMILIA 研究（Ⅲ期）　该研究对比单药 T-DM1 和卡培他滨+拉帕替尼的疗效（二线治疗）。结果显示，T-DM1 在 PFS、ORR 及 OS 方面均有优势，中位 PFS 有 3.2 个月的延长，中位 OS 有 5.8 个月的延长。

（湖南省肿瘤医院　欧阳取长）

1. H0648g 研究（$n=469$）　该研究将 HER-2 阳性转移性乳腺癌患者分为曲妥珠单抗+化疗组和单纯化疗组。结果显示，曲妥珠单抗+化疗组在 PFS、ORR、OS 方面优于单纯化疗组。因此认为，曲妥珠单抗使 HER-2 阳性晚期乳腺癌一线化疗增效。

2. GBG-26 研究（$n=156$）　该研究将既往使用过曲妥珠单抗的 HER-2 阳性晚期乳腺癌患者分为两组，一组接受曲妥珠单抗+卡培他滨治疗，另一组接受单一卡培他滨治疗。结果显示，曲妥珠单抗+卡培他滨在 TTP、DRR、疾病缓解率方面优于后者。

3. eLEcTRA 研究（$n=57$）　该研究将绝经后 HR 阳性、HER-2 阳性晚期乳腺癌患者分为两组，一线治疗分别给予来曲唑+曲妥珠单抗和来曲唑+安慰剂。结果显示，曲妥珠单抗+来曲唑组可以获得 PFS 的延长。

（湖北省肿瘤医院　龚益平）

【核心体会】

术后进行标准的化疗及抗 HER-2 治疗具有重要意义，腋窝淋巴结复发再次手术后应进行局部放疗、化疗及抗 HER-2 治疗。

（湖南省肿瘤医院　欧阳取长）

对于未接受过曲妥珠单抗辅助治疗的 HER-2 阳性复发转移性乳腺癌患者，以曲妥珠单抗为基础的联合化疗方案是其一线治疗标准方案；如果既往治疗有效，因为经济原因停药，则优先考虑继续使用曲妥珠单抗。

（湖北省肿瘤医院　龚益平）

参 考 文 献

［1］ Swain SM, Baselga J, Kim SB, et al. Pertuzumab, trastuzumab, and docetaxel in HER-2 Postive metastatic breast cancer. N Engl J Med, 2015, 372：724-734.

［2］ 中国抗癌协会乳腺癌专业委员会. 中国晚期乳腺癌临床诊疗专家共识（2018 版）. 中华肿瘤杂志, 2018, 40（9）：703-713.

［3］ Slamon DJ, Leyland-Jones B, Shak S, et al. Use of chemotherapy plus a monoclonal antibody against HER2 for metastatic breast cancer that overexpresses HER2. N Engl J Med, 2001, 344（11）：783-792.

［4］ Von Minckwitz G, Du Bois A, Schmidt M, et al. Trastuzumab beyond progression in human epidermal growth factor receptor 2-positive advanced breast cancer：a german breast group 26/breast international group 03-05 study. J Clin Oncol, 2009, 27（12）：1999-2006.

［5］ Huober J, Fasching PA, Barsoum M, et al. Higher efficacy of letrozole in combination with trastuzumab compared to letrozole monotherapy as first-line treatment in patients with HER2-positive, hormone-receptor-positive metastatic breast cancer-results of the eLEcTRA trial. Breast, 2012, 21（1）：27-33.

病例 24   乳腺恶性分叶状肿瘤 1 例

杨 梅 李 纲*

复旦大学附属肿瘤医院闵行分院

【病史及治疗】

➢ 患者，女性，44 岁（1973 年出生），未绝经。曾行右侧乳腺外上象限"纤维腺瘤"切除术（2015）。

➢ 2017-01-15 患者术区下方出现肿块，逐渐增大。2017-03-16 遂行右侧乳腺肿块扩大切除术。术后病理示右侧乳腺梭形细胞恶性肿瘤，结合苏木精-伊红染色（hematox-ylin and eosin stai-ning，HE）及免疫组织化学结果〔CD34（-）、CD10（灶+）、上皮膜抗原（epithelial membrane antigen，EMA）（-）、平滑肌肌动蛋白（smooth muscle actin，SMA）（灶+）、CK5/6（-）、P63（灶+）、AE1/AE3（-）、低分子质量细胞角蛋白（CAM 5.2）（-）、肌调节蛋白（MyoD1）（-）、Ki-67（约 40%+）〕，符合恶性分叶状肿瘤。

➢ 2017-04-11 患者行右侧乳房单纯切除术。术后病理符合局部切除术后的改变，未见肿瘤残留。乳头、皮肤、基底及各象限乳腺组织均未见肿瘤累及。

【本阶段小结】

本例患者为绝经前女性，右侧乳腺"纤维腺瘤"切除术后 2 年出现术区肿块。行右侧乳腺肿块扩大切除术，术后病理提示恶性分叶状肿瘤。乳腺叶状肿瘤是交界性或潜在恶性的肿瘤，以手术治疗为主，常用术式包括乳腺区段切除、扩大区段切除和单纯乳房切除。乳腺叶状肿瘤主要经血行转移，腋窝淋巴结转移率<1%，故一般不需要行腋窝手术。

【病史及治疗续一】

➢ 2017-06-15 患者出现头痛。颅脑 MRI（图 24-1）示右侧枕部占位和枕骨骨质破坏。

➢ 2017-07-19 PET-CT 示右侧肺门及纵隔淋巴结、两肺下叶、右侧颞枕骨、髋臼及 T_{12} 椎板骨质破坏，代谢增高，考虑转移。

➢ 2017-07-24 患者因"右侧乳腺恶性分叶状肿瘤术后 3 个月，头痛、口角向左歪斜、干咳、面部水肿近 1 个月"入院。

➢ 2017-07-24 患者入院后诊断为骨转移，应用唑来膦酸（每 4 周 1 次）治疗。

➢ 2017-07-27 患者第 1 次行右侧枕骨姑息性放疗。

➢ 2017-07-28 患者面部及颈部浮肿加重。

➢ 2017-07-28 胸部 CT（图 24-2）示左肺转移瘤，上纵隔淋巴结转移瘤；右肺上叶支气管闭

---

* 通信作者，邮箱：13391071510@163.com

塞，右肺不张；右侧胸腔积液；右肺中叶及下叶实变，左肺下叶结节。

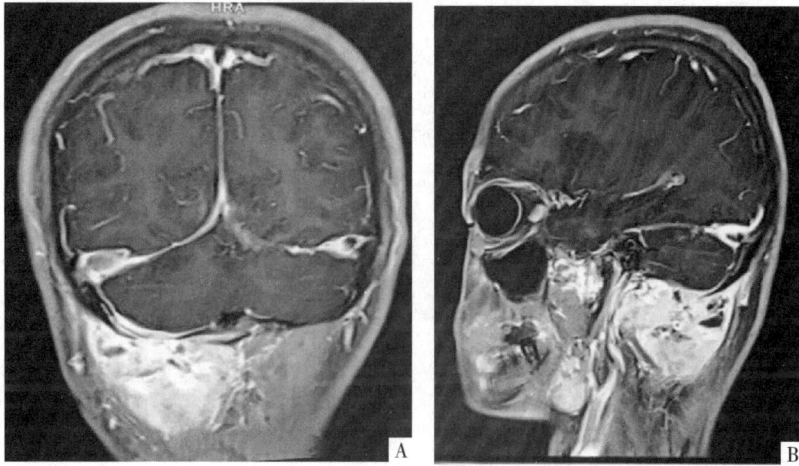

图 24-1 2017-06-15 颅脑 MRI
注：A、B. 可见右侧枕部占位

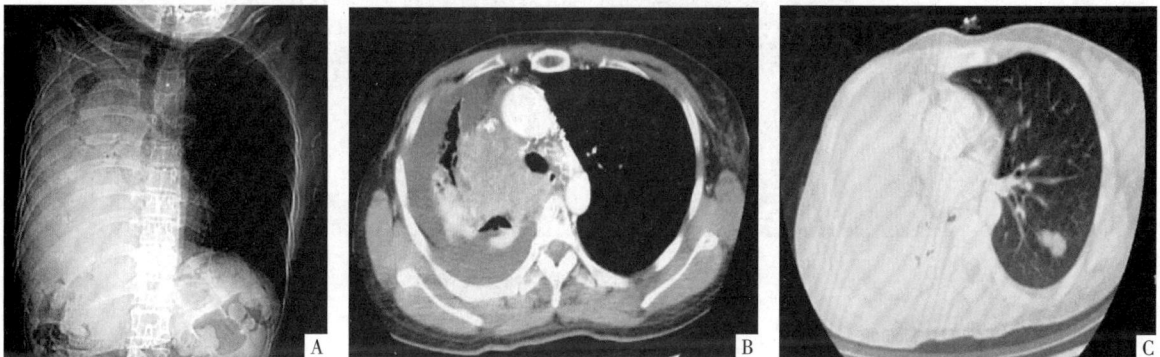

图 24-2 2017-07-28 胸部 CT
注：A. 右肺中叶及下叶实变；B. 右肺上叶支气管闭塞，周围见直径约 0.67 cm 不均匀强化肿块影；C. 左肺下叶结节

➤ 2017-07-29 患者病情进展迅速，出现上腔静脉综合征，暂停枕骨放疗。

➤ 2017-07-29 至 2017-10-24 患者行异环磷酰胺+多柔比星化疗 5 个疗程。1 个疗程后面部水肿消退，2 个疗程后疗效评估 PR，3 个疗程后疗效评估持续 PR。

➤ 2017-08-03 患者重新定位后继续右侧枕骨病灶放疗，放疗 8 次后再次出现面部及双上肢水肿，停止放疗。

➤ 2017-09-01 化疗 2 个疗程后，胸部 CT（图 24-3）示纵隔转移瘤、右侧胸腔积液较前（2017-7-28）明显缩小、吸收；右肺复张；右肺结节、左肺下叶结节较前明显缩小。

➤ 2017-09-04 化疗 2 个疗程后，颅脑 MRI（图 24-4）示颅骨多发转移，$C_{1\sim2}$ 转移。

➤ 2017-09-29 化疗 3 个疗程后，胸部 CT（图 24-5）示纵隔转移瘤、右肺结节、左肺下叶结节较前（2017-09-01）略有减小。

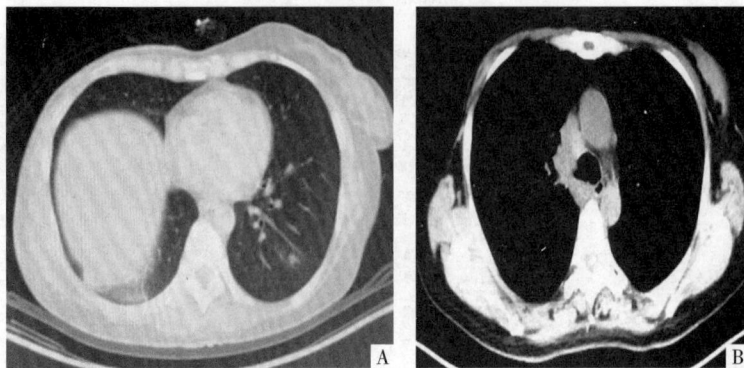

图 24-3　2017-09-01 胸部 CT

注：A. 右肺见斑片状高密度影，边界模糊，左肺下叶结节；B. 右上纵隔见增多软组织密度影

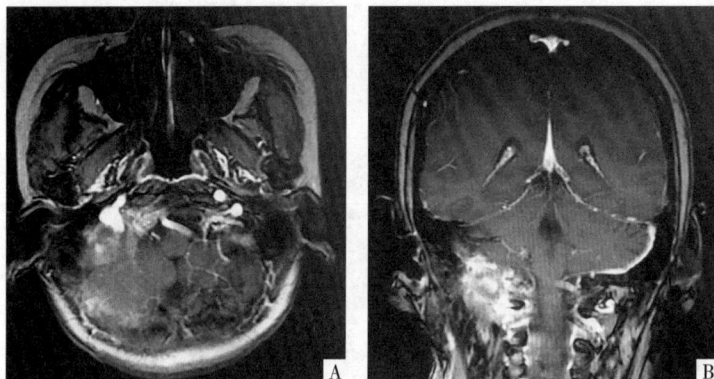

图 24-4　2017-09-04 颅脑 MRI

注：A、B. 可见枕骨右侧大片异常信号

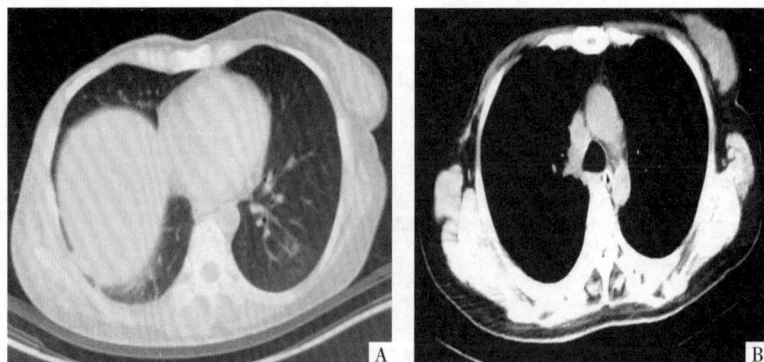

图 24-5　2017-09-29 胸部 CT

注：A. 右肺见斑片状高密度影，边界模糊，左肺下叶结节；B. 右上纵隔见增多软组织密度影

【本阶段小结】

根据美国 NCCN 指南，乳腺癌转移灶的处理主要依据软组织肉瘤的治疗原则。目前，远处转移后的治疗方式没有形成较一致的意见，可能包括化疗、手术和放疗等，临床可根据具体情况，并参照肉瘤或癌肉瘤转移的治疗原则，制订个体化治疗方案。根据《软组织肉瘤诊治中国专家共识（2015 版）》，多柔比星和异环磷酰胺是软组织肉瘤化疗的两大基石。本例患者选用多柔比星和异环磷酰胺化疗后疗效评估 PR。

【病史及治疗续二】

> 2017-10-05 患者出现腰部隐痛，翻身时明显。腰椎 CT（图 24-6）示 L_1 椎体骨转移伴病理性骨折（溶骨性骨质破坏并见骨折线）。2017-11-14 胸部 CT（图 24-7）示左肺下叶结节较前增大。疗效评估 PD。

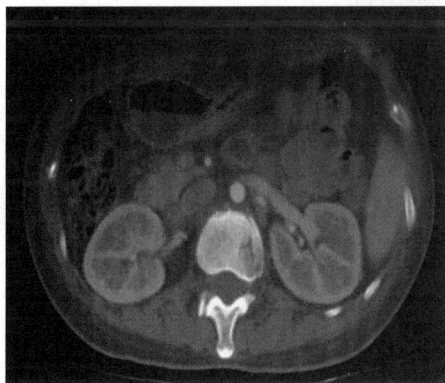

图 24-6　2017-10-15 腰椎 CT　　　　　图 24-7　2017-11-14 胸部 CT

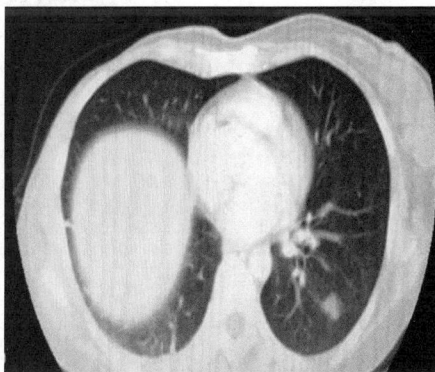

> 2017-11-15 患者行二线化疗，给予吉西他滨+多西他赛化疗 1 个疗程。

【本阶段小结】

目前，晚期软组织肉瘤二线化疗尚无公认的化疗药物及方案（根据《软组织肉瘤诊治中国专家共识（2015 版）》）。对于预期能够从化疗中获益的患者，可以使用二线化疗以延缓疾病进展。本例患者选用吉西他滨+多西他赛二线化疗。

【病史及治疗续三】

> 2017-12-06 患者因腰痛加重，行 L_1 放疗，计划为 30Gy/10 次，但放疗 8 次后出现截瘫、尿潴留。
> 2017-12-18 椎体 MRI（图 24-8）示颈、胸、腰椎多发转移瘤；L_1 椎体病理性骨折累及椎管；$T_{2\sim4}$ 水平椎管内转移瘤，胸髓受压；纵隔、肝多发转移瘤。
> 2017-12-23 患者死亡。

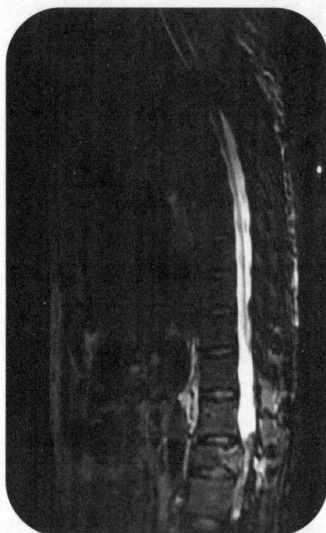

图 24-8　2017-12-18 椎体 MRI

注：椎体多发转移瘤，L_1 椎体压缩变扁，累及椎管，T_{2-4} 水平椎管内见增多软组织信号影

【本阶段小结】

《软组织肉瘤诊治中国专家共识（2015 版）》指出，对于软组织肉瘤多发性转移且已经无法治愈的患者，应以延长生存期、提高生活质量为治疗目的。对于有可能导致截瘫、病理骨折、肢体受压所致血栓形成、严重疼痛的病灶应积极开展姑息性手术、放疗、射频消融等局部治疗，提高患者的生活质量。

本例患者诊疗过程见图 24-9。

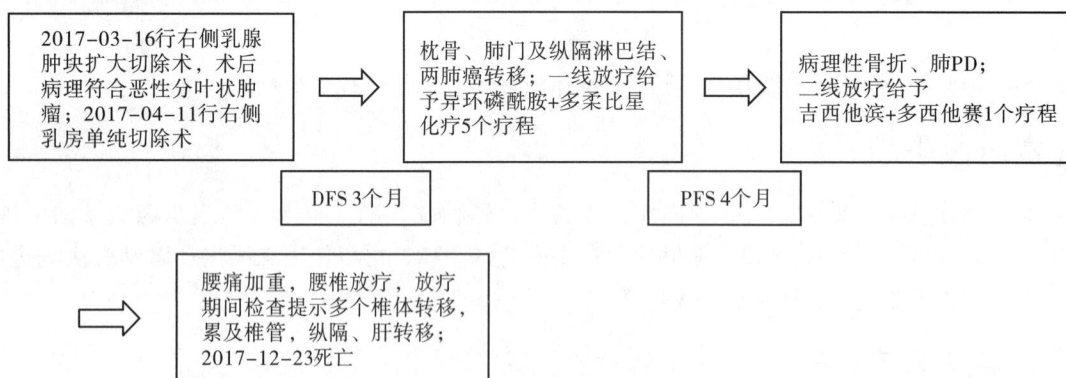

```
┌──────────────────┐     ┌──────────────────┐     ┌──────────────────┐
│ 2017-03-16行右侧乳腺 │     │ 枕骨、肺门及纵隔淋巴结、│     │ 病理性骨折、肺PD；   │
│ 肿块扩大切除术，术后  │ ⇒  │ 两肺癌转移；一线放疗给 │ ⇒  │ 二线放疗给予       │
│ 病理符合恶性分叶状肿  │     │ 予异环磷酰胺+多柔比星 │     │ 吉西他滨+多西他赛1个疗程│
│ 瘤；2017-04-11行右侧 │     │ 化疗5个疗程        │     │                  │
│ 乳房单纯切除术      │     │                  │     │                  │
└──────────────────┘     └──────────────────┘     └──────────────────┘
              ┌────────────┐              ┌────────────┐
              │ DFS 3个月   │              │ PFS 4个月   │
              └────────────┘              └────────────┘

     ┌──────────────────┐
     │ 腰痛加重，腰椎放疗，放疗│
 ⇒  │ 期间检查提示多个椎体转移，│
     │ 累及椎管，纵隔、肝转移；│
     │ 2017-12-23死亡     │
     └──────────────────┘
```

图 24-9　本例患者诊疗过程

【专家点评】

本例患者诊治基本规范。建议对"纤维腺瘤"切除术后 2 年术区下方出现的肿块仔细进行临床评估，可借原手术标本会诊。

（湖南省肿瘤医院　欧阳取长）

乳腺叶状肿瘤是一组边界清楚的纤维上皮性肿瘤，患者常表现为单侧、质硬的无痛性乳腺肿块。乳腺叶状肿瘤最可能为原发，也有从纤维腺瘤进展而来的报道，后者的证据是极少数病例在叶状肿瘤附近可见先发的纤维腺瘤。本例患者之前有纤维腺瘤病史，2 年后术区下方出现恶性叶状肿瘤。从组织病理学来看，当肿瘤具有间质细胞核明显多形性、间质过度生长以至 1 个低倍视野下仅见间质而未见上皮成分、核分裂象增加（≥ 10/10HPF）、间质细胞弥散性增多及浸润性边界等特点时诊断为恶性叶状肿瘤。其远处转移最常见的部位是肺和骨。

（上海交通大学医学院附属仁济医院　张雪晴）

【指南背景】

本例患者行右侧乳腺"纤维腺瘤"切除术后 2 年出现术区肿块，术后病理提示恶性分叶状肿瘤。根据美国 NCCN 指南，乳腺叶状肿瘤以广泛切除的手术治疗为主，无须行腋窝淋巴结分期。发生远处转移后，可根据《软组织肉瘤诊治中国专家共识（2015 版）》处理转移灶，主要使用多柔比星和异环磷酰进行全身化疗，但预后差。

（湖南省肿瘤医院　欧阳取长）

【循证背景】

乳腺叶状肿瘤的治疗以手术治疗为主，因主要经血行转移，且腋窝淋巴结转移率<1%，故一般无须行腋窝淋巴结分期。因该病对放化疗不敏感，术后不建议行放化疗。叶状肿瘤容易局部复发，手术切缘窄与局部复发风险升高有关。

（湖南省肿瘤医院　欧阳取长）

【核心体会】

乳腺叶状肿瘤虽以局部治疗为主，无须行腋窝淋巴结分期，但局部复发风险及远处转移风险仍很高，主要经血行转移至全身，肺是常见的转移部位，远处转移后主要行全身化疗，但化疗仍对其不敏感，预后差。

（湖南省肿瘤医院　欧阳取长）

参 考 文 献

[1] National Comprehensive Cancer Network. NCCN guidelines for breast cancer version 1. 2018 ［EB OL］. ［2019 - 05 - 08］. http://www.nccn.org/professionals/physician_ gls/pdf/breast.pdf.

病例 25　HER-2 阳性晚期乳腺癌 1 例

郑　璐　汤　铜*

安徽医科大学第二附属医院

【病史及治疗】

➤ 患者，女性，56 岁（1962 年出生），已绝经，既往体健，否认家族肿瘤史及遗传病史。

➤ 2016-07 患者发现右侧乳腺肿块，约黄豆大小，未予以重视。

➤ 2017-03 患者行右侧乳腺肿块空芯针穿刺，病理结果示右侧乳腺浸润性癌（非特殊型，Ⅱ级）。免疫组织化学示 ER（-）、PR（-）、HER-2（+++）、CK5/6（-）、EGFR（+）、E-cad（+）、Ki-67（约 25%+）。右侧腋窝淋巴结细针穿刺涂片见癌细胞。

【辅助检查】

➤ 2017-03 乳腺超声示右侧乳腺 1 个低回声结节（BI-RADS 5）；右侧腋窝多发肿大淋巴结回声，形态饱满，呈球形，无明显皮、髓质分界。

➤ 2017-03 乳腺钼靶示右侧乳腺外上象限高密度占位病变（BI-RADS 5）。

➤ 2017-03 乳腺 MRI（图 25-1）示右侧乳腺占位伴右侧腋窝淋巴结增大，考虑乳腺癌表现（BI-RADS 6）。

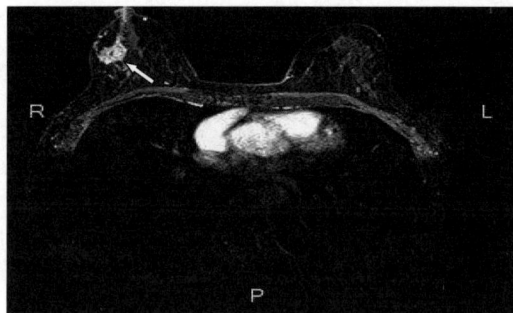

图 25-1　2017-03 乳腺 MRI

* 通信作者，邮箱：tt20164@126.com

【本阶段小结】

本例患者诊断为右侧乳腺浸润性癌（非特殊型，Ⅱ级；$cT_2N_1M_0$，ⅡB期；HER-2过表达型），结合美国NCCN指南及《中国临床肿瘤学会（CSCO）乳腺癌诊疗指南（2018. V1）》，满足新辅助化疗指征，给予新辅助化疗较为合理。

【病史及治疗续一】

> 2017-03至2017-05给予患者密集型EC（表柔比星120 mg，第1天；环磷酰胺800 mg，第1天）新辅助化疗4个疗程（每14天为1个疗程），化疗后疗效评估SD。

> 2017-06患者于全身麻醉下行右侧乳腺癌改良根治术。术后病理示右侧乳腺外上象限浸润性癌（非特殊型，Ⅱ级；$ypT_2N_0M_0$，ⅡA期），大小约3.2 cm×3.0 cm×2.2 cm，侵犯乳头。基底切缘未见癌。同侧腋窝发现癌结节5个，淋巴结6个，淋巴结均未见癌转移。免疫组织化学示ER（-）、PR（5%+）、HER-2（+++）、Ki-67（约20%+）、EGFR（-）、CK5/6（-）、E-cad（+）、P120（膜+）。

【辅助检查】

> 2017-05乳腺MRI（图25-2）示右侧乳腺占位，与2017-03相似。

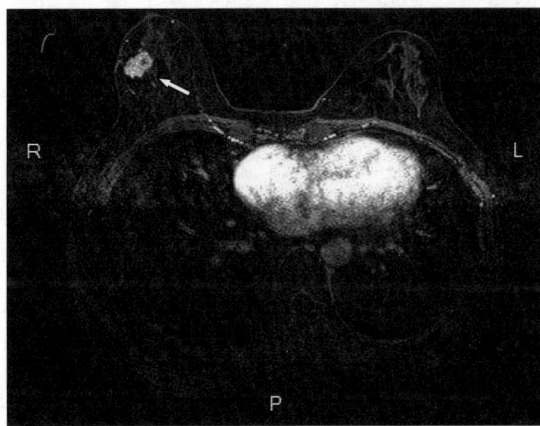

图25-2　2017-05乳腺MRI

【病史及治疗续二】

> 2017-06至2017-12患者行PH序贯单周H方案化疗。

> 2017-08给予患者右侧胸部术后瘤床区胸壁电子线（6MeV）放疗，剂量为50Gy/25次；并给予左侧锁骨上及颈部淋巴结适形调强放疗，剂量为30Gy/15次（6MV X线），照射后改10MeV电子线20Gy/10次。

> 2018-02患者入院，拟继续行靶向治疗，相关影像学检查提示骨转移。影像学结果结合病理提示肝转移。

> 2018-03患者改用卡培他滨联合拉帕替尼至今。

【辅助检查】

➤ 2017-08 肿瘤标志物示 CEA 2.18 μg/L，CA153 30.44 U/ml↑。

➤ 2018-02 腹部 CT（图 25-3）示肝右后叶异常密度灶，结合病史，考虑转移可能性大。

➤ 2018-02 肝病灶空芯针穿刺病理示查见癌细胞。免疫组织化学示肝细胞（Hepatocyte）（-）、甲胎蛋白（alpha fetal protein, AFP）（-）、ER（-）、PR（弱 10%+）、HER-2（+++）、GCDFP-15（+）、GATA3（+）、CK7（+）、CK19（+）、Ki-67（约 30%+），结合临床病史，考虑乳腺癌转移。

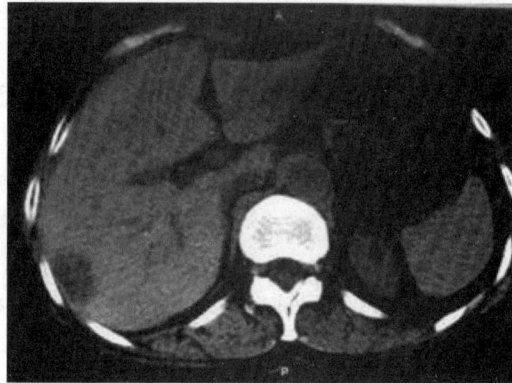

图 25-3　2018-02 腹部 CT

➤ 2018-03 骨显像示左侧骶髂关节下缘骨盐代谢增高，为新增病灶，考虑转移。

➤ 2018-03 骶髂 MRI（图 25-4）示骶骨左侧异常信号，结合病史，考虑转移可能。

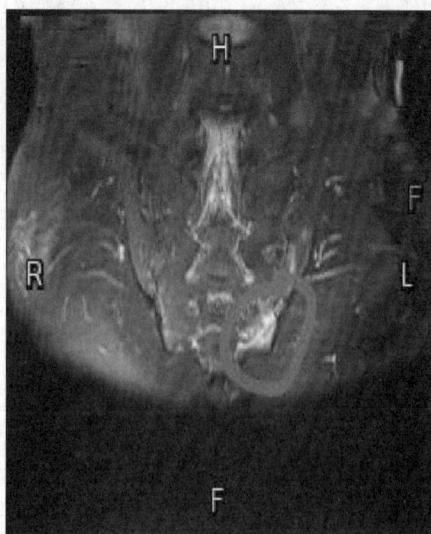

图 25-4　2018-03 骶髂 MRI

【本阶段小结】

本例患者疾病进展考虑与曲妥珠单抗耐药有关。结合 2011 年 Wong 等对曲妥珠单抗耐药的临床定义，考虑为原发性耐药。根据国内外指南，曲妥珠单抗治疗进展的患者应继续阻滞 HER-2 通路。下一步可以选择的治疗方案有 2 个：一是更换靶向治疗药物，EGF100151 研究提示，对于曲妥珠单抗治疗期间疾病进展的 HER-2 阳性转移性乳腺癌患者，卡培他滨联合拉帕替尼可显著延长 TTP；二是双靶联合治疗，EGF104900 研究提示，对于既往以曲妥珠单抗治疗为主的疾病进展的 HER-2 阳性转移性乳腺癌患者，拉帕替尼+曲妥珠单抗可显著延长 PFS。BO17929 研究提示，对于曲妥珠单抗治疗期间疾病进展的 HER-2 阳性转移性乳腺癌患者，曲妥珠单抗+帕妥珠单抗可显著提高临床获益。

本例患者诊疗过程见图 25-5。

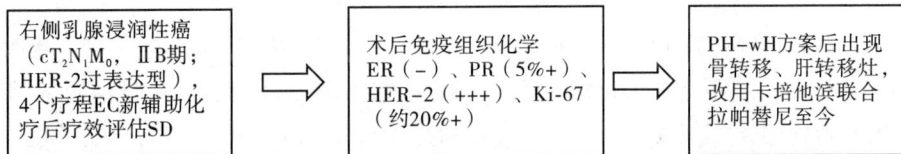

图 25-5　本例患者诊疗过程

【专家点评】

本例患者为绝经后女性，病程 2 年余。在治疗过程中有几点值得思考。

1. 本例患者新辅助化疗前诊断为右侧乳腺浸润性癌（非特殊型，Ⅱ级；$cT_2N_1M_0$，ⅡB 期；HER-2 过表达型），4 个疗程 EC 方案化疗后疗效评估 SD，在未出现疾病进展的情况下行手术治疗。在临床上，若 HER-2 阳性乳腺癌患者在新辅助治疗过程中还未接受抗 HER-2 靶向治疗，应给予 1 次抗 HER-2 靶向治疗的机会，目的在于争取 pCR 率及根据治疗反应提供重要的个体化预后信息。MDACC 研究和 NOAH 研究均提示，对于 HER-2 阳性乳腺癌患者的新辅助治疗，在化疗基础上联合抗 HER-2 靶向治疗可显著提高 pCR 率。NeoSphere 研究也表明，给予 HER-2 阳性乳腺癌患者曲妥珠单抗+帕妥珠单抗+多西他赛新辅助治疗可以提高 pCR 率；5 年随访数据也提示，双靶治疗可以带来 DFS 的获益。PEONY 研究也进一步证实，在亚洲人群中，曲妥珠单抗+帕妥珠单抗双靶治疗组的总 pCR 率为曲妥珠单抗单靶组的 1.8 倍（39.3% $vs.$ 21.8%，$P = 0.0014$）。pCR 率的提高是不是能最终改善长期结局，是否能转化为 DFS 的获益，目前仍存在争议。一项 Meta 分析显示，在个体水平上，pCR 的确是高风险乳腺癌患者能够获得更好结局的预测因子，但这并不完全意味着在比较试验中，达到 pCR 将自动等同于 DFS 更优。NeoSphere 研究的 5 年数据分析为此提供了重要信息。然而必须指出的是，这些结果来自于探索性分析，效能不如标准统计学假设检验。目前，还需要更多的研究来探索 pCR 和 DFS 之间的关系。

2. 本例患者在接受右侧乳腺癌改良根治术后，诊断为右侧乳腺浸润性癌（非特殊型，Ⅱ级；$ypT_2N_0M_0$，ⅡA 期）。根据术后分期，结合新辅助治疗前的临床分期，本例患者有行术后辅助化疗及放疗的指征。在术后辅助治疗阶段值得讨论的是关于高危 HER-2 阳性乳腺癌患者强化治疗的问题。APHINITY 研究显示，HER-2 阳性乳腺癌患者术后在给予化疗的基础上联合曲妥珠单抗+帕妥珠单抗双靶治疗可增加患者获益；在 3 年的早期随访中，接受帕妥珠单抗联合曲妥珠单抗的患者比只接受曲妥珠单抗的患者发生浸润性乳腺癌的概率低 19%；结合亚组分析，建议对于具有淋巴结阳性和 HR 阴性等高危复发风险因素的患者进行双靶抗 HER-2 治疗。ExteNET 研究的 5 年分析结果显示，曲妥珠单抗标准辅助治疗后延长使用来那替尼 1 年可显著改善患者的 iDFS。这 2 项研究均提示，对于具有高危复发风险因素的患者，术后给予升阶加强治疗可降低复发转移的风险。

3. 本例患者在辅助靶向治疗期间出现疾病进展，表现为肝、骨多处转移，根据曲妥珠单抗耐药的定义，判定为原发性耐药。根据国内外指南，曲妥珠单抗原发性耐药后二线抗 HER-2 治疗可选择 T-DM1、拉帕替尼等药物，但由于药物的可及性，拉帕替尼联合卡培他滨（基于 EGF100151 研究的结论）是首选。但吡咯替尼 II 期临床研究的数据提示，吡咯替尼+卡培他滨对比拉帕替尼+卡培他滨，吡咯替尼组的 PFS、ORR 均显著优于拉帕替尼组。虽然吡咯替尼+卡培他滨方案并未列入指南推荐，但也可作为临床选择之一。

（湖南省肿瘤医院　欧阳取长）

本例患者诊疗过程总体描述清晰、完整，各阶段治疗合理。有以下几点值得讨论。

1. 本例患者行新辅助化疗 EC 方案 4 个疗程后手术，术后肿瘤分期为 $T_2N_0M_0$，病史中描述新辅助化疗前为 $T_2N_1M_0$，仍不除外为化疗前超声对腋窝淋巴结转移的融合性判断不准确所致。

2. 本例患者新辅助化疗疗效欠佳，术后辅助治疗阶段采用 PH 序贯单周 H 方案是可以的，但也可考虑换方案执行（如 TCH 方案）。

3. 本例患者骨显像发现左侧骶髂关节下缘骨盐代谢增高，为新增病灶，考虑转移。但医师未直接做骨转移诊断，而是又完善了骶髂 MRI 得以明确骨转移诊断，处理非常得当。

4. 本例患者辅助曲妥珠单抗治疗期间出现远处转移，符合曲妥珠单抗原发性耐药的定义。依据指南，乳腺癌复发转移后的一线治疗可以采用抗 HER-2 二线推荐方案，如 TDM-1 或拉帕替尼联合卡培他滨等。本例患者使用了更适合中国国情的拉帕替尼+卡培他滨方案。但应关注两药联合使用可能增加手足皮肤损伤的风险，并做定期复查。

5. 本例患者诊疗过程中未提及双膦酸盐类药物，可考虑积极使用。

（中国医科学院肿瘤医院　王佳玉）

【指南背景】

1. 2018 年美国 NCCN 指南　对于具有体积过大或融合性 N_2 淋巴结的乳腺癌患者，推荐给予术前全身治疗，目的在于将不可手术的肿瘤转化为可手术的肿瘤；根据治疗反应，可提供重要的个体化预后信息，尤其是三阴性和 HER-2 阳性乳腺癌患者。对于适合术前治疗的 HER-2 阳性乳腺癌患者，推荐化疗联合曲妥珠单抗靶向治疗。与化疗联合单靶抗 HER-2 治疗相比，化疗联合双靶抗 HER-2 治疗（曲妥珠单抗+帕妥珠单抗）能够显著提高术前全身治疗的 pCR 率。Neosphere 研究及 TRYPHAENA 研究均表明，包含帕妥珠单抗的方案可用于 T_2 及以上、N_1 及以上的 HER-2 阳性早期乳腺癌患者的术前治疗。

2.《中国临床肿瘤学会（CSCO）乳腺癌诊疗指南（2018. V1）》　对于接受新辅助化疗的患者，原则上应按照疗效评估标准进行评估，治疗有效者应于术前按照既定方案及疗程完成新辅助化疗，并及时讨论进行手术的时机和合理的手术方式。使用初选新辅助化疗方案肿瘤未缓解时应及时调整治疗方案和疗程，调整后疗效仍欠佳者应考虑手术治疗。曲妥珠单抗治疗进展后，持续抑制 HER-2 通路能够持续带来生存获益。根据 EGF100151 研究和 GBG26 研究的结果，曲妥珠单抗治疗进展后，患者可考虑的治疗方案有拉帕替尼联合卡培他滨治疗，或继续使用曲妥珠单抗，但更换其他化疗药物。对于无法耐受化疗的患者，EGF104900 研究证实，拉帕替尼单药联合曲妥珠单抗治疗也是可行的选择。

（湖南省肿瘤医院　欧阳取长）

【循证背景】

1. NeoSphere 研究（$n=417$）　该研究是一项多中心、开放、Ⅱ期研究，随机将局部晚期、炎性或早期 HER-2 阳性的初治成年乳腺癌患者平均分为四组，接受 4 个疗程的新辅助治疗，分别为曲妥珠单抗组、帕妥珠单抗+曲妥珠单抗+多西他赛组、帕妥珠单抗+曲妥珠单组和帕妥珠单抗+多西他赛组。手术后，患者接受 3 个疗程 FEC 方案化疗及 1 年曲妥珠单抗治疗。结果显示，4 个疗程多西他赛+曲妥珠单抗+帕妥珠单抗组的 pCR 率为 46%，高于其他三组（多西他赛+曲妥珠单抗组为 29%，多西他赛+帕妥珠单抗组为 24%，曲妥珠单抗+帕妥珠单抗组为 17%）。与未达到 pCR 的患者相比，获得 pCR 的患者（所有组合并）PFS 更长。

2. PEONY 研究（$n=329$）　该研究是一项针对亚洲人群的随机、多中心、双盲、安慰剂对照Ⅲ期研究，主要对比在新辅助治疗中，帕妥珠单抗+曲妥珠单抗+多西他赛方案与安慰剂+曲妥珠单抗+多西他赛方案在疗效、安全性及耐受性方面的差异。共纳入 329 例已确认的 HER-2 阳性早期（$T_{2\sim3}$，$N_{0\sim1}$）/局部晚期（$T_{2\sim3}$，N_2 或 N_3；T_4，任何 N）乳腺癌患者，在手术前按照 2∶1 的比例随机进入帕妥珠单抗+曲妥珠单抗+多西他赛方案组和安慰剂+曲妥珠单抗+多西他赛方案组，两组均为 4 个疗程，每 3 周为 1 个疗程。术后，患者接受 3 个疗程的 FEC 方案化疗后继续使用帕妥珠单抗+曲妥珠单抗或安慰剂+曲妥珠单抗方案治疗至 1 年。其主要终点是总 pCR（$ypT_{0/is}$，ypN_0），当患者完成手术后，总 pCR 结果由外部审查委员会评估。主要终点结果显示，帕妥珠单抗+曲妥珠单抗+多西他赛双靶组的总 pCR 率为安慰剂+曲妥珠单抗+多西他赛单靶组的 1.8 倍（39.3% *vs.* 21.8%，$P=0.0014$）。

3. APHINITY 研究（$n=4805$）　该研究将 4805 例淋巴结阳性或高风险淋巴结阴性、HER-2 阳性、可手术的乳腺癌患者分为两组，一组接受帕妥珠单抗+标准辅助化疗+1 年曲妥珠单抗治疗，另一组接受安慰剂+标准辅助化疗+1 年曲妥珠单抗治疗。假定帕妥珠单抗组无浸润性肿瘤 3 年生存率为 91.8%，安慰剂组为 89.2%。结果显示，帕妥珠单抗组无浸润性肿瘤 3 年生存率的估测值为 94.1%，安慰剂组为 93.2%。在淋巴结阳性的乳腺癌患者中，帕妥珠单抗组无浸润性肿瘤 3 年生存率为 92.0%，而安慰剂组为 90.2%（$HR=0.77$，$95\%CI$：$0.62\sim0.96$，$P=0.02$）。提示在 HER-2 阳性、可手术的乳腺癌患者中，当帕妥珠单抗加入曲妥珠单抗+化疗时，无浸润性肿瘤生存率显著提高。

4. ExteNET 研究（$n=2840$）　该研究入组了 2840 例接受过 1 年曲妥珠单抗+化疗辅助治疗且无乳腺癌病灶的患者，随机接受来那替尼（$n=1420$）和安慰剂（$n=1420$）。来那替尼每天给予，持续 12 个月。结果显示，经曲妥珠单抗治疗 1 年的 HER-2 阳性早期乳腺癌患者，接受来那替尼后 2 年的 DFS 率达到 93.9%，比安慰剂组高 33.0%。

5. EGF100151 研究（$n=399$）　该研究将既往接受过蒽环类、紫杉类及曲妥珠单抗治疗的 HER-2 阳性复发性乳腺癌患者分为两组，一组接受单一卡培他滨治疗，另一组接受拉帕替尼+卡培他滨治疗。结果显示，后者在总体缓解率方面优于前者。

6. 吡咯替尼Ⅱ期临床研究（$n=128$）　该研究是一项随机、开放、平行对照、多中心的临床研究，入组 128 例既往用过/未用过曲妥珠单抗且既往≤二线化疗的 HER-2 阳性晚期乳腺癌患者。所有患者按 1∶1 比例随机分配接受吡咯替尼+卡培他滨或拉帕替尼+卡培他滨。主要终点结果显示，吡咯替尼组对比拉帕替尼组，可以显著提高患者的 ORR（78.5% *vs.* 57.1%），统计学差异显著（$P=0.01$）；吡咯替尼组的中位 PFS 达 18.1 个月，显著优于拉帕替尼组的 7.0 个月（$P<$

0.0001)。亚组分析显示，在既往用过曲妥珠单抗亚组，吡咯替尼组中位 PFS 显著优于拉帕替尼组（未达到 *vs.* 7.1 个月，$P=0.0031$）；在既往未用过曲妥珠单抗亚组，吡咯替尼组中位 PFS 亦显著优于拉帕替尼组（18.1 个月 *vs.* 5.6 个月，$P=0.0013$）。提示吡咯替尼的抗肿瘤效果与既往是否用过曲妥珠单抗无关。

（湖南省肿瘤医院　欧阳取长）

【核心体会】

对于 HER-2 阳性乳腺癌患者，强调抗 HER-2 治疗及持续抗 HER-2 治疗十分重要。

（湖南省肿瘤医院　欧阳取长）

参 考 文 献

[1] Gianni L, Pienkowski T, Im YH, et al. 5-year analysis of neoadjuvant pertuzumab and trastuzumab in patients with locally advanced, inflammatory, or early-stage HER2-positive breast cancer (NeoSphere): a multicentre, open-label, phase 2 randomised trial. The Lancet Oncology, 2016, 17 (6), 791-800.

[2] Von Minckwitz G, Procter M, De Azambuja E, et al. Adjuvant pertuzumab and trastuzumab in early HER2-positive breast cancer. New England Journal of Medicine, 2017, 377 (7): 702.

[3] Chan A, Delaloge S, Holmes FA, et al. Neratinib after trastuzumab-based adjuvant therapy in patients with HER2-positive breast cancer (ExteNET): a multicentre, randomised, double-blind, placebo-controlled, phase 3 trial. Lancet Oncology, 2016, 17 (3): 367-377.

[4] Cameron D, Casey M, Oliva C, et al. Lapatinib plus capecitabine in women with HER 2-positive advanced breast cancer: final survival analysis of a phase Ⅲ randomized trial. The Oncologist, 2010, 15 (9): 924-934.

病例 26　绝经后IV期乳腺癌的综合治疗

殷　凯*

上海交通大学医学院附属仁济医院

【病史及治疗】

➤ 患者，女性，67岁（1946年出生）。发现右侧乳房肿块4年余，未予以重视。

➤ 2013-08-10患者自觉右侧乳房胀痛，扪及肿块大小约4.0 cm×4.0 cm，局部皮肤破溃，遂至外院行右侧乳腺肿块穿刺。术后病理示右侧乳腺浸润性导管癌。免疫组织化学示ER（++）、PR（-）、HER-2（++）。FISH（-）。

➤ 2013-08-12至2013-09-06患者于外院行右侧乳腺放疗，剂量为4周50Gy/20次。放疗结束后给予卡培他滨治疗4个月，因手足综合征停药。之后给予来曲唑+唑来膦酸治疗至2014-03。

【辅助检查】

➤ 2013-11-06骨盆CT（图26-1）示左侧髂骨斑片样稍高密度影，结合病史考虑骨转移可能。

➤ 2013-12-26乳腺MRI（平扫增强，图26-2）示右侧乳房形态改变，内上象限局部收缩并见不规则斑片状强化改变，但局部弥散受限不明显，考虑肿瘤治疗后活性降低。

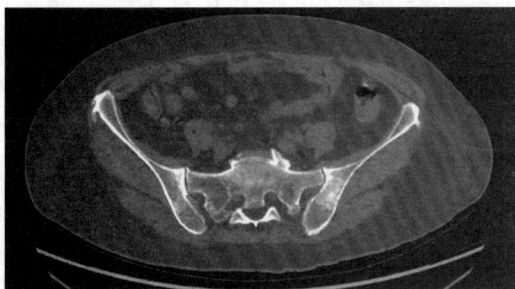

图26-1　2013-11-06骨盆CT

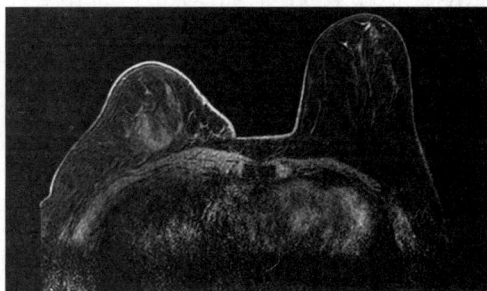

图26-2　2013-12-26乳腺MRI

➤ 2014-01-02胸部CT（平扫）示右侧乳房局部皮肤增厚、凹陷，需要结合临床；右肺间质性改变，左肺少许渗出，两侧胸膜毛糙，建议治疗后复查；纵隔散在淋巴结及小钙化灶；主动脉、冠状动脉硬化；胰腺尾部饱满，建议结合腹部CT。

---

* 通信作者，邮箱：13556893@qq.com

➢ 2014-02-18 腹部 CT（平扫增强）示胰腺尾部形态饱满，但未见明确的占位性病变依据；左肾小囊肿，左侧肾上腺增生可能，建议必要时完善相关生化检查。

➢ 2014-03-03 乳腺、腋下淋巴结 B 超示右侧乳腺内上 2 点钟位置低回声团块，大小约 3.2 cm×1.1 cm，形态不规则，内部回声欠均匀，内见点状血流信号，伴多发细小钙化（BI-RADS 5）；左侧乳腺未见明显异常；双侧腋下未见明显肿大淋巴结。

➢ 2014-03-03 锁骨上淋巴结 B 超示未见明显异常肿大淋巴结。

➢ 2014-03-03 腹部 B 超示肝、胆、胰腺、脾未见明显异常。

➢ 2014-03-10 患者行右侧乳腺癌根治术。术后病理结果提示，右侧乳腺内见散在异型腺体，浸润至肌层，累及皮肤，符合乳腺癌治疗改变，Ⅱ级，神经周围见癌组织浸润；腋下淋巴结见癌转移（2/14）；乳头、剥离面、胸肌间淋巴结（1/1）、锁骨下淋巴结纤维脂肪组织均为阴性。免疫组织化学示 ER（50%）、PR（-）、E-cad（+）、HER-2（2+）、Ki-67（1%）、P53（-）、P63（-）、钙调理蛋白（Calponin）（-）。

【本阶段小结】

本例患者为绝经后Ⅳ期乳腺癌患者，肿块较大伴溃破，穿刺病理明确后行放疗，放疗结束后行口服卡培他滨化疗，因不良反应难以耐受改行来曲唑+唑来膦酸治疗。之后发现骨转移，排除内脏转移后行局部手术治疗。但对于局部手术（±放疗）治疗初诊Ⅳ期乳腺癌患者是否能改善预后，目前尚没有定论。

临床上，首次诊断即为Ⅳ期转移性乳腺癌患者的比例为 3.5%~10.0%。对于这部分患者，全身治疗仍是主流方式。局部手术治疗是否能提高患者预后尚不明确。一些回顾性研究提示，局部治疗能使患者 OS 获益；也有荟萃分析结果显示，局部治疗能显著提高 OS 率。但由于回顾性研究本身的限制，这些结果尚不能作为确定性的结论来指导临床实践。为此，已有多个临床试验着手研究原发肿瘤手术治疗对这类患者生存期、局部控制率等临床预后因素的影响。MF07-01 研究是一项在土耳其乳腺癌患者中开展的前瞻性多中心随机对照临床研究。首要终点是评估Ⅳ期乳腺癌患者原发肿瘤手术治疗对 OS 的影响，次要研究终点是发病、局部进展/复发率和生活质量。最新的结果显示，随访第 3 年时，两组患者的 OS 没有显著差异（手术组 60% vs. 全身治疗组 51%，$P=0.10$）；但随着随访时间的延长，两组 5 年生存率出现显著差异（手术组 41.6% vs. 全身治疗组 24.4%，$P=0.005$）。在此基础上，多个亚组分析结果均显示，在 5 年生存获益方面，HR 阳性患者中手术组为 46.4%，全身治疗组为 26.4%（$P=0.011$）；HER-2 阴性患者中手术组为 41.9%，全身治疗组为 23.1%（$P=0.012$）；年龄<55 岁患者中手术组为 46.9%，全身治疗组为 24%（$P=0.01$）；单个骨转移患者中手术组为 51.7%，全身治疗组为 29.2%（$P=0.04$）。这些有差异的亚组分析提示，生物学行为更惰性的乳腺癌类型和年龄较轻的患者能从初始手术治疗中获益更高。因此，在Ⅳ期患者采取手术治疗前，必须考虑其病理状态、年龄、共存病灶情况、转移瘤负荷等因素。对于条件合适的患者，原发肿瘤手术治疗及术后局部区域放疗对预后有一定作用。但同期其他研究者进行的多个前瞻性研究则得到不同的结论。NCT00193778 研究针对初始治疗时即有远处转移的晚期乳腺癌患者，包括化疗 CR/PR 者和内分泌治疗者，随机分为接受手术和不手术两组，观察疗效的差别。结果发现，局部手术治疗会使远处转移灶的 PFS 下降。NCT00193778 研究也发现，局部手术治疗会使远处转移灶的 PFS 下降。其机制可能包括手术带来的免疫抑制、手术造成肿瘤细胞播散和循环肿瘤细胞对目的器官血管上皮黏附力增强及炎症级联反应等。

【病史及治疗续一】

➢ 2014-03-21 多学科讨论后给予患者 EC（表柔比星 90 mg+环磷酰胺 900 mg）4 个疗程，序贯 T（多西他赛）4 个疗程，末次化疗时间为 2014-08-27，化疗期间同时给予唑来膦酸治疗，使用至 2018-06。化疗结束后继续行来曲唑治疗至 2018-06。

【辅助检查】

> 2014-06-09 腹部 CT（平扫增强）示胰腺尾部形态饱满，左侧肾上腺增厚，与前片（2014-02-18）相仿，需随访；左肾小囊肿；脾小钙化灶；左侧髂骨斑片状致密影，需要定期随访；两肺下叶轻度间质性改变可能，需要结合胸部相关检查。

> 2014-09-05 胸部 B 超示左侧腋下淋巴结可见大小约 1.9 cm×0.7 cm 的肿块，右侧腋下未见明显肿大淋巴结；双侧锁骨上未见明显肿大淋巴结。

> 2014-10-17 骨盆 CT（平扫，图 26-3）示左侧髂骨斑片样稍高密度影，较 2013-11-06 密度增高，范围相仿，结合病史考虑骨转移可能。

> 2014-12-05 胸部 CT（平扫）示右侧乳房术后改变；右肺局部渗出有所吸收；纵隔散在淋巴结及小钙化灶；主动脉、冠状动脉硬化；胰腺尾部饱满，建议结合腹部 CT；右侧锁骨斑片致密影，建议结合同位素骨显像。

> 2014-12-17 全身骨显像示右侧锁骨胸骨端、L_5/S_1 左侧、左侧髂骨及右侧耻骨显像剂浓聚灶，建议定期随访；右侧多发前肋显像剂摄取增高，考虑术后反应性改变；鼻咽部、右侧肩关节、右侧膝关节及双侧跗骨显像剂浓聚灶，考虑炎症引起。

> 2015-03-20 腹部 B 超示脂肪肝，胆囊壁毛糙，胰腺、脾未见明显异常。

> 2016-01-05 骨盆 CT（图 26-4）示左侧髂骨斑片样稍高密度影，较 2014-10-17 密度增高，范围相仿，结合病史考虑骨转移不能除外。

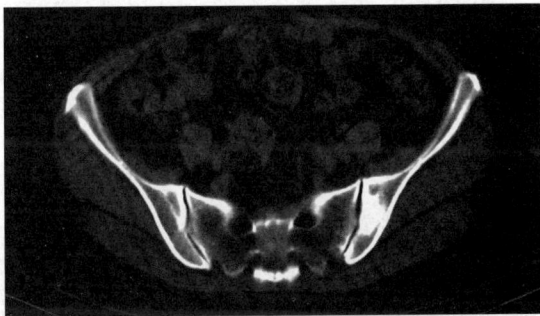

图 26-3　2014-10-17 骨盆 CT

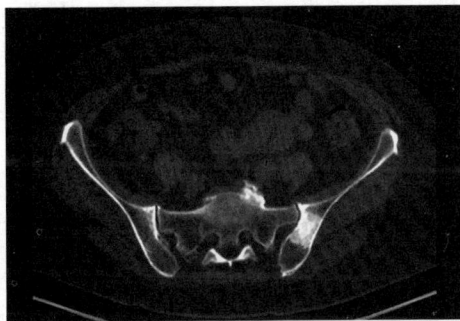

图 26-4　2016-01-05 骨盆 CT

> 2016-09-30 全身骨显像示左侧髂骨显像剂浓聚灶，考虑肿瘤活性残留，建议治疗后随访。

> 2018-04-16 全身骨显像示左侧髂骨显像剂浓聚灶，与 2016-09-30 相仿，建议密切随访。

【本阶段小结】

本例患者原发灶手术后口服 AI（来曲唑）+唑来膦酸治疗，随访 4 年半，未见疾病进展。复查 CT 见髂骨病灶密度增高，范围未见变化，可能为治疗有效后的成骨性改变。多次复查骨显像均未见左髂骨转移灶进展。本阶段治疗符合美国 NCCN 指南中对Ⅳ期乳腺癌仅有骨转移患者的治疗原则，同时长期随访的结果验证了 MF07-01 研究中单发性骨转移亚组局部手术患者的 OS 优于全身治疗患者的 OS 的结论。

【专家点评】

本例患者为 Luminal 型Ⅳ期老年乳腺癌患者，肿块较大伴溃破，穿刺病理明确后行放疗，之后发现骨转移。给予其口服卡培他滨化疗，但因不良反应难以耐受改行来曲唑+唑来膦酸治疗约 3 个月，之后行原发乳腺癌病灶切除，术后行 EC-T 方案化疗 8 个疗程，并继续给予来曲唑联合唑来膦酸抗溶骨治疗至 2018-06。

1. 对于初诊Ⅳ期乳腺癌患者原发灶的局部治疗是否能为患者带来生存获益是一个饱受争议的问题。随着乳腺癌综合治疗的不断进展，存在远处转移的Ⅳ期乳腺癌患者部分也可获得长期的生存。越来越多的学者开始探索在此类患者中进行局部姑息性手术切除的价值和意义，探索的治疗策略主要有 2 个：一是初始系统治疗有效，稳定后行局部治疗（手术±放疗）；二是初始局部治疗，后续系统治疗。关于Ⅳ期患者手术切除原发灶是否可获益，代表性的 2 个前瞻性研究分别为来自土耳其和印度的研究。土耳其的 MF07-01 研究提示，短期随访两组生存率无差异；长期随访发现，手术治疗组的中位生存显著优于非手术治疗组。亚组分析提示，肿瘤生物学行为较好的转移性乳腺癌患者（如 HR 阳性、HER-2 阴性、单发性骨转移、年龄<55 岁的患者）可以从初始接受手术治疗中得到显著的生存获益。印度的研究提示，初诊Ⅳ期患者手术切除组与非手术组的 OS 无差异；且在亚组分析中，年龄、ER 和 HER-2 状态、转移部位和转移部位数目两组无差异。

目前，关于原发肿瘤切除是否能改善Ⅳ期乳腺癌患者的预后，证据仍不足。2018 年美国 NCCN 指南、ABC4 指南及《中国抗癌协会乳腺癌诊治指南与规范（2017 版）》均指出，当全身药物治疗取得很好的疗效、其他转移部位无致命危险且原发灶手术切缘干净时，可考虑姑息性的局部治疗。

2. 本例患者为初诊Ⅳ期绝经后 HR 阳性乳腺癌患者。目前，对于此类患者先选择内分泌治疗还是化疗仍存在争议。一项来自荷兰的研究表明，HR 阳性晚期乳腺癌一线内分泌治疗 PFS、OS 获益均显著优于化疗；且 Luminal A 型患者对内分泌治疗敏感，化疗相对不敏感。

（复旦大学附属肿瘤医院　王碧芸）

5%～10%的乳腺癌患者为初诊Ⅳ期乳腺癌，多数无法治愈，5 年 OS 率仅为 24%。本例患者为初诊转移性乳腺癌，除局部病期较晚以外，同时发现单发性骨转移。Ⅳ期患者总体目标为延长生存期、减轻症状、改善生活质量，治疗以化疗、内分泌治疗及靶向治疗等全身治疗为主，仅在原发肿瘤出现出血、溃烂的情况下，为减轻症状才推荐局部治疗（手术或放疗）。目前，各大国际指南尚缺乏对乳腺癌手术的相关明确推荐，原发灶是否应该切除，局部治疗是否额外获益，尚存在明显争议。

既往一些基础研究的结果显示，手术切除乳腺癌原发灶会促进转移瘤的恶性进展。与之相反，大量回顾性研究却显示手术切除乳腺癌原发灶能改善患者的预后。但由于回顾性研究的患者基线资料存在明显的选择偏倚，其结论证据级别不足以决定和改变临床实践。2018 年，ASCO 大会上报道了 SYSBTC-001 研究，其旨在比较初诊Ⅳ期乳腺癌患者接受原发灶手术与否的疗效差异。共纳入 353 例患者，其中 189 例进行了原发灶手术，164 例未行手术，共配对出 202 例基线资料相似的患者，中位随访时间为 22.1 个月。初始结果显示，手术组和非手术组的 5 年生存率分别为 62.4%和 60.3%，组间 OS 无统计学差异；但分层分析发现，Ki-67≥20%的患者接受原发灶手术可带来生存获益。进一步，研究者对 5 项高质量的前瞻性研究（共纳入 857 例患者）进行 Meta 分析，结果发现，接受原发灶手术组与非手术组的 OS 无统计学差异。综上研究结果，认为对于初诊Ⅳ期乳腺癌患者，原发灶手术并不能带来生存获益。2017 年，ASCO 大会上的一项高质量 Meta 分析显示，原发灶手术序贯系统治疗较单纯系统治疗可带来显著的生存获益；但系统治疗序贯原发灶手术与单纯系统治疗则没有生存差异。综上所述，对于高选择人群如 Ki-67≥20% 或单发性骨转移的患者，接受原发灶手术是否能改善生存需要进一步探索；同时需要确定手术的最佳时机，如选择尽早切除原发灶序贯系统治疗。对于本例患者，初始的原发灶放疗也许起到了类似"手术"的作用，但放疗剂量偏低，远没达到放疗的根治剂量。即便如此，术后的病理仍提示取得了局部放疗效果。因此，术前新辅助放疗对部分局部晚期且无法耐受化疗的患者也是一个不错的选择。

相对于其他实体肿瘤，乳腺癌患者的生存期较长，所以维持治疗应尽量做到高效、低毒、方便。目前，尚无前瞻性研究数据证明是化疗维持好还是内分泌治疗好。中山大学孙逸仙纪念医院开展了《转移性乳腺癌一线化疗后维持治疗的获益与风险》的研究，并在 2018 年的 ASCO 大会上做了初步结果报道。该研究对比了转移性乳腺癌一线治疗后不同维持治疗方案的获益及风险，研究终点包括了 PFS、OS 和不良反应事件，共 3290 例患者纳入研究。结果显示，相较于停药观察组，维持化疗组虽然 1~2 级不良反应率较高，但能显著延长转移性乳腺癌患者的 PFS（$HR=0.63$，$95\%CI$：$0.54\sim0.73$，$P=0.0007$）和 OS（$HR=0.87$，$95\%CI$：$0.78\sim0.97$，$P=0.016$）；免疫治疗联合化疗作为维持治疗，对比单纯化疗维持，在产生肿瘤免疫应答的患者中，能进一步延长 PFS（$HR=0.57$，$95\%CI$：$0.33-0.97$，$P=0.04$）和 OS（$HR=0.71$，$95\%CI$：$0.52\sim0.97$，$P=0.029$）；化疗维持与内分泌维持治疗相比，对于 HR 阳性患者，其 PFS（$HR=1.0$，$95\%CI$：$0.70\sim1.50$，$P=0.998$）和 OS（$HR=1.15$，$95\%CI$：$0.59\sim2.22$，$P=0.679$）相仿，但内分泌组 1~2 级不良反应发生率较低。以上结论得出，转移性乳腺癌患者一线化疗后进行化疗维持治疗对比停药观察，能显著延长患者的 PFS 和 OS；而在 HR 阳性患者中，内分泌维持的疗效并不劣于化疗维持，且治疗毒性更低。期待上述研究结果的进一步发表。在实际临床工作中，医师需综合考虑患者既往辅助内分泌治疗的敏感性、一线化疗的获益情况，以及 HR 受体表达情况等因素，这些都有可能影响之后维持治疗的选择。

综上所述，对于初诊Ⅳ期乳腺癌患者，原发灶手术并不能为患者带来生存获益。但在一些特定患者中，如 Ki-67≥20%、单发性骨转移的患者，能够从原发灶手术治疗中获益，并且推荐切除原发灶序贯系统治疗的模式。对于初诊无法手术者亦可考虑行局部放疗。目前，转移性乳腺癌患者一线化疗后推荐维持治疗；而在 HR 阳性患者中，内分泌维持的疗效并不劣于化疗维持，且毒性更低，临床上值得推荐。

（上海交通大学医学院附属仁济医院　谢华英　叶　明）

【指南背景】

1. 2018 年美国 NCCN 指南　对于同时有转移灶及原发灶的乳腺癌患者，首选治疗方案是系统性治疗。系统性治疗后的姑息性局部治疗用于缓解症状及并发症（如溃疡、出血、疼痛等）。当全身药物治疗取得很好的疗效、其他转移部位无致命危险且原发灶手术切缘干净时，可考虑姑息性的局部治疗。

2. ABC4 指南　初诊Ⅳ期乳腺癌患者局部治疗不增加其总体生存获益，但部分患者如单发性骨转移患者可能从局部治疗中获益。姑息性手术主要适用于需要缓解症状的患者，且手术切缘干净是重要的手术指征。

3.《中国抗癌协会乳腺癌诊治指南与规范（2017 版）》　局部治疗（如手术和放疗）在初诊Ⅳ期乳腺癌患者中的价值还不明确，只有当全身药物治疗取得很好的疗效时，才可考虑姑息性的局部治疗，以巩固全身治疗的效果。

（复旦大学附属肿瘤医院　王碧芸）

【循证背景】

1. MF07-01 研究（*n* = 274） 该研究来自土耳其，是一项临床Ⅲ期随机对照研究。将入组的 274 例Ⅳ期乳腺癌患者随机分为两组，一组先接受局部手术（乳房全切或保乳+前哨淋巴结活检或腋窝淋巴结清扫术，保乳术后常规配合全乳房照射）再联合全身治疗，另一组仅接受全身治疗。结果显示，短期随访（中位 36 个月），两组生存率无显著差异；长期随访（中位 40 个月），接受局部治疗组具有更好的预后（5 年 OS 率两组为 41.6% 和 24.4%，OS 为 46 个月和 37 个月；*HR* = 0.66，95%*CI*：0.49~0.88，*P* = 0.005）。亚组分析进一步提示，肿瘤生物学行为较好的转移性乳腺癌患者［如 HR 阳性（*HR* = 0.64，*P* = 0.01）、HER-2 阴性（*HR* = 0.64，*P* = 0.01）、年龄<55 岁（*HR* = 0.57，*P* = 0.007）及单发性骨转移（*HR* = 0.67，*P* = 0.09）］可以从初始接受局部治疗中得到显著的生存获益。

2. NCT00193778 研究（*n* = 716） 该研究入组 716 例初诊转移性乳腺癌患者，其中对全身治疗有反应（CR 或 PR）的 350 例被随机分为接受局部治疗组（173 例）和不接受局部治疗组（177 例）。经过中位 23 个月的随访，接受局部治疗组与未接受局部治疗组的中位 OS 分别为 19.2 个月和 20.5 个月（*HR* = 1.04，95%*CI*：0.81~1.34，*P* = 0.79）。结果提示，局部治疗并不能改善转移性乳腺癌患者的生存；且在亚组分析中，年龄、ER 和 HER-2 状态、转移部位和转移部位数目两组无差异。

3. TBCRC-013 研究（*n* = 127） 该研究是一项来自美国乳腺癌转移研究协会的多中心前瞻性研究，共入组 127 例Ⅳ期乳腺癌患者，其中队列 A 为 112 例初诊Ⅳ期乳腺癌患者，队列 B 为 15 例原发灶术后 3 个月内复发的患者，所有患者均接受一线全身治疗。其中，109 例患者进行了 21 基因的 RS 分析。在经过 29 个月的中位随访后，中位 TTP 为 20 个月，中位 OS 为 24 个月。在进行 21 基因检测的患者中发现，RS 是 ER 阳性、HER-2 阴性患者 TTP（*HR* = 1.40，95% *CI*：1.05~1.86，*P* = 0.02）和 2 年生存率的独立预测因素（*HR* = 1.83，95% *CI*：1.14~2.95，*P* = 0.013）。高 RS 是内分泌抵抗的重要指征，高 RS 的初诊Ⅳ期 HR 阳性患者应选择化疗。以上结果仍需大型随机临床研究进行验证。

（复旦大学附属肿瘤医院　王碧芸）

【核心体会】

目前，关于原发肿瘤切除是否能改善Ⅳ期乳腺癌患者的预后有待更多的研究进一步解答。

（复旦大学附属肿瘤医院　王碧芸）

参 考 文 献

［1］ Carmichael AR，Anderson ED，Chetty U，et al. Does local surgery have a role in the management of stage Ⅳ breast cancer? Eur J Surg Oncol，2003，29：17-19.

［2］ Gnerlich J，Jeffe DB，Deshpande AD，et al. Surgical removal of the primary tumor increases overall survival in patients with metastatic breast cancer：analysis of the 1988-2003 SEER data. Ann Surg Oncol，2007，14：2187-2194.

［3］ Bafford AC，Burstein HJ，Barkley CR，et al. Breast surgery in stage Ⅳ breast cancer：impact of staging and patient selection on overall survival. Breast Cancer Res Treat，2009，115：7-12.

［4］ Fields RC，Jeffe DB，Trinkaus K，et al. Surgical resection of the primary tumor is associated with increased long-term survival in patients with stage Ⅳ breast cancer after controlling for site of metastasis. Ann Surg Oncol，

2007, 14: 3345-3351.

[5] Rashaan ZM, Bastiaannet E, Portielje JE, et al. Surgery in metastatic breast cancer: patients with a favorable profile seem to have the most benefit from surgery. Eur J Surg Oncol, 2012, 38: 52-56.

[6] Petrelli F, Barni S. Surgery of primary tumors in stage Ⅳ breast cancer: an updated meta-analysis of published studies with meta-regression. Med Oncol, 2012, 29: 3282-3290.

[7] Harris E, Barry M, Kell MR. Meta-analysis to determine if surgical resection of the primary tumour in the setting of stage Ⅳ breast cancer impacts on survival. Ann Surg Oncol, 2013, 20: 2828-2834.

[8] Headon H, Wazir U, Kasem A, et al. Surgical treatment of the primary tumour improves the overall survival in patients with metastatic breast cancer: A systematic review and meta-analysis. Mol Clin Oncol, 2016, 4: 863-867.

[9] Fisher B, Gunduz N, Coyle J, et al. Presence of a growth-stimulating factor in serum following primary tumor removal in mice. Cancer Res, 1989, 49: 1996-2001.

[10] Demicheli R, Retsky MW, Swartzendruber DE, et al. Proposal for a new model of breast cancer metastatic development. Ann Oncol, 1997, 8: 1075-1080.

[11] Soran A, Ozbas S, Kelsey SF, et al. Randomized trial comparing locoregional resection of primary tumor with no surgery in stage IV breast cancer at the presentation (Protocol MF07-01): a study of Turkish Federation of the National Societies for Breast Diseases. Breast J, 2009, 15: 399-403.

[12] Badwe R, Hawaldar R, Nair N, et al. Locoregional treatment versus no treatment of the primary tumour in metastatic breast cancer: an open-label randomised controlled trial. Lancet Oncol, 2015, 16 (13): 1380-1388.

[13] Lobbezoo DJ, van Kampen RJ, Voogd AC, et al. In real life, one-quarter of patients with hormone receptor-positive metastatic breast cancer receive chemotherapy as initial palliative therapy: a study of the Southeast Netherlands Breast Cancer Consortium. Ann Oncol, 2016, 27 (2): 256-262.

[14] Giordano SH, Elias AD, Gradishar WJ, et al. NCCN Guidelines Updates: Breast Cancer. J Natl Compr Canc Netw, 2018, 16 (5S): 605-610.

[15] Cardoso F, Senkus E, Costa A, et al. 4th ESO-ESMO international consensus guidelines for Advanced Breast Cancer (ABC 4). Ann Oncol, 2018, 29 (8): 1634-1657.

[16] 中国抗癌协会乳腺癌专业委员会. 中国晚期乳腺癌临床诊疗专家共识 (2018 版). 中华肿瘤杂志, 2018, 40 (9): 703-713.

[17] Soran A, Ozmen V, Ozbas S, et al. Early follow up of a randomized trial evaluating resection of the primary breast tumor in women presenting with de novo stage IV breast cancer; Turkish study (protocol MF07-01). Cancer Research, 2013, 73 (24): S2.

[18] King TA, Lyman JP, Gonen M, et al. Prognostic Impact of 21-Gene Recurrence Score in Patients With Stage IV Breast Cancer: TBCRC 013. J Clin Oncol, 2016, 34 (20): 2359-2365.

[19] Herui Y, Yunfang Y, Ying W. Overall survival followinglocoregional surgery of the primarytumor in de novo stage Ⅳ breastcancer patients. J Clin Oncol, 2018, 36 (suppl): 1082.

[20] Ying Wang, Yunfang Yu, Kai Chen. Locoregional surgery of the primary tumor in stage IV breast cancer patients. J Clin Oncol, 2017, 35 (15 suppl): 566-566.

[21] Yunfang Y, Ying W, Quanlong G. Benefits and risks from maintenance therapy after first-line chemotherapy in patients with metastatic breast cancer. J Clin Oncol, 2018, 36 (suppl): 1088.

病例 27　三阴性乳腺癌新辅助化疗完全缓解 1 例

张立功* 　钱 军

蚌埠医学院第一附属医院

【病史及治疗】

➤ 患者，女性，66 岁（1952 年出生），已绝经，否认家族遗传病史。既往高血压 15 年，目前口服贝那普利控制；入院前 2 个月行心脏支架置入术，目前口服阿司匹林、氯吡格雷。

➤ 2014-07-17 患者发现左侧乳房肿块。2014-12-22 入院检查发现，左侧乳房外上象限大小约 4.0 cm×3.0 cm×3.0 cm 的质硬肿块，边界欠清，活动度差；右侧乳房未发现明显异常；左侧腋下可扪及数个肿大淋巴结，融合成团；双侧锁骨上未扪及肿大淋巴结。

➤ 2014-12-23 乳腺超声示左侧乳腺外上象限 2~3 点钟距乳头 2.0 cm 位置腺体层内探及大小约 1.9 cm×2.3 cm×2.6 cm 的实质性低回声灶，形态不规则，边界欠清晰，其内可见 0.7 cm 以下的多个偏强回声，部分排列成簇状；左侧腋窝见大小约 1.4 cm×2.7 cm 以下实质性低回声数个，形态规则，边界尚清，考虑左侧乳腺癌伴腋窝淋巴结转移。

➤ 2014-12-23 乳腺钼靶（图 27-1）示左侧乳腺外上象限见密度增高结节影，大小约 2.5 cm×2.5 cm，其内未见明显钙化，边缘不规则、欠清，周围血管增粗、迂曲，BI-RADS 5。

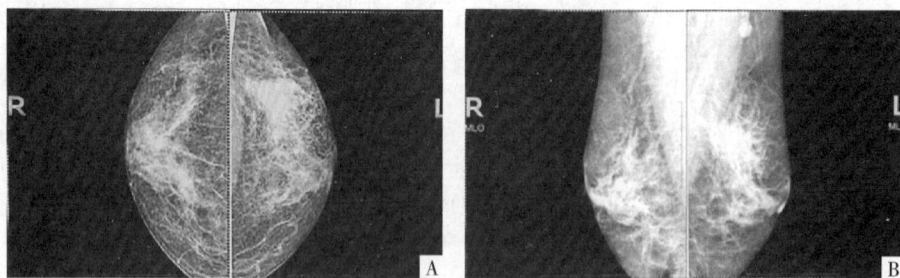

图 27-1　2014-12-23 乳腺钼靶
注：A. 左侧乳腺外上象限见密度增高结节影（头足轴位）；B. 腋窝可见肿大淋巴结影（侧斜位）

➤ 2014-12-24 乳腺及腋窝肿大淋巴结穿刺活检示左侧乳腺癌、腋窝转移癌；结合免疫组织化学［ER（-）、PR（-）、HER-2（-）、P53（-）、P63（-）、EGFR（+）、Ki-67（>80%，++）］结果，符合基底细胞样癌。

---

* 通信作者，邮箱：邮箱 99312869@qq.com

➢ 2014-12-28 开始给予患者 TX 方案（多西他赛 120 mg，第 1 天；卡培他滨 1.5 g，口服，每天 2 次，第 1~14 天，每 3 周 1 次），共 3 个疗程（期间第 3 次新辅助化疗时出现口腔黏膜溃疡，给予对症治疗后好转）。

➢ 2014-12-24 血常规示白细胞计数 6.63×10^9/L、中性粒细胞百分比 65.7%、血红蛋白 125 g/L、血小板计数 361×10^9/L。生化常规示肝功能谷丙转氨酶 35 U/L、谷草转氨酶 26 U/L。肿瘤标志物示 CEA 6.24 μg/L。

➢ 2014-12-24 胸部 CT 示双肺及纵隔无异常。

➢ 2014-12-24 腹部超声示肝、脾、胰腺、双肾、后腹膜未见明显异常。

➢ 2014-12-24 心电图示 ST 段改变；心脏彩超示射血分数（ejection fraction，EF）为 50%。

➢ 2014-12-25 ECT 示未见骨转移病变。

【本阶段小结】

本例患者为绝经后女性，确诊为左侧乳腺癌（$cT_2N_2M_0$，ⅢA 期），分子分型为三阴性。根据美国 NCCN 指南行新辅助化疗，指南推荐的新辅助化疗方案包括 TAC、AC-T、FEC-T 等。新辅助化疗阶段多选择含蒽环类及紫杉类药物的方案。本例患者入院前 2 个月行心脏支架置入术，目前口服药物治疗，心电图示 ST 段改变，心脏彩超 EF 50%，考虑疗效及心脏耐受性等因素，以及参考既往研究（一项研究提示，多西他赛联合卡培他滨方案用于转移性乳腺癌一线解救化疗可显著提高 ORR，并且显著延长 PFS 和 OS；《比较 EC 序贯 T、EC 序贯 TX 作为高危乳腺癌患者术后辅助化疗方案疗效及安全性的一项前瞻性、随机、对照、开放、多中心Ⅲ期临床研究》），选定了 TX 方案，且后续治疗达 pCR。

【病史及治疗续一】

➢ 2015-04-09 乳腺超声示左侧乳腺外上象限 2~3 点钟乳晕区局部回声偏低，大小约 0.6 cm×1.3 cm，无明显边界及包膜，未见明显血流信号；双侧腋窝未见明显异常肿大淋巴结。

➢ 2015-04-09 腹部超声示肝、脾、胰腺、双肾、后腹膜未见明显异常。

➢ 2015-04-09 乳腺钼靶（图 27-2）示左侧乳腺外上象限腺体结构紊乱，需要与前片（2014-12-23）比较。

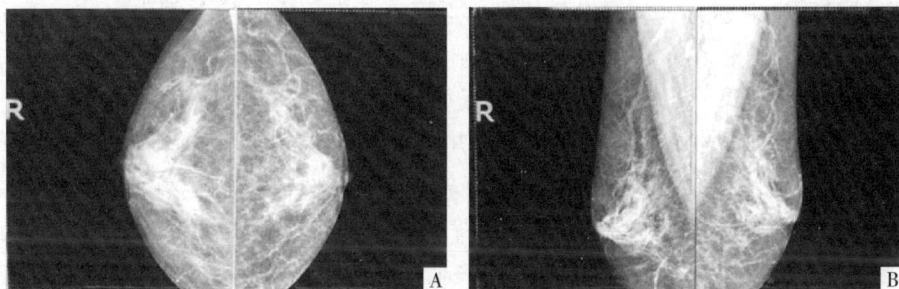

图 27-2　2015-04-09 乳腺钼靶
注：A. 头足轴位；B. 内外侧斜位

➢ 2015-04-14 患者行左侧乳腺癌改良根治术。术后病理示左侧乳腺腺病（左侧乳腺癌新辅助化疗后），经多次取材后仍未见确切肿瘤成分；胸小肌外淋巴结未见癌转移（0/7），胸小肌后淋巴结未见癌转移（0/4）。

> 2015-05-08、2015-06-01、2015-06-26 继续给予患者 TX 方案（多西他赛 120 mg，第 1 天；卡培他滨 1.5 g，口服，每天 2 次，第 1~14 天，每 3 周 1 次）。

> 2015-07-15 患者行辅助放疗，总剂量 50Gy。放疗结束后给予卡培他滨（1.5 g，口服，每天 2 次，第 1~14 天，3 周为 1 个疗程）维持治疗，6 个月后定期复查。

【本阶段小结】

本例患者规范化新辅助化疗后，疗效显著，触诊左侧乳房肿块消失，乳腺超声示腋窝淋巴结阴性，乳腺钼靶示左侧乳腺外上象限结构紊乱，考虑新辅助化疗有效，且手术后判定疗效达 pCR。根据美国 NCCN 指南，后续行规范放化疗。

本例患者诊疗过程中需要考虑一些问题，如新辅助化疗的疗效评估方法是什么？CREATE-X 研究（Ⅲ期临床试验）提示，辅助卡培他滨可以为新辅助化疗后未达 pCR 的 HER-2 阴性乳腺癌患者带来生存获益。那么新辅助化疗后达 pCR，术后辅助卡培他滨维持化疗是否能降低复发？

【专家点评】

本例患者为局部晚期三阴性乳腺癌患者，确诊后给予 TX 方案术前新辅助治疗。根据 2018 年美国 NCCN 指南（第 2 版）和《中国临床肿瘤学会（CSCO）乳腺癌诊疗指南（2018. V1）》，局部晚期三阴性乳腺癌可考虑包含蒽环类及紫杉类药物的新辅助化疗方案，包括 AC-T、EC-P 等。《中国临床肿瘤学会（CSCO）乳腺癌诊疗指南（2018. V1）》还推荐年轻患者或有胚系 BRCA 基因突变的患者考虑多西他赛/紫杉醇+铂类方案。越来越多的研究提示，三阴性乳腺癌新辅助治疗中加入卡铂可以提高 pCR 率。GeparSixto 研究（一项Ⅱ期随机对照研究）证实，铂类药物可以使三阴性乳腺癌患者在新辅助化疗中获益。该研究纳入 595 例未经治疗的非转移性Ⅱ~Ⅲ期三阴性乳腺癌患者和 HER-2 阳性乳腺癌患者，其中 296 例患者随机接受卡铂治疗，另 299 例患者未另外接受卡铂治疗；在三阴性乳腺癌患者中，接受卡铂治疗的患者 pCR 率较未接受卡铂治疗的患者显著提高（$P = 0.005$）。BrighTNess 研究纳入潜在可手术治愈的三阴性乳腺癌患者。第一阶段治疗分别给予紫杉醇+卡铂+维利帕尼（A 组）、紫杉醇+卡铂+维利帕尼的安慰剂（B 组）、紫杉醇+卡铂的安慰剂+维利帕尼的安慰剂（C 组）。第一阶段治疗结束后，所有患者进入第二阶段治疗，方案为每 2~3 周多柔比星+环磷酰胺给药 1 次，共 4 个疗程。结果提示，将卡铂和维利帕尼添加到紫杉醇中可改善三阴性乳腺癌患者的 pCR 率，虽然会增加毒性，但仍在可控范围内。鉴于此研究与既往研究结果的一致性，将卡铂纳入Ⅱ~Ⅲ期三阴性乳腺癌患者的标准新辅助化疗方案是有一定基础的。本例患者使用多西他赛+卡培他滨治疗尚缺乏循证医学证据。

本例患者新辅助治疗达 pCR，手术后放疗，并给予卡培他滨单药维持治疗。《中国抗癌协会乳腺癌诊治指南与规范（2017 版）》指出，经过新辅助化疗的乳腺癌患者术后辅助化疗目前尚有争议，一般可以根据术前化疗的疗程数、疗效及术后病理检查结果而再继续选择相同化疗方案或更换新的化疗方案或不辅助化疗，一般新辅助化疗+辅助化疗的总疗程数为 6~8 个疗程。2018 年美国 NCCN 指南（第 2 版）同时指出，接受过蒽环类及紫杉类新辅助治疗的三阴性乳腺癌患者，术后可考虑卡培他滨辅助治疗。有部分研究提示，对于非 pCR 患者，术后卡培他滨治疗可能提高患者的生存获益。CREATE-X/JBCRG-04 研究（Ⅲ期）纳入 910 例接受过蒽环类或紫杉醇或联合新辅助化疗而未达到 pCR 的 HER-2 阴性乳腺癌患者，术后随机给予标准 8 个疗程的卡培他滨治疗。生存数据显示，加或不加卡培他滨组患者的 2 年 DFS 率分别为 82.8% 和 74.0%，估算 5 年 DFS 率分别为 74.1% 和 67.7%（$P = 0.005$）；DFS 亚组分析结果表明，无论 HR 状态如何，患者均能够从卡培他滨治疗中获益。对于 pCR 患者术后是否能从卡培他滨辅助治疗中获益，尚缺乏证据。

（复旦大学附属肿瘤医院　王碧芸）

【指南背景】

1. 2018 年美国 NCCN 指南（第 2 版）　对于 HER-2 阴性局部晚期乳腺癌患者，可考虑术前化疗，方案可选 AC-P、TC 等。术前化疗达到 pCR 可提高 DFS 和 OS，对于三阴性乳腺癌的意义最大。术后若新辅助化疗未完成则继续完成，同时对于接受过蒽环类及紫衫类新辅助治疗的三阴性乳腺癌患者，术后可考虑卡培他滨辅助治疗。

2.《中国抗癌协会乳腺癌诊治指南与规范（2017 版）》　经过新辅助化疗的乳腺癌患者，术后辅助化疗目前尚有争议，一般可以根据术前化疗的疗程数、疗效及术后病理检查结果而再继续选择相同化疗方案或更换新的化疗方案或不辅助化疗，一般新辅助化疗+辅助化疗的总疗程数为 6~8 个疗程。

3.《中国临床肿瘤学会（CSCO）乳腺癌诊疗指南（2018. V1）》　局部晚期三阴性乳腺癌患者可考虑包含蒽环类及紫衫类药物的新辅助化疗方案，包括 AC-T、TAC 等。对于年轻患者或有胚系 *BRCA* 基因突变的患者，可考虑多西他赛/紫杉醇+铂类方案。

（复旦大学附属肿瘤医院　王碧芸）

【循证背景】

1. GeparSixto 研究（$n=595$）　该研究纳入 595 例未经治疗的非转移性 Ⅱ~Ⅲ期三阴性乳腺癌患者和 HER-2 阳性乳腺癌患者，其中 296 例患者随机接受卡铂治疗，另 299 例患者未另外接受卡铂治疗。在三阴性乳腺癌患者中，158 例接受卡铂治疗，其中有 84 例（53.2%，95% CI：54.4%~60.9%）达到 pCR；157 例未接受卡铂治疗，其中有 58 例（36.9%，95% CI：29.4%~44.5%）达到 pCR（$P=0.005$）。由此可见，卡铂联合紫衫类和蒽环类及靶向治疗的新辅助化疗能够显著提高三阴性乳腺癌患者的 pCR 率。

2. BrighTNess 研究（$n=635$）　该研究纳入者均为潜在可手术治愈的三阴性乳腺癌患者。第一阶段治疗分为紫杉醇（每周静脉注射 80 mg/m^2，共给药 12 次）+卡铂（曲线下面积每分钟 6 mg/ml，每 3 周静脉注射 1 次，共 4 个疗程）+维利帕尼（口服 50 mg，每天 2 次）（A 组）、紫杉醇+卡铂+维利帕尼的安慰剂（每天 2 次）（B 组）、紫杉醇+卡铂的安慰剂（每 3 周给药 1 次，共 4 个疗程）+维利帕尼的安慰剂（C 组）。第一阶段治疗结束后，所有患者进入第二阶段治疗，方案为每 2~3 周多柔比星+环磷酰胺给药 1 次，共 4 个疗程。结果提示，将卡铂和维利帕尼添加到紫杉醇中可改善三阴性乳腺癌患者的 pCR 率，虽然会增加毒性，但仍在可控范围内。

3. CREATE-X/JBCRG-04 研究（$n=910$）　该研究纳入 910 例接受过蒽环类或紫杉醇或联合新辅助化疗而未达 pCR 的 HER-2 阴性乳腺癌患者，术后随机给予标准 8 个疗程的卡培他滨治疗。生存数据显示，加或不加卡培他滨组患者的 2 年 DFS 率分别为 82.8% 和 74.0%，估算 5 年 DFS 率分别为 74.1% 和 67.7%（$P=0.005$）；DFS 亚组分析结果表明，无论 HR 状态如何，患者均能够从卡培他滨治疗中获益。

（复旦大学附属肿瘤医院　王碧芸）

【核心体会】

三阴性局部晚期乳腺癌的新辅助治疗方案仍需进一步研究。

（复旦大学附属肿瘤医院　王碧芸）

参 考 文 献

［1］O'Shaughnessy J，Miles D，Vukelja S，et al. Superior survival with capecitabine plus docetaxel combination therapy in anthracycline-pretreated patients with advanced breast cancer：phase Ⅲ trial results. J Clin Oncol，2002，20（12）：2812-2823.

［2］Biganzoli L，Wildiers H，Oakman C，et al. Management of elderly patients with breast cancer：updated recommendations of the International Society of Geriatric Oncology（SIOG）and European Society of Breast Cancer Specialists（EUSOMA）. Lancet Oncol，2012，13（4）：148-160.

［3］Gradishar WJ，Anderson BO，Balassanian R，et al. NCCN guidelines insights breast cancer，Version 1. 2016. J Nati Compr Canc Netwk，2015，13（12）：1475-1485.

［4］中国抗癌协会乳腺癌专业委员会. 中国抗癌协会乳腺癌诊治指南与规范（2017 版）. 中国癌症杂志，2017，27（9）：695-760.

［5］Von Minckwitz G，Schneeweiss A，Loibl S，et al. Neoadjuvant carboplatin in patients with triple-negative and HER2-positive early breast cancer（GeparSixto；GBG 66）：a randomised phase 2 trial. Lancet Oncol，2014，15（7）：747-756.

［6］Loibl S，O'Shaughnessy J，Untch M，et al. Addition of the PARP inhibitor veliparib plus carboplatin or carboplatin alone to standard neoadjuvant chemotherapy in triple-negative breast cancer（BrighTNess）：a randomised，phase 3 trial. Lancet Oncol，2018，19（4）：497-509.

［7］Jassem J. Highlights from the San Antonio Breast Cancer Symposium 2015. ESMO Open，2016，1（1）：e000043.

病例 28　HR 阳性乳腺癌颈椎椎体转移 1 例

张立功[*]　钱　军

蚌埠医学院第一附属医院

【病史及治疗】

➤ 患者，女性，40 岁（1978 年出生），未停经，月经初潮年龄 12 岁，月经正常，否认家族性肿瘤病史。

➤ 2016-03-07 患者发现左侧乳房肿块。

➤ 2016-09-14 患者入院。查体发现，左侧乳房外上象限可扪及大小约 6.0 cm×5.0 cm×5.0 cm 的质硬肿块，表面粗糙，边界不清，活动度欠佳，左乳头凹陷；右侧乳房外下象限 7 点钟位置可扪及大小约 1.0 cm×1.0 cm×1.5 cm 的质韧肿块，表面光滑；挤压双乳头无溢血、溢液；左侧腋窝可触及肿大淋巴结，未融合，右侧腋窝及双侧锁骨上未触及异常肿大淋巴结。

➤ 2016-09-14 术前穿刺病理示右侧乳腺良性病变，左侧乳腺癌，左侧腋窝淋巴结转移。同患者及家属沟通，建议患者行新辅助化疗，但患者拒绝。

➤ 2016-09-15 血常规示白细胞计数 5.90×10^9/L、红细胞计数 4.51×10^{12}/L、血红蛋白 125 g/L；生化常规示谷丙转氨酶 17 U/L、谷草转氨酶 19 U/L。

➤ 2016-09-15 乳腺超声示右侧乳腺 7 点钟位置边缘见 1.0 cm×1.6 cm 低回声灶，边界清楚，外形规则；左侧乳腺 2~4 点钟位置见 2.0 cm×3.2 cm 及 1.9 cm×2.6 cm 实质性低回声灶，边界不清楚、毛糙，外形不规则，内见直径 0.8 cm 以下强光斑数个，肿块内见点状动脉血流；左侧腋窝见 1.2 cm×1.8 cm 以下低回声灶数个，边界清楚，外形尚规则，相互融合，未见明显皮、髓质。超声印象为右侧乳腺腺瘤、左侧乳腺癌。

➤ 2016-09-15 腹部超声示肝、脾、胰腺、双肾、后腹膜未见明显异常。

➤ 2016-09-15 乳腺钼靶示右侧乳腺外后方一个致密结节影，大小约 1.0 cm×1.5 cm，边缘清楚；左侧乳腺外上象限见结节样致密影，大小约 3.0 cm×3.9 cm，边缘模糊，邻近血管影增粗、增多。钼靶印象为右侧乳腺结节（BI-RADS 2）、左侧乳腺局灶致密影（BI-RADS 5），需要结合临床。

➤ 2016-09-17 ECT 示未见骨转移病变。

➤ 2016-09-18 患者行左侧乳腺癌改良根治术+右侧乳腺肿块切除术。术后病理示左侧乳腺浸润性癌，符合分泌黏液的癌（混合性），其中浸润性导管癌 60%、黏液癌 40%，左侧腋窝淋巴结阳性（10/15）；右侧乳腺叶状肿瘤，良性，长径 1.2 cm，部分导管上皮显著增生。免疫组织化学示 ER（+++）、PR（+）、CerbB-2（+）、P53（+）、Ki-67（约 70%+）。

---

*通信作者，邮箱：99312869@qq.com

> 2016-10-05 FISH 示 *HER-2/neu* 基因无扩增。

【病史及治疗续一】

> 2016-10-15、2016-11-12、2016-12-14、2017-01-08、2017-02-04、2017-03-01 患者行6 个疗程化疗，具体方案为 TEC（多西他赛 100 mg，表柔比星 120 mg，环磷酰胺 800 mg，第 1 天，每 3 周 1 次），过程顺利。

> 2017-04-03 患者行术后辅助放疗，腋窝+胸壁放疗 50Gy（5 周，25 次）。

> 2017-05-02 患者开始行托瑞米芬（60 mg，每天 1 次）内分泌治疗。期间定期复查。

> 2017-12-11 患者开始出现明显骨痛症状。

【辅助检查】

> 2017-12-22 颈椎 MRI 示 C_4 椎体稍变扁，其与邻近左侧椎弓根见片状长 T_1、长 T_2 信号影，考虑 C_4 椎体及其左侧附件转移瘤。

> 2017-12-29 骨 ECT 全身显像（图 28-1）示颈椎上段（后位）及 L_4 椎体放射性摄取增高，需要结合临床及其他检查。

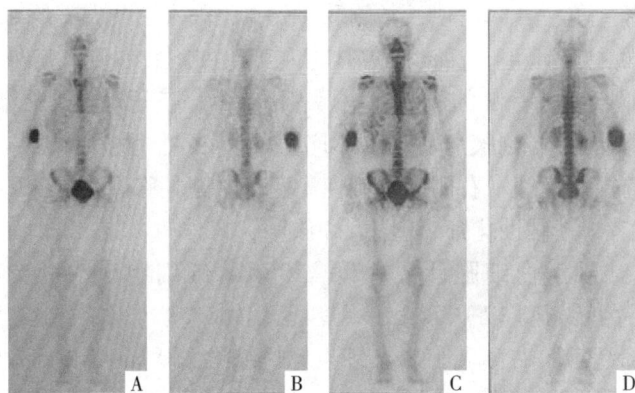

图 28-1　2017-12-29 骨 ECT 全身显像

注：静脉注射示踪剂约 3 小时行全身骨骼前位和后位显像，全身骨骼摄取好，显影清晰，左右结构基本对称，颈椎上段（后位）及 L_4 椎体放射性摄取增高，颈部其余诸骨未见明显异常放射性增高及减低区；A. 前位相；B. 后位相；C. 前位相高对比；D. 后位相高对比

【本阶段小结】

本例患者为 Luminal B 型乳腺癌患者，年龄 40 岁，有 10 个淋巴结转移，Ki-67 阳性率为 70%，属于高危患者，化疗方案为 TEC，放疗和辅助内分泌治疗能有效降低相对复发风险。但辅助内分泌治疗仅行托瑞米芬，可以给予依西美坦联合 OFS 以进一步减少复发。

【病史及治疗续二】

> 2017-12-31 给予患者多西他赛（120 mg，第 1 天）+卡培他滨（1.5 g，口服，每天 2 次，第 1~14 天）+唑来膦酸（4 mg）治疗。

> 2018-01-11 椎体 PET-CT（图 28-2）示左侧乳腺癌术后，C_4、T_6 骨转移，L_4 局部骨质密

度不均，未见明显^{18}F-氟代脱氧葡萄糖（^{18}F-fluorodeoxyglucose，^{18}F-FDG）代谢增高，需要结合其他影像学检查；右侧上颌窦慢性炎症。

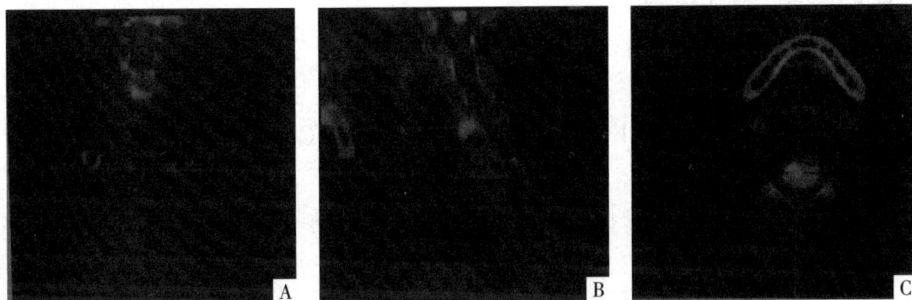

图 28-2　2018-01-11 椎体 PET-CT

注：A、B、C. C_4 局部骨质破坏，放射性摄取异常增高，最大标准摄取值为 5.5

➢ 2018-01-15 颈部 X 线片示 C_4 椎体压缩伴局部骨质异常，需要进一步检查。

➢ 2018-01-16 颈部 MRI 示 C_4 椎体及其附件骨转移；$C_{5\sim6}$ 椎体点状强化，转移待排除。

➢ 2018-01-17 颈部 CT 三维重建示 C_4 椎体及其左侧附件区骨质破坏伴病理性骨质，结合病史考虑转移，C_4 水平椎管略窄；$C_{5\sim6}$ 局部骨质密度减低，倾向转移。

➢ 2018-01-17 患者至复旦大学附属肿瘤医院就诊，行经皮穿刺椎体成形术+颈椎肿瘤切除内固定术。

➢ 2018-01-30、2018-02-26、2018-03-19、2018-04-12、2018-05-06 给予患者 5 个疗程化疗，具体为多西他赛（120 mg，第 1 天）+卡培他滨（1.5 g，口服，每天 2 次，第 1~14 天）+唑来膦酸（4 mg），每 3~4 周为 1 个疗程。后续给予卡培他滨（1.5 g，口服，每天 2 次）维持治疗。

➢ 2018-02-07 复旦大学肿瘤医院颈椎肿瘤切除标本（送检组织大小约 3.0 cm×2.0 cm×1.0 cm）病理示腺癌，结合病史及免疫组织化学结果［AR（+）、GATA3（-/+）、GCDFP-15（+）、Mammaglobin（+）、S-100（-）、ER（中，>80% +）、PR（-）、HER-2（0）、Ki-67（30%+）］，符合乳腺癌转移。

【本阶段小结】

本例患者在辅助内分泌治疗 7 个月内出现进展，属于内分泌原发性耐药。但其是否存在初诊即Ⅳ期乳腺癌的可能，如溶骨性骨转移等在早期识别不明显，这种情况下选择具有克服内分泌耐药的靶向药物联合内分泌治疗可能获益，如依西美坦+依维莫司、palbociclib+来曲唑。

本例患者在出现多发性骨转移时并没有出现内脏转移。根据美国 NCCN 指南，对于绝经后 HR 阳性晚期乳腺癌患者，在没有内脏危象的前提下可首选内分泌治疗。但考虑本例患者在较短时间内出现骨转移，且颈椎上段（后位）及 L_4 椎体放射性摄取增高，为防止出现病理性骨折累及椎管，初步处理给予化疗结合双膦酸盐治疗及椎体局部固定防止患者出现高位截瘫。

【专家点评】

本例患者为绝经前 HR 阳性、HER-2 阴性乳腺癌患者，主观治疗决策较为规范，但因部分客观因素导致治疗欠规范，诊疗过程中有以下几点值得讨论。

1. 本例患者起病时为 $cT_3N_2M_0$、ⅢA 期。根据国内外指南，建议起病分期晚（肿块>5 cm，腋窝淋巴结转移）且类型特殊（如 HER-2 阳性或三阴性）的乳腺癌患者首选新辅助化疗。目的在于缩小肿瘤体积，达到降期的目的，且通过新辅助化疗明确肿瘤组织对不同化疗药物的敏感程度。本例患者在疾病诊断初期仅针对病灶部位肿块进行穿刺，未进一步明确病理分型，且因个人原因拒绝了新辅助化疗，在治疗中造成遗憾。

2. 本例患者在接受手术治疗后，根据术后病理分期及分型，诊断为左侧乳腺癌 [$pT_x N_3 M_0$、ⅢC 期，部分浸润性癌、部分黏液癌，Luminal B（HER-2 阴性）型]。术后有化疗、放疗及内分泌治疗指征。关于辅助化疗，基于 BCIRG-005 研究的结果，AC-T 方案与 TAC 方案在 DFS 和 OS 方面等效；但在血液学毒性反应方面，AC-T 方案低于 TAC 方案。并且，美国 NCCN 指南和《中国临床肿瘤学会（CSCO）乳腺癌诊疗指南（2018. V1）》均推荐具有高复发风险的患者首选密集型 AC-T 方案化疗。关于辅助内分泌治疗，基于 TEXT&SOFT 联合分析的结果，推荐具有高复发风险的绝经前 HR 阳性乳腺癌患者选择 OFS+依西美坦作为标准治疗方式。本例患者属于高复发风险人群，内分泌治疗应加强。

3. 本例患者在内分泌治疗 7 个月后出现骨痛，进一步检查诊断为左侧乳腺癌多发性骨转移。对于无内脏危象的 HR 阳性、HER-2 阴性乳腺癌患者，各大指南均推荐首选内分泌治疗，但结合本例患者辅助内分泌治疗用药时长，考虑内分泌原发性耐药，且合并骨痛症状，一线给予化疗是合理的选择。本例患者在经过 6 个疗程 TX 方案治疗后，病情稳定，改用卡培他滨单药维持治疗也是目前临床常用的策略。对于这类 HR 阳性、HER-2 阴性患者，可给予化疗维持或内分泌维持或两者共同维持，但目前暂无明确的循证医学证据证明哪种维持治疗更好。一项小样本的回顾性临床研究提示，卡培他滨+AI 较单药 AI 或卡培他滨有更长的 PFS（21 个月 *vs.* 15 个月 *vs.* 8 个月），但 2 年的 OS 率及 5 年的 OS 率无统计学差异。目前，该结论仍需要大量的研究数据佐证，且尚未进入指南推荐。

（湖南省肿瘤医院　欧阳取长）

本例患者为 HR 阳性、HER-2 阴性局部晚期乳腺癌患者，根据目前的临床诊疗指南，推荐新辅助治疗，但其拒绝行新辅助化疗而选择直接手术。术后病理分期为ⅢC 期，提示其具有高复发风险，以及有辅助化疗、放疗、内分泌治疗的指征。对于辅助化疗方案的选择，美国 NCCN 指南推荐具有高复发风险的患者首选密集型 AC-T 方案。BCIRG-005 研究的结果提示，AC-T 方案与 TAC 方案在 DFS 和 OS 方面效果相似，但是 AC-T 方案的血液学毒性明显低于 TAC 方案。对于辅助内分泌治疗的选择，推荐具有高复发风险的绝经前 HR 阳性乳腺癌患者选择 OFS+依西美坦。本例患者仅应用选择性 ER 调节药，治疗有不足之处。

本例患者在术后 1 年左右出现骨痛，骨显像证实为多发性骨转移。ABC3 指南将内分泌治疗耐药分为原发性耐药和继发性耐药。原发性耐药是指辅助内分泌治疗 2 年内或晚期一线内分泌治疗不超过 6 个月即出现肿瘤复发转移或进展。继发性耐药是指辅助内分泌治疗超过 2 年或结束后 1 年内出现复发转移，或一线内分泌治疗超过 6 个月出现肿瘤进展。本例患者 DFS 短，可能存在内分泌原发性耐药，一线治疗选择解救化疗是可以的。给予本例患者 6 个疗程 TX 方案后继续卡培他滨维持治疗，也是目前临床常用的方案。对于 HR 阳性、HER-2 阴性乳腺癌患者，在解救化疗控制病情后是选择化疗维持还是内分泌治疗维持或两者合用，目前没有循证医学证据。此外，这类患者如果考虑存在内分泌治疗原发性耐药，二线内分泌治疗方案可选择能够克服内分泌耐药的靶向药物联合内分泌治疗，如 CDK4/6 抑制药+来曲唑/氟维司群、依西美坦+依维莫司。考虑本例患者未绝经，内分泌治疗需要联合 OFS，并且全程的骨修复治疗和保持骨稳定性的局部治疗也必不可少。

（上海交通大学医学院附属仁济医院　林燕苹　陆劲松）

【指南背景】

1. 2018 年美国 NCCN 指南　术前行全身治疗的优势在于可以改善手术，即能够使不可手术的肿瘤可以手术，也可以使可手术患者降期保乳。根据肿瘤对治疗的反应，早期乳腺癌患者，尤其是一些特殊类型的乳腺癌（三阴性或 HER-2 阳性）患者，新辅助治疗后取得 pCR 能够获得更好的DFS 及 OS。术前治疗还能使医师辨别哪些患者适合在辅助治疗中使用一些新的药物，尤其是标准术前治疗后仍有明显肿瘤残余的患者。根据 SOFT&TEXT 联合分析的结果，具有高复发风险的绝经前 HR 阳性乳腺癌患者（如年轻、肿瘤分级高、淋巴结转移）内分泌治疗选择 5 年 OFS 联合 AI。对于Ⅳ期或复发转移性乳腺癌的内分泌治疗，ER 和（或）PR 阳性的复发转移性乳腺癌患者可接受内分泌治疗；而 HR 阴性、转移灶并不局限于骨或软组织、伴有症状的内脏转移或 HR 阳性但对内分泌治疗耐药的患者应接受化疗。

2.《中国临床肿瘤学会（CSCO）乳腺癌诊疗指南（2018. V1）》　对于肿块>5 cm 的患者、有腋窝淋巴结转移的患者、HER-2 阳性患者、三阴性乳腺癌患者，均推荐新辅助治疗；对于具有高复发风险的 HR 阳性患者，辅助内分泌治疗推荐 OFS+AI；对于 HR 阳性、HER-2 阴性患者，在没有内脏危象的情况下，可首选内分泌治疗。

（湖南省肿瘤医院　欧阳取长）

【循证背景】

1. BCIRG-005 研究　该研究在中位随访 65 个月时，预估两组（TAC 方案组和 AC-T 方案组）5 年 DFS 率均为 79%（$HR=1.0$，$95\%CI$：$0.86\sim1.16$，$P=0.98$），两组 5 年 OS 率分别为 88% 和89%（$HR=0.91$，$95\%CI$：$0.75\sim1.11$，$P=0.37$）。TAC 方案与发热性中性粒细胞减少和血小板减少相关，AC-T 方案与感觉神经病变、指甲变化和肌痛相关。两组中性粒细胞减少性感染的发生率相似。因此认为，3 种药物的序贯和联合治疗方案疗效相同，但不良反应不同。

2. TEXT&SOFT 联合分析（Ⅲ期）　该联合分析比较依西美坦/TAM+OFS 治疗绝经前 HR 阳性早期乳腺癌患者的疗效。结果显示，两组 OS 无显著性差异；相比于 TAM+OFS，依西美坦+OFS可显著改善 DFS、无乳腺癌间期（breast cancer-free interval，BCFI）和无远处复发间期（distant re-currence-free interval，DRFI），是绝经前 HR 阳性早期乳腺癌患者新的治疗选择；部分被确诊为绝经前 HR 阳性乳腺癌的患者有非常良好的预后，单纯内分泌治疗对其效果显著。

（湖南省肿瘤医院　欧阳取长）

【核心体会】

对于起病分期晚、肿块大、有腋窝淋巴结转移的乳腺癌患者，结合其病理分型，若有新辅助化疗指征，推荐新辅助化疗。对于术后评估有高复发风险的患者，辅助治疗需要升阶加强，以尽量延长患者的 DFS。

（湖南省肿瘤医院　欧阳取长）

参 考 文 献

[1] Gradishar WJ, Anderson BO, Balassanian R, et al. NCCN guidelines insights breast cancer, Version 1. 2016. J Natl Compr Canc Netwk, 2015, 13（12）：1475-1485.

[2] 江泽飞，陈佳艺，牛晓辉，等. 乳腺癌骨转移和骨相关疾病临床诊疗专家共识（2014 版）. 中华医学杂志，2015，95（4）：241-247.

[3] Mackey JR，Pienkowski T，Crown J，et al. Long-term outcomes after adjuvant treatment of sequential versus combination docetaxel with doxorubicin and cyclophosphamide in node-positive breast cancer：BCIRG-005 randomized trial. Ann Oncol，2016，27：1041-1047.

[4] Francis PA，Pagani O，Fleming GF，et al. Tailoring Adjuvant Endocrine Therapy for Premenopausal Breast Cancer. N Engl J Med，2018，379：122-137.

[5] Cardoso F，Costa A，Senkus E，et al. 3rd ESO-ESMO International Consensus Guidelines for Advanced Breast Cancer（ABC 3）. Ann Oncol，2017，28：3111.

[6] Finn RS，Martin M，Rugo HS，et al. Palbociclib and Letrozole in Advanced Breast Cancer. N Engl J Med，2016，375：1925-1936.

[7] Turner NC，Ro J，Andre F，et al. Palbociclib in Hormone-Receptor-Positive Advanced Breast Cancer. N Engl J Med，2015，373：209-219.

[8] Baselga J，Campone M，Piccart M，et al. Everolimus in postmenopausal hormone-receptor-positive advanced breast cancer. N Engl J Med，2012，366：520-529.

[9] Eiermann W，Pienkowski T，Crown J，et al. Phase Ⅲ study of doxorubicin/cyclophosphamide with concomitant versus sequential docetaxel as adjuvant treatment in patients with human epiderman growth factor receptor 2-normal，node-positive breast cancer：bcirg-005 trial. J Clin Oncol，2011，29（29）：3877-3884.

[10] Prasad V. Exemestane with ovarian suppression in premenopausal breast cancer. N Engl J Med，2014，371（14）：1358-1359.

病例 29　左侧乳腺导管内癌术后肝转移 1 例

张立功* 　钱　军

蚌埠医学院第一附属医院

【病史及治疗】

➤ 患者，女性，1962 年出生，已绝经 1 年。否认肝炎病史，否认食物、药物过敏史，否认家族遗传病史。

➤ 2015-01-31 患者因发现左乳头溢血 20 天于北京某医院就诊。查体发现，双乳对称，发育正常，形态正常，未触及明确肿块，轻压痛，左乳头溢液，呈暗红色，量不多，无乳头凹陷、橘皮样改变。

➤ 2015-01-31 乳腺超声（图 29-1）示左侧乳腺导管局部扩张伴实性回声充填及钙化灶，导管内病变。

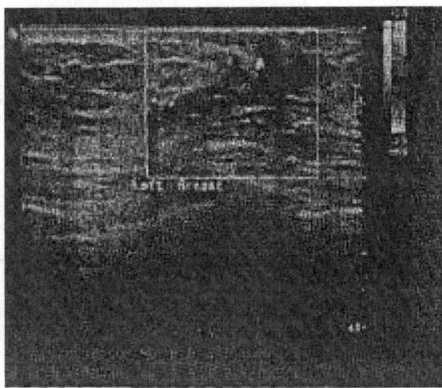

图 29-1　2015-01-31 乳腺超声

➤ 2015-02-26 患者行左侧乳腺区段切除活检，术中冷冻示左侧乳腺导管内癌，待石蜡多取材，以明确有无浸润；进一步行左侧乳房切除，术后病理示左侧乳腺导管内癌 2 处，局灶微浸润，大小约 3.5 cm×2.0 cm×0.8 cm、1.1 cm×0.9 cm×0.3 cm，周围乳腺呈腺病改变，乳头及基底切缘未见癌。免疫组织化学示 HER-1（+++）、HER-2（+++）、P53（部分弱+）、Cyclin D1（30%）、ER（20%+）、Ki-67（30%+）、P63（导管内癌周围+，局部-）、PR（15%+）、Topo-Ⅱa（15%+）、SM-MHC（导管内癌周围+，局部-）、P120（+）、CK5（导管内癌周围+，局部-）。

---

* 通信作者，邮箱：邮箱 99312869@qq.com

➢ 2015-03-03 术后给予来曲唑（口服，每天 2.5 mg），定期复查。

【病史及治疗续一】

➢ 2017-11-07 患者原医院复查。上腹部 MRI（图 29-2）示肝内多发少血供结节，考虑肝转移可能。为进一步治疗转入蚌埠医学院第一附属医院。

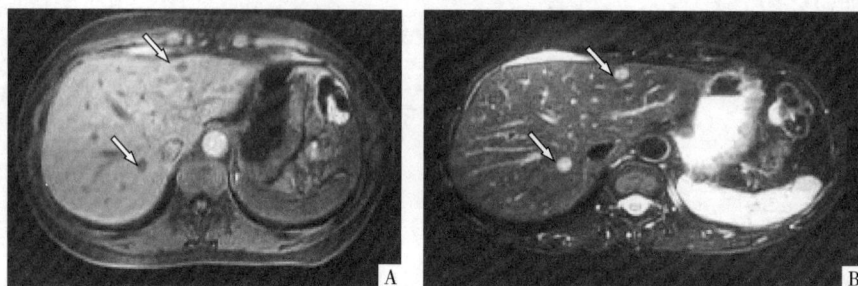

图 29-2　2017-11-07 上腹部 MRI

注：A. 肝内可见直径约 1.1 cm 以下多个稍长 T_1、稍长 T_2 异常信号结节；B. DWI 呈结节状高信号

➢ 2017-11-11 血常规示白细胞计数 3.53×10^9/L、红细胞计数 3.97×10^{12}/L、血红蛋白 117 g/L。生化常规示谷丙转氨酶 52 U/L、谷草转氨酶 48 U/L。

➢ 2017-11-13 患者行肝穿刺，病理示肝转移性腺癌。免疫组织化学示 ER（+++）、PR（-）、HER-2（++）、P53（-）、GCDFP-15（-）、CA153（+）、GATA-3（+）、Ki-67（约 40%+）。

➢ 2017-11-14 ECT 示未见骨转移。

➢ 2017-11-16 PET-CT（29-3）示右侧颈部及右侧腋窝局部淋巴结 ^{18}F-FDG 代谢增高，考虑炎性淋巴结；肝内多发低密度结节影，^{18}F-FDG 代谢稍增高，为转移瘤。

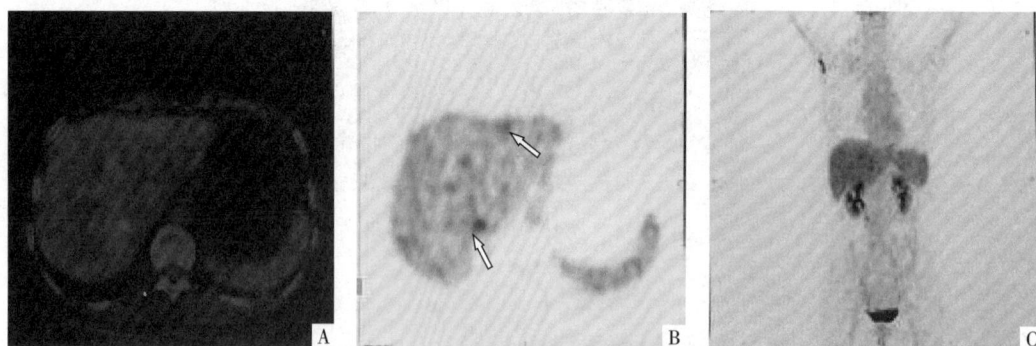

图 29-3　2017-11-16 PET-CT

注：A、B. 肝内多发低密度结节影，^{18}F-FDG 代谢稍增高，转移瘤；C. 右侧颈部及右侧腋窝局部淋巴结 ^{18}F-FDG 代谢增高，考虑炎性淋巴结

➢ 2017-11-18 FISH 检测示 HER-2 信号呈点状分布，HER-2 信号总数/CSP17 信号总数比值为 1.13，HER-2 平均拷贝数为 2.34，HER-2/neu 基因无扩增（-）。

【病史及治疗续二】

➢ 2017-11-18、2017-12-12、2018-01-06、2018-02-01 给予患者多西他赛（120 mg，第 1 天）+卡铂（400 mg，第 1 天）化疗 4 个疗程，每 3 周为 1 个疗程。

➢ 2018-03-05 患者复查。上腹部 MRI（图 29-4）示肝实质信号欠均匀，未见明显异常强化信号，结合临床，并与 2017-11-07 上腹部 MRI 比较，疗效评估 CR。

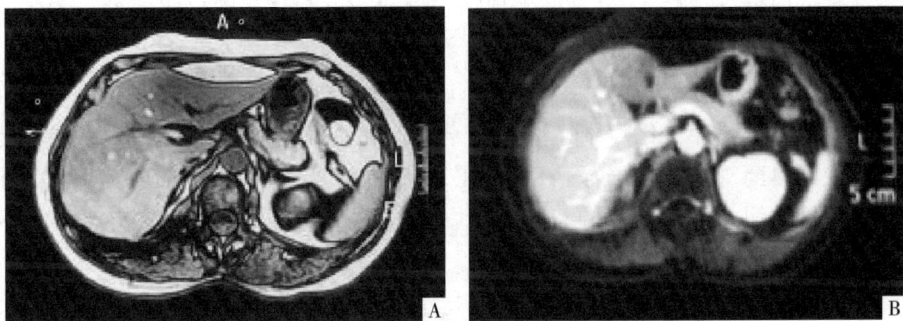

图 29-4　2018-03-05 上腹部 MRI（平扫+增强）

注：A. 肝实质内信号欠均匀；B. 增强后肝实质内未见明显异常强化信号

【本阶段小结】

本例患者给予来曲唑治疗 2 年余出现疾病进展。根据 ABC2 指南，内分泌治疗 2 年后出现疾病进展考虑为内分泌治疗继发性耐药。ABC2 指南明确指出，HR 阳性、HER-2 阴性乳腺癌患者在出现无症状内脏转移的情况下可给予内分泌治疗；但 2015 年美国 NCCN 指南指出，内分泌治疗中出现疾病进展可以考虑开始化疗。本例患者术后 2 年余出现肝转移，属于内脏转移且伴有肝功能异常，疾病进展，治疗拟行多西他赛+卡铂联合化疗，根据 FISH 检测结果判断是否加用曲妥珠单抗。

【病史及治疗续三】

➢ 2018-03-10 患者开始行依维莫司（每天 5 mg）+依西美坦（每天 25 mg），至本病例总结时（2018-06）疗效评估 SD。

【本阶段小结】

本例患者为 HR 阳性、HER-2 阴性转移性乳腺癌患者，辅助治疗给予内分泌治疗，2 年余出现肝转移伴肝功能异常，一线治疗选择化疗快速控制肿瘤，疗效评估 CR，病情稳定后给予内分泌维持治疗。

本例患者来曲唑一线内分泌治疗有疗效，病情稳定 33 个月后进展，考虑为内分泌治疗继发性耐药，主要原因为生长因子信号通路激活等，可考虑加用 mTOR 抑制药及细胞周期依赖性激酶抑制药等逆转耐药药物或更换为无交叉耐药的氟维司群，使其从内分泌治疗中继续获益。

【专家点评】

本例患者术后病理属于导管内癌伴微浸润，免疫组织化学示 ER（20%+）、PR（15%+）、

HER-2（+++）、Ki-67（30%+），无辅助化疗，行辅助内分泌来曲唑治疗 33 个月出现多发性肝转移。肝穿刺病理示转移性腺癌，免疫组织化学示 ER（+++）、PR（-）、HER-2（++）、Ki-67（约 40%+）。FISH 检测示 HER-2/neu 基因无扩增（-）。本例患者分子分型在乳腺癌原发灶和转移灶之间发生转换，转换原因其一可能是原发灶 HER-2（+++）在导管内癌的表达情况，其 HER-2 在导管内癌阳性率可达 70% 以上，但无须抗 HER-2 靶向治疗；其二可能是肿瘤异质性，包括抗肿瘤治疗后的 HER-2 等分子的表达会发生 10%~20% 的演变。本例患者在乳腺癌发生肝转移阶段行二次活检，明确了 HR 和 HER-2 状态，为诊断和后续治疗方案提供依据。

本例患者在辅助内分泌治疗 33 个月后出现疾病进展，可能存在内分泌耐药。当肿瘤为临床进展性疾病必须得到快速缓解或肿瘤可能存在内分泌治疗耐药时，晚期一线治疗可考虑首选化疗。本例患者一线行多西他赛+卡铂化疗，疗效评估 CR，完成 6~8 个疗程后可考虑维持治疗，包括化疗维持治疗和内分泌维持治疗。化疗维持方案可选用原化疗双药方案、原方案中的单药方案或换用低毒且口服方便的单药（卡培他滨等）。内分泌维持治疗可选方案包括依西美坦、氟维司群、托瑞米芬，可联合依维莫司、CDK4/6 抑制药等。本例患者选择了依西美坦联合依维莫司内分泌维持治疗，疗效明确，至截稿时病情仍稳定。

（辽宁省肿瘤医院　张　亮　吴　朔　孙　涛）

【指南背景】

1.《中国临床肿瘤学会（CSCO）乳腺癌诊疗指南（2018. V1）》 解救化疗的适应证，具备以下 1 个因素即可考虑首选化疗：HR 阴性、有症状的内脏转移、HR 阳性但对内分泌治疗耐药。

2. ABC3 指南 当 HR 阳性、HER-2 阴性、能从内分泌治疗中获益的乳腺癌患者出现复发转移时，可继续应用内分泌治疗。

3. 美国 NCCN 指南 对于 ER 和（或）PR 阳性、HER-2 阴性转移性乳腺癌患者，1 年内接受过内分泌治疗，并且有明显症状的内脏转移，可考虑开始化疗；若表现为无症状的内脏转移，且没有对内分泌治疗耐药，可考虑再给予 1 次内分泌治疗。

（辽宁省肿瘤医院　张　亮　吴　朔　孙　涛）

【循证背景】

BOLERO-2 研究（$n = 724$）的结果显示，依维莫司（每天 10 mg）联合依西美坦（每天 25 mg）较安慰剂联合依西美坦在绝经后 HR 阳性、非甾体类 AI 治疗后复发或进展的乳腺癌患者中的 PFS 显著延长（研究者评估：7.8 个月 vs. 3.2 个月，$HR = 0.45$，95% CI：0.38~0.54，$P<0.0001$；中心评估：11.0 个月 vs. 4.1 个月，$HR = 0.38$，95% CI：0.31~0.48，$P<0.0001$）。在内脏转移亚组中，两组 PFS 为 6.83 个月和 2.76 个月（$HR = 0.47$，95% CI：0.37~0.60，$P<0.0001$）。

（辽宁省肿瘤医院　张　亮　吴　朔　孙　涛）

【核心体会】

HR 阳性、HER-2 阴性乳腺癌患者出现复发转移时，肿瘤负荷大或存在有症状的内脏危象可行全身化疗，疾病稳定后可更换为低毒且口服方便的化疗维持方案或内分泌治疗。

（辽宁省肿瘤医院　张　亮　吴　朔　孙　涛）

参 考 文 献

[1] Campone M, Bachelot T, Gnant M, et al. Effect of visceral metastases on the efficacy and safety of everolimus in postmenopausal women with advanced breast cancer: subgroup analysis from the BOLERO-2 study. Eur J Cancer, 2013, 49 (12): 2621-2632.

[2] Cardoso F, Costa A, Senkus E, et al. 3rd ESO-ESMO international consensus guidelines for advanced breast cancer (ABC3). Ann Oncol, 2017, 28 (1): 16-33.

[3] Gradishar WJ, Anderson BO, Balassanian R, et al. NCCN Guidelines Insights Breast Cancer, Version 1. 2016. Journal of The National Comprehensive Cancer Network, 2015, 13 (12): 1475-1485.

[4] Robertson JF, Lindemann JP, Llombart-Cussac A, et al. Fulvestrant 500 mg versus anastrozole 1 mg for the first-line treatment of advanced breast cancer: follow-up analysis from the randomized "FIRST" study. Breast Cancer Res Treat, 2012, 136 (2): 503-511.

病例 30　HR 阳性乳腺癌术后肝、骨转移 1 例

张　霞[*]

同济大学附属东方医院

【病史及治疗】

➤ 患者，女性，65 岁（1950 年出生），已绝经。

➤ 1998-05-13 患者因发现左侧乳房肿块行左侧乳腺癌根治术。术后病理示左侧乳腺浸润性导管癌（部分为黏液癌，Ⅱ级），大小约 3.0 cm×2.5 cm×2.0 cm，淋巴结未见癌转移（0/10）。免疫组织化学示 ER（+++）、PR（++）、HER-2（-），Ki-67（30%）。

➤ 患者术后未行放化疗，口服 TAM 内分泌治疗 5 年后自行停药。

➤ 2015-03 患者出现腰痛，活动时明显，至同济大学附属东方医院就诊。

【辅助检查】

➤ 2015-03-27 肿瘤标志物示 CA153 41.08 U/ml↑，CEA 60.93 μg/L↑。

➤ 2015-03-27 腰椎 MRI（图 30-1）示腰椎及所示部分胸椎多发结节状异常信号改变，考虑转移可能。

【病史及治疗续一】

➤ 2015-04-10 至 2015-04-23 以 $T_{11\sim12}$ 椎体为靶区放疗，剂量为 30Gy/10 次，放疗后给予来曲唑内分泌治疗。同时给予唑来膦酸抗骨转移。

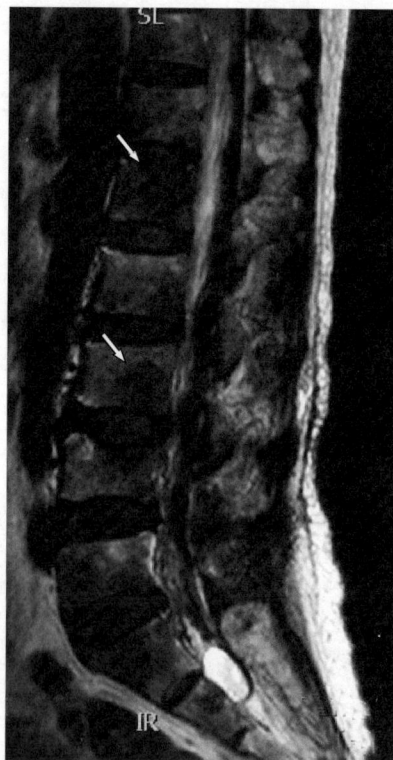

图 30-1　2015-03-27 腰椎 MRI

【本阶段小结】

本例患者为绝经后女性，术后内分泌治疗 5 年，未行放化疗。2015-03 肿瘤评估示全身多发性骨转移，考虑其胸背部痛明显，故给予局部放疗，同时给予唑来膦酸抗骨转移。考虑本例患者

---

* 通信作者，邮箱：zhangxia010203@126.com

没有合并内脏转移，故放疗结束后给予来曲唑姑息内分泌治疗。

【病史及治疗续二】

> 2015-05-29 中上腹部 CT（图 30-2）示肝左内叶包膜下类圆形占位，结合病史，考虑转移瘤可能性大（靶病灶 1.6 cm）。

> 2015-06-01 患者行超声引导下肝实质活检术，病理示腺癌，结合病史首先考虑乳腺癌肝转移。免疫组织化学示 ER（+++）、PR（+）、HER-2（-）、Ki-67（40%）。

> 2015-06-16 至 2016-10-08 给予患者 TX 方案（多西他赛 110 mg，第 1 天；卡培他滨 1.5 g，每天 2 次，第 1~14 天；每 3 周为 1 个疗程）6 个疗程，期间同时给予唑来膦酸抗骨转移（每 28 天 1 次），每 2 个疗程行肿瘤评估。

> 2015-07-25 2 个疗程化疗后，肿瘤评估示肝靶病灶 PR（靶病灶 1.0 cm）（图 30-3）。

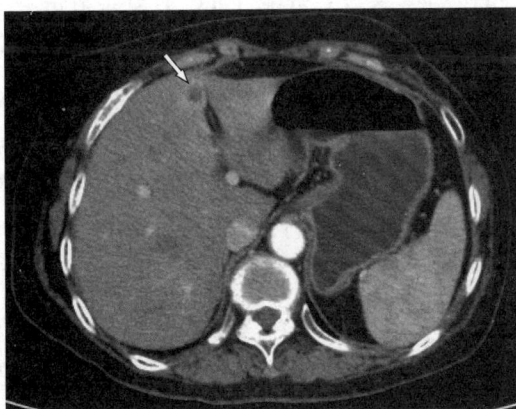

图 30-2　2015-05-29 中上腹部 CT

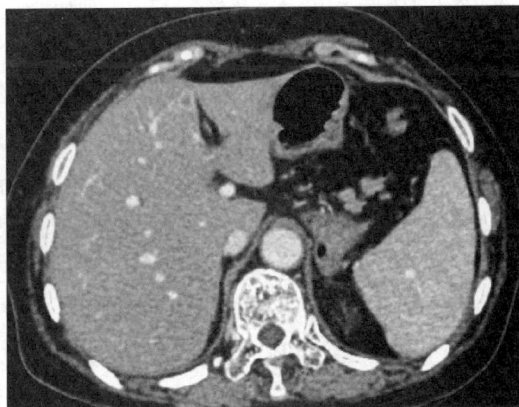

图 30-3　2015-07-25 中上腹部 CT

> 2015-09-09 4 个疗程化疗后，肿瘤评估示肝靶病灶持续 PR（靶病灶 0.8 cm）（图 30-4）。

> 2015-10-10 6 个疗程化疗后，肿瘤评估肝靶病灶持续 PR（靶病灶 0.5 cm）（图 30-5）。

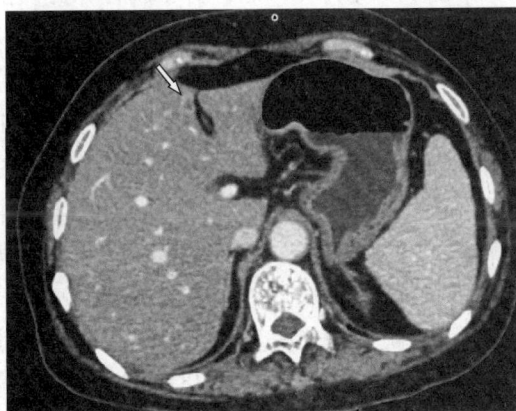

图 30-4　2015-09-09 中上腹部 CT

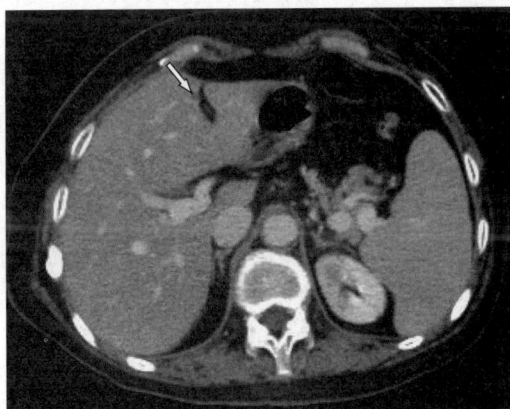

图 30-5　2015-10-10 中上腹部 CT

➤ 2015-11-12 患者行肝转移病灶射频消融术。术后口服单药卡培他滨（1.5 g，每天 2 次，第 1~14 天，每 21 天 1 次）维持治疗至 2018-06，同时给予唑来膦酸抗骨转移（每 28 天 1 次）。每 3 个月行肿瘤评估，目前疾病稳定。

【本阶段小结】

本例患者放疗结束后 1 个月余疾病出现进展，发展迅速且出现内脏转移，需要迅速控制病情，考虑其一般情况良好，根据国内外指南，给予多西他赛联合卡培他滨。美国 NCCN 指南推荐 TX 方案作为转移性乳腺癌标准治疗方案之一。2014 年，ASCO 报道了一项 III 期临床研究。结果显示，与 NX 方案+后续卡培他滨维持治疗相比，TX 方案+后续卡培他滨维持治疗可以使晚期乳腺癌患者获得更长的 PFS、DOR 及 OS［与 NX 组相比，TX 组的中位 PFS 更长（8.4 个月 *vs.* 7.1 个月，$HR=1.65$，$P=0.0026$）；中位 DOR 更好（7.8 个月 *vs.* 6.6 个月，$P=0.0451$）；OS 更长（35.3 个月 *vs.* 19.8 个月），但无统计学意义］，即使在先前接受过紫杉醇辅助化疗的晚期乳腺癌患者中也是如此。考虑年龄≥40 岁、绝经后和出现肿瘤内脏转移的患者更有可能从 TX 方案获得更长 PFS 和 OS，故给予本例患者 TX 方案姑息一线化疗，6 个疗程化疗结束后影像学评估达到 PR。考虑其仍有残余病灶，并且较小，故给予局部射频消融术治疗。本例患者的下一步治疗，根据复发转移性晚期乳腺癌的化疗原则（对联合化疗有效的患者，在完成 6~8 个疗程的治疗后，可以考虑原联合方案中的一个单药进行维持治疗以尽量延长疾病控制时间），给予卡培他滨单药维持治疗。考虑其同时存在骨转移，故同时给予唑来膦酸抗骨转移至截稿，每 3 个月行肿瘤评估，疾病稳定。

本例患者诊疗过程主要讨论的知识点为维持治疗的重要性，在一线标准化疗（6~8 个疗程）达 CR、PR、SD 后需继续药物治疗，从而延长 TTP，达到缓解症状、提高生活质量、延长生存时间的目的。目前，维持化疗的优化已成为现阶段及今后的研究重点。本例患者为 HR 阳性，那么当时在选择卡培他滨单药维持化疗的同时联合内分泌治疗可能进一步获益。

本例患者诊疗过程见图 30-6。

【专家点评】

本例患者为 HR 阳性、HER-2 阴性乳腺癌患者，病程 20 余年，辅助治疗欠规范，但内分泌治疗时长达 5 年，DFS 超过 15 年。复发转移首先表现为多发性骨转移，经局部放疗后症状得到控制，一线选择内分泌治疗，符合指南中"对于疾病进展缓慢、无内脏危象的 HR 阳性患者，可首选内分泌治疗"的原则。本例患者仅在内分泌治疗 1 个月后发现肝转移灶，对于病程如此长的乳腺癌患者，既往内分泌治疗有效，在一线内分泌治疗短期内出现疾病进展，需要考虑转移灶病理分型是否发生了改变。本例患者的治疗非常规范，也进行了肝转移灶的穿刺活检，结果与既往病理分型一致，那么该如何治疗如何呢？众所周知，内分泌治疗起效慢，不能排除肝转移灶在 1 个月前就存在的可能性，所以暂时不能完全判定为本例患者为内分泌耐药，但结合实际情况，停用内分泌治疗，一线选择联合方案化疗是符合治疗原则的，本例患者也从一线 TX 联合化疗方案中获益，肝病灶疗效评为 PR。本例患者在经过 6 个疗程 TX 方案治疗后，疾病持续 PR，得到了明显的获益；经局部射频消融术后肝病灶无法测评，全身仅剩转移性骨病灶，故继续采用卡培他滨单药维持治疗。维持治疗是本例患者的治疗亮点。在不良反应耐受的前提下，使用既往有效治疗方案中的一个药物进行维持治疗是目前维持治疗的原则。对于这类 HR 阳性、HER-2 阴性患者，目前暂无高级别的循证医学证据证明化疗维持或内分泌维持或两者共同维持哪个更好。一些体外试验证实，氟尿嘧啶类药物与内分泌药物联用，通过减少 ER-α 表达，协同抑制肿瘤细胞增生。在移植瘤模型研究中，卡培他滨+AI 联合组抗肿瘤活性显著优于各单药组。一项小样本回顾性临床研左侧乳腺癌根治术后诊断为浸润性导管癌（部分为黏液癌，Ⅱ级），大小约3.0 cm×2.5 cm×2.0 cm；淋巴结（0/10）；免疫组织化学示ER（+++）、PR（++）、HER-2（−）；术后未行放化疗，给予TAM内分泌治疗5年

DFS 10个月

手术16年后出现乳腺癌骨转移；以$T_{11\sim12}$椎体为靶区放疗，剂量30Gy/10次，同时给予唑来膦酸（4 mg）抗骨转移，放疗后给予来曲唑内分泌治疗

PFS 2个月

乳腺癌肝转移；于超声引导下行肝实质活检术，病理示腺癌；免疫组织化学示ER（+++）、PR（+）、HER-2（−）；给予TX方案姑息化疗，6个疗程后疗效评估PR；之后给予局部射频消融术，并给予单药卡培他滨维持截稿，同时给予唑来膦酸（4 mg）抗骨转移

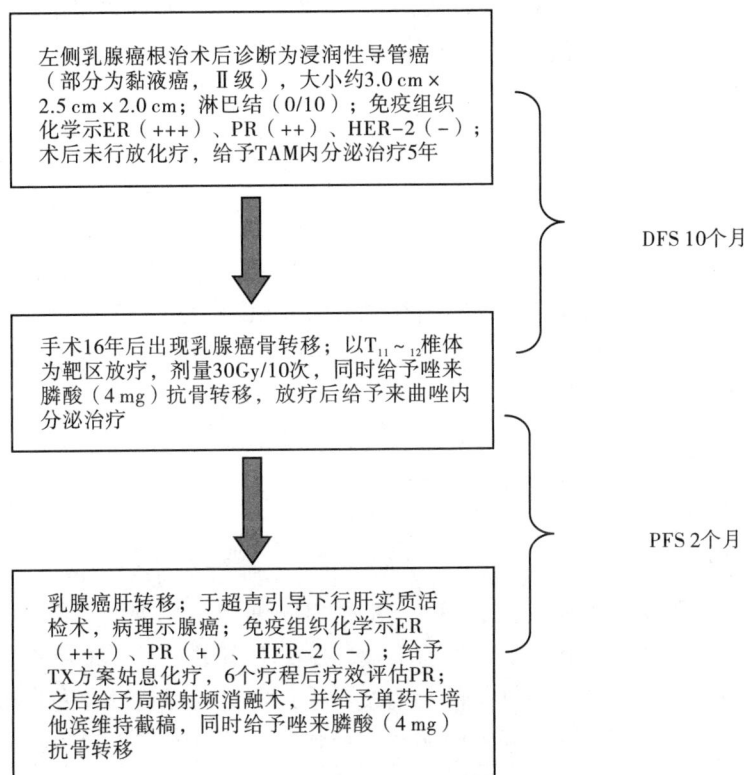

图30-6　本例患者诊疗过程

究（$n=72$）提示，卡培他滨+AI较AI单药或卡培他滨单药有更长的PFS（21个月 *vs.* 15个月 *vs.* 8个月），但2年的OS率及5年的OS率无统计学差异。一项小样本Ⅱ期临床研究（$n=41$）探索卡培他滨+氟维司群治疗转移性乳腺癌的疗效。结果显示，患者的中位PFS达14.98个月，中位TTP达26.94个月，中位OS达28.65个月。仅目前的这些临床研究数据尚不足以评判化疗联合内分泌治疗作为维持治疗是否更好，仍需要大量研究数据佐证，包括目前正在进行的MECCA研究的结论，可能会给医师一些提示，探索化疗联合内分泌治疗这一联合方式的疗效及适用人群，指导更多的关于维持治疗的临床实践。

（湖南省肿瘤医院　欧阳取长）

1. 本例患者第1次复发为敏感复发，按照ABC4指南、《中国抗癌协会乳腺癌临床诊疗专家共识（2018版）》及《中国抗癌协会乳腺癌诊治指南与规范》的规定，我们认为那些在内分泌治疗结束后超过1年以上复发的患者没有耐药，之后甚至可以选择原来的内分泌药物继续治疗，如本例患者使用的TAM，AI也是可行的选择。

2. 多个国内外"转移性乳腺癌专家共识"指出，对脊柱受累部位及临近部位进行充分的影像学评估，如果存在脊髓压迫需要进行急诊手术减压（神经外科或矫形外科），如果不需要减压/固定，及时选择放疗。本例患者初次复发时选择单纯局部放疗符合共识要求。

3. 乳腺癌转移灶与原发灶之间可能存在受体状态的不一致性，从而影响后续的治疗决策，故应对乳腺癌转移灶进行再次活检。本例患者及时进行了肝转移灶穿刺，最终证实转移灶受体状态

与原发灶一致。本例患者在肝转移后选择了 TX 方案化疗，如能进一步提供复发一线使用来曲唑前后肝 CT 的变化图片，可为其内分泌治疗转为化疗提供合理的支持，目前资料不能确定其是否已经 AI 无效，并且依据其之前 DFS 时间颇长的临床过程，后续内分泌治疗值得进一步尝试。

4. 目前，肝孤立性转移是否值得局部治疗受到广泛探讨。从既往文献来看，肝孤立性转移经过手术、射频消融等局部治疗后可能对 ER 阳性的患者较历史对照有 OS 延长的趋势，但本例患者同时存在肝、骨转移，局部治疗的价值待定。

5.《中国晚期乳腺癌维持治疗专家共识》（2018）指出，维持治疗用于接受规范的一线化疗（通常 6~8 个疗程）后达到疾病控制（包括 CR、PR 和 SD）的晚期乳腺癌患者，通过延长药物治疗时间控制肿瘤进展，达到缓解症状、改善生活质量、提高 PFS 的目的。本例患者为 ER 阳性患者，TX 方案后的维持治疗可选 TX 继续治疗、X 维持、内分泌维持 3 种，其最终选择 X 维持是合理的，有利于患者病情的长期控制。

（复旦大学附属肿瘤医院 张 剑）

【指南背景】

《中国晚期乳腺癌维持治疗专家共识》（2018）指出，维持治疗用于接受规范的一线化疗（通常 6~8 个疗程）后达到疾病控制（包括 CR、PR 和 SD）的晚期乳腺癌患者，通过延长药物治疗时间控制肿瘤进展，达到缓解症状、改善生活质量、提高 PFS 的目的。维持化疗的时长建议持续到疾病进展或不良反应难以耐受。在维持治疗的过程中，应定期评估患者的临床获益、长期治疗的不良反应、生活质量、经济水平、家庭照顾及心理状况，适时调整方案。部分从一线联合化疗方案中获益且耐受性好的患者，可考虑将联合方案持续用至疾病进展。治疗中可根据患者的耐受情况，适时更改维持方式及用药时长。可选的联合药物有紫杉类、吉西他滨、卡培他滨、长春瑞滨等。维持治疗需要兼顾疗效、安全性与经济因素。因此，在一线化疗有效的前提下，选择其中一种适合长期使用、方便、安全又经济的药物进行维持治疗是目前推荐的方案之一，可选的药物如卡培他滨等。对于难以耐受常规剂量化疗维持治疗的患者，可考虑节拍化疗。适合节拍化疗的药物应为高效、低毒且使用方便的口服制剂，推荐的有卡培他滨、长春瑞滨、环磷酰胺或甲氨蝶呤。

（湖南省肿瘤医院 欧阳取长）

【循证背景】

1. 一项单中心回顾性研究（$n=72$） 该研究将 72 例患者分为接受一线或二线单药治疗或联合治疗三组（AI 单药组、卡培他滨单药组、AI+卡培他滨组），进行对比分析。结果显示，卡培他滨+AI 较 AI 单药、卡培他滨单药有更长的 PFS（21 个月 *vs.* 15 个月 *vs.* 8 个月，$P<0.0001$），但 2 年的 OS 率及 5 年的 OS 率无统计学差异（$P=0.838$，$P=0.999$）。

2. 一项 II 期临床研究（$n=41$） 该研究纳入 41 例绝经后 ER 阳性、HER-2 阴性转移性乳腺癌患者，给予氟维司群（500 mg/m^2，第 1 天；250 mg/m^2，第 15 天、第 29 天；之后每 28 天给予 250 mg/m^2）+卡培他滨（体重 ≤80 kg，每天 1500 mg/m^2，每天 2 次；体重 >80 kg，每天 2000 mg/m^2，每天 2 次）维持治疗。结果显示，患者的中位 PFS 达 14.98 个月，中位 TTP 达 26.94 个月，中位 OS 达 28.65 个月。

3. MECCA 研究（III 期临床研究）（$n=240$） 该研究探讨卡培他滨节拍化疗联合 AI 对比 AI 单药作为一线治疗在 HR 阳性、HER-2 阴性晚期乳腺癌患者中的疗效和安全性。该研究纳入 240 例 ER 阳性、HER-2 阴性晚期乳腺癌复发后未接受过治疗的患者，随机按 1：1 比例将其分为

AI+卡培他滨组和AI组，治疗直至疾病进展。主要研究终点为PFS，次要研究终点为OS、ORR、临床获益率（clinical benefit rate，CBR）、生命质量（quality of life，QoL）等。目前，研究仍在进行中。

（湖南省肿瘤医院　欧阳取长）

【核心体会】

维持治疗用于接受规范的一线化疗后达到疾病控制的晚期乳腺癌患者，通过控制肿瘤进展，达到缓解症状、改善生活质量、提高PFS的目的。临床上的药物选择应根据患者的病理分型、转移部位、肿瘤负荷、既往用药情况及持续时间等多因素综合考虑。

（湖南省肿瘤医院　欧阳取长）

参 考 文 献

[1] 徐兵河，王树森，江泽飞，等. 中国晚期乳腺癌维持治疗专家共识. 中华医学杂志，2018，98（2）：87-90.

[2] Shankar A, Roy S, Rath GK, et al. Aromatase inhibition and capecitabine combination as 1st or 2nd line treatment for metastatic breast cancer-a retrospective analysis. Asian Pacific Journal of Cancer Prevention Apjcp, 2015, 16（15）：6359-6364.

[3] Schwartzberg LS, Wang G, Somer BG, et al. Phase Ⅱ trial of fulvestrant with metronomic capecitabine for postmenopausal women with hormone receptor-positive, her2-negative metastatic breast cancer. Clinical Breast Cancer, 2014, 14（1）：13-19.

[4] Cardoso F, Senkus E, Costa A, et al. 4th ESO-ESMO International Consensus Guidelines for Advanced Breast Cancer（ABC 4）dagger. Ann Oncol, 2018, 29（8）：1634-1657.

[5] 中国抗癌协会乳腺癌专业委员会. 中国抗癌协会乳腺癌诊治指南与规范（2017版）. 中国癌症杂志，2017，27（9）：695-760.